EL EMBARAZO
NO ES COMO
TE LO CONTARON

EMILY OSTER

EL EMBARAZO
NO ES COMO
TE LO CONTARON

DESMITIFICA LAS CREENCIAS POPULARES CON DATOS DUROS

DIANA

Título original: *Expecting better*

© 2013, 2016, 2018, Emily Oster

Derechos reservados en todo el mundo para Emily Oster.

Traducción: Matilde Schoenfeld, Rodrigo Pérez y Alejandro Romero

Diseño de portada: Planeta Arte & Diseño / Estudio la fe ciega / Domingo Martínez
Ilustración de portada: iStock

Derechos reservados

© 2023, Editorial Planeta Mexicana, S.A. de C.V.
Bajo el sello editorial DIANA M.R.
Avenida Presidente Masarik núm. 111,
Piso 2, Polanco V Sección, Miguel Hidalgo
C.P. 11560, Ciudad de México
www.planetadelibros.com.mx

Primera edición en formato epub: marzo de 2023
ISBN: 978-607-07-9876-4

Primera edición impresa en México: marzo de 2023
ISBN: 978-607-07-9878-8

Impreso en los talleres de Litográfica Ingramex, S.A. de C.V.
Centeno núm. 162-1, colonia Granjas Esmeralda, Ciudad de México
Impreso y hecho en México - *Printed and made in Mexico*

A mi dulce Penelope, que inspiró este libro,
y a mi mormor,
a quien le habría encantado conocerla.

Agradecimientos

Gracias, primero que nada, a mi maravilloso equipo de trabajo para el libro. Mi agente, Suzanne Gluck, sin quien este proyecto en definitiva no habría pasado del primer capítulo, y quien me dice directamente cuando el texto todavía no está del todo bien trabajado. Ginny Smith es una especie de editora genio secreta que convirtió esto en un libro real cuando yo estaba distraída. Le agradezco a ella, a Ann Godoff y a todo el equipo de Penguin por su inmenso apoyo, su genial creación del título y toda clase de diversas tareas.

Un enorme agradecimiento a Jenna Robins, quien primero leyó todo, reescribió la mayor parte, me hizo sonar menos economista, y sin cuya ayuda jamás habría logrado despegar.

La doctora Emily L. Seet fue increíble como editora médica (aunque cualquier error sigue siendo mío). Emily Carmichael creó gráficos adorables con una mínima guía. Jen Taylor brindó una ayuda invaluable en el contrato.

Estoy agradecida con todas mis damas, la mayoría de las cuales se embarazaron convenientemente al mismo tiempo y compartieron sus historias (algunas veces sin saber que serían material para un libro): Yael Aufgang, Jenny Farver, Hilary Friedman, Aude Gabory, Dwyer Gunn, Katie Kinzler, Claire Marmion, Divya Mathur y, de modo más especial, Jane Risen, Heather Caruso, Elena Zinchenko y Tricia Patrick.

Muchos colegas y amigos apoyaron la idea y la realidad de este libro en varias etapas. Entre ellos, pero no exclusivamente, Judy

Chevalier, John Friedman, Matt Gentzkow, Steve Levitt, Andras Ladanyi, Emir Kamenica, Matt Notowidigdo, Dave Nussbaum, Melina Stock, Andrei Shleifer, Nancy Zimmerman y los Demás Cuates.

En realidad, dedicar el tiempo a escribir esto no habría sido posible sin la ayuda de muchas, muchas personas en el funcionamiento de mi casa. La más importante de todas, Mardele Castel, que ha sido la *Madu* de Penelope desde el primer día, que hace muy feliz a Penelope y relaja a sus papás, y quien, de forma muy fácil, hace que todo funcione.

Soy muy afortunada por tener una familia increíblemente solidaria. Agradezco a los Shapiro: Joyce, Arvin y Emily. A los Fair y los Oster: Steve, Rebecca, John y Andrea. Y a mis padres: no podría desear tener unos mejores; Penelope es afortunada por tenerlos como su *mormor* y su abuelo Ray. Mamá, espero que sientas que las 96 horas de trabajo de parto valieron la pena.

Finalmente, agradezco a Jesse y a Penelope quienes, sobra decirlo, fueron esenciales. Ustedes dos me hacen feliz todos los días. Penelope, tienes absolutamente al mejor papá. Te amo.

ÍNDICE

Prólogo

Cuando la profesora de economía Emily Oster estaba esperando a su primer hijo, su obstetra desprevenido, y probablemente bastante capaz, comenzó a entablar con ella el diálogo que todos los médicos tenemos con nuestros pacientes sobre lo que se debe y lo que no se debe hacer durante el embarazo. Emily, experta en análisis de datos, comenzó a hacerle preguntas. El resto es historia. Pasó horas investigando las recomendaciones típicas que hacen los médicos, revisando los datos, examinando cuáles eran confiables y cuáles no, para llegar a sus propias conclusiones. Luego, escribió *El embarazo no es como te lo contaron*.

Debo admitir que yo no había escuchado nada de *El embarazo no es como te lo contaron*, sino hasta que una paciente me lo recomendó. Me dijo que la escritura de Emily sonaba como cosas que yo diría. Después de todo, también trato de basarme en evidencia real cuando hago recomendaciones a mujeres embarazadas y, a menudo, no estoy de acuerdo con la sabiduría común. Entonces, leí *El embarazo no es como te lo contaron* y me encantó; supe de inmediato que sería algo revolucionario. Emily lo logró en la primera toma: su análisis y conclusiones son acertados, y el libro está escrito de una manera entretenida y comprensible. Como médico, puedo afirmar con certeza que los libros que escribimos rara vez son entretenidos, y casi nunca comprensibles.

Emily y yo escribimos un editorial juntos, nos enviamos correos electrónicos y, cuando comencé el pódcast de *Healthful Woman*, le pedí que fuera mi primera invitada. Recomiendo *El embarazo no es como te lo contaron* a todas mis pacientes, y no puedo recordar un solo caso en el que no haya resultado ser de ayuda para alguien. *El embarazo no es como te lo contaron* no reemplaza lo que hacen los médicos, pero permite que las mujeres lleguen a la conversación bien informadas para que las pláticas sobre el embarazo puedan darse a un nivel mucho más elevado. Cuando una mujer embarazada lee *El embarazo no es como te lo contaron*, no solo es útil para ella, sino también para sus médicos.

Si está embarazada o está pensando en embarazarse, le recomiendo *El embarazo no es como te lo contaron*. Es posible que se sorprenda con algunas de las conclusiones de este libro, ya que no siempre coincidirán con lo que puede haber leído en línea, o en otro libro, o incluso con lo que le ha dicho su propio médico. Recomendaría comenzar este libro con la pizarra en blanco y la mente abierta. Mire los datos y juzgue usted misma si las conclusiones de Emily tienen sentido. O, simplemente, confíe en mi palabra: lo tienen.

Dr. Nathan Fox, doctor en Medicina
Médico obstetra y especialista en medicina materno fetal
Profesor clínico, Escuela de Medicina Icahn en Mount Sinai
Nueva York, Nueva York
Conductor del pódcast *Healthful Woman*

Prefacio

El embarazo no es como te lo contaron se publicó por primera vez hace ocho años. Mi vida ha cambiado mucho desde 2013. Nuestra hija de entonces 2 años está a punto de cumplir 10 y se le ha unido un hermano menor. Nuestra familia se ha mudado de casa cuatro veces, y mi esposo y yo hemos cambiado de trabajo. *El embarazo no es como te lo contaron* se unió a un segundo libro, *Criar sin mitos,* y pronto a un tercero, *The Family Firm.*

Una de las grandes alegrías de estos últimos ocho años para mí ha sido hablar con mujeres embarazadas. Cuando escribí este libro, no podía haber anticipado el privilegio que es estar presente en una parte tan íntima de la vida de las personas. Ha habido mujeres (o sus parejas) que me escriben angustiadas después de un aborto espontáneo temprano y luego, un año después, me envían fotos de sus bebés. La gente me escribe y me pregunta sobre pruebas genéticas, sobre los riesgos de volar, sobre si está bien trabajar en el jardín con guantes y una mascarilla. Comparten preguntas, frustraciones, tristezas y, sobre todo, alegrías. Esta increíble e inquisitiva comunidad de lectores también me ha ayudado a hacer de este un libro mejor.

A lo largo de los últimos ocho años, el panorama de los datos también ha cambiado. ¡Aunque no tan rápido como se podría pensar! Pero surgen nuevos estudios todo el tiempo y, a veces, cambian lo que sabemos o nos permiten ver nuevos temas. He actualizado *El embarazo no es como te lo contaron* varias veces a lo largo de los años para reflejar nueva información sobre las pruebas genéticas y algunos otros temas. Pero ya era hora de una revisión más exhaustiva.

Entonces, ¿qué hay de nuevo? Primero, agregué algunas secciones que no incluí o no me fue posible incluir la primera vez. Una es sobre el cuidado de la piel: tratamientos para el acné, exfoliación, etc. Puede encontrar esa información en el capítulo 9. También he agregado material sobre la marihuana en el embarazo. Cuando salió *El embarazo no es como te lo contaron*, el uso recreativo de la marihuana era ilegal en todas partes. Como resultado, menos personas preguntaban al respecto y los datos eran muy deficientes. La creciente legalización ha traído consigo muchas más solicitudes de información y algunos datos ligeramente mejorados. Consulte el capítulo 4 para obtener un resumen. También hablo más sobre el aborto espontáneo aquí, especialmente sobre cómo navegar las opciones que surgen en caso de sufrir uno.

En segundo lugar, reformulé parte del debate sobre el nacimiento para (con suerte) hacer que esto sea más útil para la toma de decisiones. La nueva evidencia sobre la inducción ha cambiado parte del panorama sobre ese tema, y muchas mujeres han pedido una cobertura más completa de las cesáreas. ¡Aquí la tienen!

¡También hay algunos datos nuevos! Por ejemplo, obtuvimos algunos datos realmente significativos sobre dormir boca arriba (está bien). Y hay nueva y excelente información sobre cuánto dura el trabajo de parto y qué tanto varía este entre las mujeres.

Incluso, a medida que los datos evolucionan, gran parte del libro sigue siendo el mismo, como el análisis del sushi y las carnes frías, por ejemplo, y los datos sobre el café (¡aún está permitido!).

Escribí *El embarazo no es como te lo contaron* en parte por un sentimiento de frustración al no poder encontrar la evidencia de que quería tomar las mejores decisiones para mi embarazo. Mi principal esperanza sigue siendo que las lectoras encuentren los datos que necesitan para tomar las mejores decisiones posibles.

Introducción

En el otoño de 2009, mi esposo, Jesse, y yo, decidimos tener un bebé. Ambos éramos maestros de Economía en la Universidad de Chicago. Habíamos estado juntos desde que yo estaba en el tercer año de la carrera y llevábamos casados casi cinco años. Jesse estaba por obtener una plaza y mi trabajo iba bastante bien. Mi cumpleaños 30 estaba muy cerca.

Siempre habíamos hablado de tener familia y paulatinamente la plática se fue haciendo más seria. Una mañana de octubre fuimos a correr juntos por un camino largo y, por fin, decidimos que estábamos listos. O, en el mejor de los casos, tal vez no íbamos a estar más listos que en ese momento. Nos tomó cierto tiempo, pero cerca de 18 meses después llegó nuestra hija Penelope.

Siempre me había preocupado que estar embarazada afectara mi trabajo: la gente cuenta toda clase de historias sobre el «cerebro de embarazada», y sobre faltar al trabajo semanas (¡o meses!) por las náuseas matutinas. Resultó que tuve suerte y no me pareció muy distinto (aunque, en realidad, dar a luz fue otra cosa).

Pero lo que no esperaba es cuánto utilizaría en mi embarazo las herramientas de mi trabajo como economista. Esto puede parecer extraño. A pesar del uso esporádico del «Dra.» antes de mi nombre, en realidad no soy médica, y mucho menos obstetra. Si tienes una visión tradicional de la economía, probablemente estarás pensando en Jerome Powell, que diseña políticas para el Sistema de Reserva Federal de Estados Unidos, o en los hombres que elaboran derivados financieros en Goldman Sachs. No irías a ver a Alan Greenspan para que te diera consejos sobre el embarazo.

Pero ahí está el detalle: resulta que las herramientas de la economía son enormemente útiles para evaluar la calidad de la información en *cualquier* situación. Los principios básicos de la toma de decisiones de los economistas se pueden aplicar en todas partes. *En todas partes.* Y eso incluye al útero.

Cuando me embaracé, aprendí bastante rápido que hay mucha información sobre el embarazo, y muchas recomendaciones. Pero ni la información ni las recomendaciones eran todas buenas. La calidad de la información era muy variada, y las recomendaciones eran muchas veces contradictorias y a veces hasta exasperantes. Al final, en un esfuerzo por contar con la buena información —para descifrar la verdad— y tomar las decisiones correctas, abordé el problema como lo haría con cualquier otro, con la economía.

En Chicago (y ahora, en la Universidad de Brown) yo enseñaba Introducción a la Microeconomía. Mis alumnos tal vez te dirían que el objetivo de la clase es torturarlos con cálculo. De hecho, yo tengo una meta ligeramente más noble. Quiero enseñarles a tomar decisiones. A fin de cuentas, esto es la microeconomía: la ciencia de las decisiones, una forma de estructurar tu pensamiento para poder tomar buenas decisiones.

Intento enseñarles que para tomar una buena decisión —en los negocios y en la vida— se requieren dos cosas. Primero, necesitan tener toda la información sobre la decisión: necesitan los datos correctos. Segundo, deben pensar en la forma correcta de valorar, para ellos en lo personal, los pros y los contras de la decisión (en clase los llamamos *costos y beneficios*). La clave es que incluso con los mismos datos, esta segunda parte —sopesar los pros y los contras— puede resultar en diferentes decisiones para distintas personas. Los individuos pueden valorar la misma situación de distinto modo.

Para mis alumnos, las aplicaciones que más les preocupan se relacionan con los negocios. Quieren responder preguntas como «debería comprar esta empresa o no». Les digo que empiecen con los números: ¿cuánto dinero produce esta empresa?, ¿cuánto esperas que genere en el futuro? Estos son los datos, la parte informativa de la decisión.

Una vez que sepan eso, pueden sopesar los pros y los contras. Aquí es donde algunas veces se equivocan. El pro de comprar es, por supuesto, las ganancias que tendrán. El contra es que tienen que renunciar a la opción de comprar otra cosa. Tal vez una mejor empresa. Al final, la decisión radica en evaluar *para ellos, personalmente,* estos pros y contras. Tienen que deducir qué otra cosa podrían hacer con el dinero. Tomar esta decisión de la forma correcta requiere pensar mucho en la alternativa, y esta no va a ser la misma para todos.

Por supuesto, la mayoría de nosotros no pasa mucho tiempo comprando empresas. (Para ser justa, tampoco estoy segura de que esto sea para lo que mis alumnos utilizan mi clase: recientemente recibí un correo electrónico de un alumno que decía que lo que aprendió de mi clase era que debía dejar de beber su cerveza si no la estaba disfrutando. En realidad este es un buen uso del principio de los costos irrecuperables, incluso el principal objetivo de la clase.) Pero el concepto de tomar buenas decisiones va más allá de los negocios.

De hecho, una vez que integras en tu modo de ser la toma de decisiones económica, surge por todos lados.

Cuando Jesse y yo decidimos que era hora de tener un bebé, lo convencí de que teníamos que salirnos de nuestro departamento en el tercer piso sin elevador. Demasiados escalones con una carriola, declaré. Estuvo de acuerdo, siempre y cuando yo estuviera dispuesta a encargarme de buscar la casa.

Por fin puse manos a la obra en algún momento de febrero, en Chicago, y caminé en la nieve a 15 o 16 casas que eran aparentemente idénticas. Cuando por fin encontré una que me gustó (un poquito) más que las demás, empezó la diversión. Tuvimos que tomar una decisión sobre cuánto ofrecer por ella.

Así como les enseño a mis alumnos, empezamos con los datos: intentamos deducir cuánto valía esta casa en el mercado. Eso no era muy difícil. La última vez que la casa se había vendido había sido en

2007, y encontramos el precio de venta en línea. Todo lo que teníamos que hacer era saber cuánto habían cambiado los precios durante los últimos dos años. Estábamos justo en medio de una crisis de vivienda —difícil de pasar por alto, en especial para una economista—, así que sabíamos que los precios habían bajado. Pero ¿cuánto?

Si queríamos saber sobre los cambios de precios en Chicago en general, podíamos haber utilizado algo llamado el índice Case-Shiller, un indicador común de los precios de las casas. Pero este índice se refería a toda la ciudad, no solo a nuestra colonia. ¿Podríamos conseguir algo mejor? Encontré en línea una página de bienes raíces (Zillow.com) que brinda gráficas simples que muestran los cambios en los precios de las casas en Chicago por colonia. Todo lo que teníamos que hacer era tomar el precio viejo, deducir el cambio esperado y definir nuestro nuevo precio.

Esta era la parte de los datos en la decisión. Pero no habíamos terminado. Para tomar la decisión adecuada, todavía necesitábamos la parte de los pros y los contras. Necesitábamos pensar en cuánto *nos* gustaba esta casa en relación con las otras. Lo que habíamos deducido era el precio de mercado de la casa: lo que pensábamos que otras personas querrían pagar, en promedio. Pero si creíamos que esta casa era en verdad especial, realmente perfecta e ideal para nosotros en particular, sería probable que quisiéramos ofrecer *más* de lo que pensábamos que valía en el mercado, y estaríamos dispuestos a pagar alguna cantidad adicional porque estábamos convencidos de que queríamos esta casa.

No había datos que nos dieran información sobre esta segunda parte de la decisión; solo teníamos que pensar en eso. Al final decidimos que, para nosotros, esta casa parecía ser bastante similar a las otras. Entonces ofrecimos el precio que pensábamos que era correcto para la casa, y rechazaron nuestra oferta. (¿Habrá sido tal vez el mensaje que mandamos con nuestra propuesta? Es difícil saberlo). Finalmente compramos otra casa que nos gustó tanto como aquella.

Pero esta era solo nuestra situación personal. Unos meses después, uno de nuestros amigos se enamoró de una casa en particular. Él pensaba que esa casa era una opción única, perfecta para él y para su familia. Acabó pagando un poco más de lo que los datos habrían sugerido. Una vez que utilizas el proceso de decisión correcto —el proceso de decisión del economista— es fácil ver por qué esa también es una decisión correcta.

Como les digo a mis alumnos, en última instancia esta no es solo una forma de tomar decisiones. Es *la* forma *correcta*.

Así que, desde luego, cuando por fin me embaracé pensé que así era como funcionaría también la manera de tomar decisiones en el embarazo. Tomemos algo como la amniocentesis. Yo pensaba que mi doctora empezaría planteando un marco para tomar esta decisión: los pros y los contras. Ella me diría que el pro de esta prueba es que puedes obtener mucha información sobre el bebé; el contra es que hay riesgo de aborto espontáneo. Me daría los datos que necesitaba. Me diría cuánta información adicional recibiría yo, y me hablaría del riesgo exacto de perder al bebé. Luego se acomodaría en su silla, Jesse y yo lo platicaríamos y tomaríamos una decisión que nos conviniera.

Así no fue, *para nada,* como sucedió.

En realidad, la atención médica en el embarazo parecía ser una larga lista de reglas. De hecho, estar embarazada era en gran medida como ser una niña otra vez. Siempre había alguien que te decía qué hacer. Empezó desde el principio. «Solo puedes tomar dos tazas de café al día».

Me preguntaba por qué. ¿Cuáles eran los contras? (ya conocía los pros: ¡me encanta el café!). ¿Qué decían los números sobre qué tan riesgoso era hacerlo? De esto no se hablaba en ningún lugar.

Y luego llegamos a los exámenes prenatales. «Las recomendaciones dicen que solo deberías hacerte una amniocentesis si tienes más de 35 años». ¿Por qué? Bueno, esas son las reglas. De seguro eso es diferente para distintas personas, ¿no? No, aparentemente no es así (por lo menos de acuerdo con mi doctora).

Parecía que todos trataban el embarazo como un asunto unitalla. La forma como yo estaba acostumbrada a tomar decisiones —pensar en mis preferencias personales, combinadas con los datos—

apenas si se usaba. Eso era bastante frustrante. Y para empeorarlo, las recomendaciones que leía en libros o que oía por parte de amigas, muchas veces contradecían lo que escuchaba de mi doctora.

El embarazo parecía ser un mundo de reglas arbitrarias. Era como si, cuando estábamos buscando la casa, nuestra corredora hubiera anunciado que a las personas sin hijos no les gustan los jardines traseros en las casas y, por lo tanto, no nos mostraría ninguna casa que tuviera jardín trasero. Peor aún, era como si le dijéramos que en realidad sí nos gustan los jardines y ella respondiera: «No, no les gustan, esa es la regla». Si tu agente de bienes raíces hiciera eso, la despedirías en ese momento. Pero así es como muchas veces parecía funcionar el embarazo.

Por supuesto, esto no era algo generalizado, de vez en cuando había decisiones en las que se suponía que yo debía contribuir. Pero hasta esas parecían superficiales. Cuando llegó el momento de pensar en la anestesia epidural, decidí no ponérmela. Esta no era una decisión especialmente común, y la doctora me dijo algo como: «Ah, bueno, probablemente te pondrán una de todas formas». Parecería que yo sería la autoridad que tomaría las decisiones, pero por lo visto, no iba a ser así en realidad.

No creo que esto se limite al embarazo. Muchas veces, otras interacciones con el sistema médico parecen ocurrir de la misma forma. Se ignora, por lo menos algunas veces, el reconocimiento de que las preferencias de cada paciente pueden ser diferentes, lo que podría jugar un papel importante al decidir sobre un tratamiento. En algún momento me encontré leyendo el libro de Jerome Groopman y Pamela Hartzband, *Your Medical Mind: How to Decide What is Right for You* (Tu mente médica: cómo decidir qué es lo bueno para ti) y, al leer, asentía ante muchas de sus historias sobre personas en otras circunstancias —cáncer de próstata, por ejemplo— que debían haber tenido un papel más activo en la decisión de qué tratamiento particular era el correcto para ellos.

Pero, como ocurre con la mayoría de las mujeres jóvenes sanas, el embarazo fue mi primera interacción prolongada con el sistema médico. Se estaba volviendo muy frustrante. Además del estrés de las reglas estaba el miedo de lo que pudiera salir mal si no las seguía. Por supuesto, no tenía manera de saber cuán nerviosa debía estar.

Yo quería un doctor que estuviera entrenado en la toma de decisiones. De hecho, eso no se practica mucho que digamos en las escuelas médicas. De manera apropiada, la escuela de medicina tiende a enfocarse mucho más en la mecánica de ser doctor. Lo agradecerás, como hice yo, cuando en realidad alguien tenga que sacarte al bebé. Pero no deja mucho tiempo para la teoría de la toma de decisiones.

Pronto se hizo claro que tendría que construirme mi propio marco para estructurar las decisiones por mí misma. Eso no parecía tan difícil, por lo menos en principio. Pero cuando llegó el momento de hacerlo en verdad, sencillamente no encontraba una forma fácil de obtener los números —los datos— para tomar las decisiones.

Yo pensaba que mis preguntas eran bastante sencillas. Tomemos como ejemplo el alcohol. Resolví cómo pensar en esa decisión: podría haber cierta disminución en el coeficiente intelectual (CI) del niño por beber en el embarazo (el contra), pero yo disfrutaría ocasionalmente de una copa de vino (el pro). La verdad era que el pro aquí es reducido, y si hubiera algún efecto demostrado en el CI por beber ocasionalmente, yo me abstendría. Pero necesitaba el número: ¿el hecho de tomar una copa de vino de vez en cuando tendría *alguna* secuela en el CI de mi hijo? Si no, no había razones para no beber una copa.

O los exámenes prenatales. El contra parecía ser el riesgo de aborto natural. El pro era la información sobre la salud de mi bebé. Pero ¿cuál era el riesgo real de un aborto espontáneo? ¿Y cuánta información brindaban estos exámenes en relación con otras opciones menos riesgosas?

Los números no eran indicativos. Le pregunté a mi doctora sobre la bebida. Dijo que una o dos copas por semana estaba «probablemente bien». «Probablemente bien» no es un número. Los libros eran igual. No siempre decían lo mismo, o no siempre estaban de acuerdo con mi doctora, pero tendían a proporcionar una confianza vaga («los exámenes prenatales son muy seguros») o una prohibición absoluta («no se ha comprobado que sea segura ninguna cantidad de alcohol»). Una vez más, la ausencia de los números.

Intenté acercarme un poco más a la fuente y leer la recomendación oficial del American Congress of Obstetricians and Gynecologists [Colegio Estadounidense de Obstetras y Ginecólogos]. Fue muy interesante descubrir que estas recomendaciones muchas veces eran diferentes de lo que mi doctora me había dicho, y parecían estar evolucionando más rápido con la literatura médica actual que la práctica misma. Pero tampoco ofrecían cifras.

Para llegar a los números tuve que acudir a los artículos en los que se basaban las recomendaciones. En algunos casos esto no fue muy difícil. Cuando llegó el momento de pensar si me pondría o no una epidural, pude utilizar los datos de los *ensayos aleatorizados* —el modelo de excelencia de la evidencia científica— para determinar los riesgos y los beneficios.

En otros casos fue mucho más complicado. Y muchas veces —con el alcohol y el café, definitivamente, pero también con cosas como el aumento de peso— llegué a estar en cierto modo en desacuerdo con las recomendaciones oficiales. Aquí es donde hizo su aparición otra parte de mi entrenamiento como economista: yo sabía cómo leer los datos correctamente.

Hace pocos años mi esposo escribió un artículo sobre el impacto que tenía la televisión en los resultados de los exámenes de los niños. La Academia Estadounidense de Pediatría dice que los niños menores de 2 años no deberían ver televisión. Basan esta recomendación en la evidencia proporcionada por los investigadores en salud pública (la misma clase de personas que proporcionan evidencias sobre el comportamiento en el embarazo). Esos investigadores han demostrado una y otra vez que los niños que ven mucha televisión antes de los dos años tienden a tener un peor desempeño en la escuela.

Estas investigaciones se publican constantemente en lugares como la sección de ciencia del *New York Times* con títulos como BOB ESPONJA, UNA AMENAZA PARA LOS NIÑOS, AFIRMAN INVESTIGA-

DORES. Pero Jesse tenía sus dudas y tú también deberías tenerlas. No es tan fácil aislar una relación de causa y efecto tan simple en un caso como este.

Imagina que te dijera que hay dos familias. En una, el niño de 1 año ve cuatro horas de televisión al día y, en la otra, el niño de 1 año no ve nada de televisión. Ahora quiero que me digas si piensas que estas familias se parecen. Probablemente creas que no, y estarías en lo correcto.

En promedio, el tipo de padres que prohíben la televisión tienden a tener más educación, ser mayores, leer más libros y demás. Entonces, ¿es en realidad la televisión lo que importa? ¿O son todas estas otras diferencias?

Esta es la diferencia entre *correlación* y *relación de causa y efecto*. La televisión y las calificaciones de los exámenes están correlacionadas, no hay duda. Esto significa que se espera que un niño que ve mucha televisión, en promedio, tenga calificaciones más bajas en sus exámenes. Pero esa no es una relación de causa y efecto.

El argumento de que *Bob Esponja* hace que tu niño sea más tonto es un argumento de relación de causa y efecto. Si haces x, ocurrirá y. Para probarlo tendrías que demostrar que si forzaras a los niños de las casas donde no se ve televisión, a ver *Bob Esponja,* y no cambiaras nada más de su vida, les iría peor en la escuela. Pero llegar a esa conclusión es muy difícil si te basas en comparar a niños que ven la televisión con niños que no la ven.

Al final, Jesse y su coautor, Matt, diseñaron un experimento muy inteligente.[1] Notaron que en la época en que por primera vez la televisión se estaba haciendo más conocida, en las décadas de 1940 y 1950, esta llegó primero a algunas partes de Estados Unidos que a otras. Identificaron a los niños que vivían en áreas en las que la televisión estaba disponible antes de que cumplieran 2 años, y los compararon con niños que eran similares a ellos, pero que vivían en áreas que no tuvieron acceso a la televisión sino hasta que estos fueron mayores de 2 años. Las familias de estos niños eran similares; la única diferencia era que un niño tenía acceso a la televisión a una edad temprana y el otro no. Así es como puedes llegar a conclusiones de relación de causa y efecto.

Y descubrieron que, de hecho, la televisión no tiene impacto en los resultados de los exámenes. Cero. Nada. Es muy preciso, lo cual es una forma estadística de afirmar que en realidad están muy seguros de que no tiene importancia. ¿Y todas esas investigaciones de la salud pública sobre los peligros de *Bob Esponja*? Equivocadas. Parece muy posible que la razón de que *Bob Esponja* tenga mala reputación es que la clase de padres que dejan que sus hijos vean mucha televisión es diferente. Correlación, sí. Relación de causa y efecto, no.

El embarazo, como *Bob Esponja*, es víctima de una gran cantidad de información equivocada. Una o dos investigaciones endebles pueden convertirse rápidamente en sabiduría convencional. En algún punto me topé con una investigación muy citada que señalaba que el consumo leve de alcohol en el embarazo —tal vez una copa al día— provoca comportamiento agresivo en los niños. La investigación no fue aleatorizada; solamente comparaban a mujeres que consumían alcohol con mujeres que no lo consumían. Cuando lo analicé con mayor detenimiento descubrí que las mujeres que consumían también tenían más probabilidades de *consumir cocaína*.

Sabemos que la cocaína es mala para tu hijo, por no mencionar el hecho de que las mujeres que consumen cocaína tienen, muchas veces, otros problemas. Así que ¿podemos en realidad concluir a partir de esto que el consumo leve de alcohol es problemático? ¿No es más probable (o por lo menos igualmente probable) que el problema sea la cocaína?

Algunos estudios eran mejores que otros. Y muchas veces, cuando localizaba los «buenos» estudios, los confiables, los que no incluían a las consumidoras de cocaína, descubrí que pintaban un panorama bastante diferente de las recomendaciones oficiales.

Cada vez más, estas recomendaciones parecían estar diseñadas para volver locas a las embarazadas, para hacer que nos preocupáramos por todos los asuntos más insignificantes, que nos obsesionáramos por cada bocado de comida, por cada kilo que aumentábamos de peso. En realidad, obtener los números me llevó a un lugar más relajado —una copa de vino cada cierto tiempo, bastante café, ejercicio, si quieres, y si no, no—. La economía puede no ser conocida como una gran liberadora de estrés, pero en este caso realmente lo es.

Más que las recomendaciones mismas, descubrí que tener números, por lo menos me brindaba cierta seguridad. En algún punto me pregunté sobre los riesgos de que el bebé naciera prematuramente. Recurrí a los datos y tuve alguna idea de las probabilidades que había de parto en cada semana del embarazo (y el rango de supervivencia fetal). No había ninguna decisión que tomar —nada que realmente pudiera *hacer* sobre esto—, pero solo conocer las cifras me permitió relajarme un poco. Estos eran los números del embarazo que pensé que obtendría de mi doctora y de mis libros sobre el embarazo.

Siempre he sido alguien para quien conocer los datos, conocer la evidencia, es exactamente lo que necesita para relajarse. Me hace sentir cómoda y tener confianza en que estoy tomando las decisiones adecuadas. Considerar el embarazo de esta manera me funcionó bien. No estaba segura de que les funcionaría a otras personas.

Y luego mis amigas se embarazaron. Casi todas, al mismo tiempo. Todas tuvieron las mismas dudas y frustraciones que yo tuve. ¿Me puedo tomar una pastilla para dormir? ¿Puedo comer un sándwich italiano?, (¡de verdad quiero uno!, ¿puede tener una repercusión negativa?). Mi doctor quiere programar una inducción del parto, ¿debo hacerlo? ¿Qué es eso de los bancos de sangre de cordón umbilical?

Algunas veces ni siquiera estaban todavía embarazadas. Comí con una amiga que quería saber si debía preocuparle esperar un año para intentar embarazarse. ¿Qué tan rápido disminuye realmente la fertilidad con la edad?

Sus doctores, como la mía, tenían una recomendación. Algunas veces había una regla oficial. Pero querían tomar la decisión que fuera correcta para ellas. Me encontré consultando mi libro de texto de obstetricia, así como de literatura médica, mucho tiempo después de que mi Penelope había nacido. Había un límite en cuanto al papel que yo podía jugar: no podía ayudar al parto, afortunadamente (para mí y, en especial, para los bebés). Pero sí podía brindar a la gente la información para que pudiera platicar con sus obstetras en un plano de mayor igualdad, ayudarle a tomar decisiones con las que estuvieran contentas.

Al hablar con más y más mujeres se hizo claro que la información que podía brindarles era útil precisamente porque *no* venía con una recomendación específica. La clave para tomar buenas decisiones es considerar la información, los datos, y combinarlos con tus propios cálculos de los pros y los contras.

En algunos casos, la regla existente está equivocada. En otros, no es cuestión de que algo sea correcto o equivocado, sino de qué es bueno para ti y para tu embarazo. Vi la evidencia sobre la epidural, la combiné con mis propias preferencias de pros y contras, y decidí no ponérmela. Mi amiga Jane analizó la misma evidencia y decidió ponérsela. Al final, me sentí bien comiendo carnes frías; mi compañera de cuarto en la universidad, Tricia, vio la evidencia y decidió que las evitaría. Todas estas son buenas decisiones.

Así que este libro es para mis amigas. Son los números sobre el embarazo, los datos para ayudarles a tomar decisiones personalizadas sobre el embarazo y para ayudarles a entender sus embarazos de la manera más clara posible, mediante cifras. Aquí encontrarán la sugerencia de que tal vez está bien tomar una copa de vino y, más importante, los datos que explican por qué. Los números sobre el riesgo de aborto espontáneo por semana, los datos sobre qué pescado comer para que tu hijo sea inteligente (y cuál evitar porque podría hacer que tu hijo sea tonto), la información sobre el aumento de peso, sobre los exámenes prenatales comparado con el monitoreo prenatal, del reposo en cama y la inducción del parto, de la anestesia epidural y los beneficios (o no) de un plan de parto. Este libro es una forma de tomar el control y vivir tu gestación desde la libertad.

El embarazo y el alumbramiento (y la crianza de los niños) están entre las experiencias más importantes y significativas que la mayoría de nosotros jamás tendrá; probablemente sea *la* más importante. Pero muchas veces no nos dan la oportunidad de pensar de forma crítica sobre las decisiones que tomamos. En lugar de ello, se espera que sigamos un guion bastante arbitrario sin chistar. Es hora de tomar el control: toma una taza de café o, si prefieres, una copa de vino, y continúa leyendo.

PARTE 1

En el principio: la concepción

1

Trabajo de preparación

Algunos embarazos llegan por sorpresa. Si eres una de esas mujeres que se despertó con náuseas de pronto, se hizo una prueba de embarazo y se sorprendió al ver aparecer la segunda línea rosa, ¡felicidades! Por favor sáltate esta parte.

Pero muchas de nosotras pensamos en embarazarnos mucho antes de que en realidad ocurra. Yo conocí a mi esposo en la universidad en 2001. Nos casamos en 2006. Nuestra hija nació en 2011. No voy a decir que pasé los diez años completos pensando en un bebé, pero yo, y después nosotros, tomamos muchas decisiones al menos con el plan a largo plazo de tener una familia.

Y conforme me acerqué a los 30 años, y las amigas embarazadas empezaron a aparecer por aquí y por allá, pensé en eso un poco más seriamente. Me preguntaba si había algo que yo debía hacer de manera anticipada, incluso antes de que empezáramos a intentar embarazarnos. ¿Debía cambiar mi dieta? Alguna vez, mi doctora sugirió que redujera mi consumo de café, para que no me resultara tan difícil disminuirlo cuando estuviera embarazada. ¿Era eso realmente necesario?

Más que nada, me preocupaba que estaba envejeciendo.

En realidad, hablando de edades para embarazarse, 30 no es estar vieja. «La edad materna avanzada» se reserva para mujeres mayores de 35, y no estarías en un error si pensaras que 35 es un límite demasiado abrupto. Una vez leí un artículo que hacía referencia a los óvulos como para «usarse antes de los 35». Gracias, es realmente útil saber mi fecha de caducidad. Pero, por supuesto, 35 no es un número mágico. Los procesos biológicos no funcionan de esa manera. Tus óvulos no se despiertan en la mañana de tu cumpleaños 35 y empiezan a planear su fiesta de jubilación.

Prácticamente, desde el primer día que menstrúas tu fertilidad empieza a declinar. Tu época más fértil es en la adolescencia, y a partir de ahí empieza a declinar, 30 es peor que 20, y 40 es peor que 30. Pero por supuesto, hay otros factores que te empujan hacia otras direcciones. Yo definitivamente no estaba en una buena situación para tener un bebé en mi primer día de la maestría, a los 23 años, y la verdad es que probablemente a los 35 estaré en una mejor situación que a los 30.

No fue lo único que consideré, pero me preguntaba qué tan rápido declinaba la fertilidad. Mi doctora no parecía estar preocupada —«¡todavía no tienes 35!», dijo—, pero esa no era exactamente la respuesta tranquilizadora que yo esperaba.

Empecé a buscar información confiable (o, por lo menos, información) en el mundo de los datos, en la literatura médica académica. Como lo pensé, había una respuesta. No era en realidad lo que habría sugerido la historia de los óvulos de más de 35 años ya jubilados.

La principal investigación sobre este tema utiliza datos del siglo XIX (es antigua, ¡pero la tecnología no ha cambiado mucho!). Esta es la idea: antes de la era moderna, las parejas ponían manos a la obra prácticamente justo después de la boda, y había opciones limitadas de anticonceptivos. Así que puedes deducir cuánto varía la fertilidad con la edad si analizas las probabilidades que tienen las mujeres de tener hijos al casarse a distintas edades.

Los investigadores descubrieron que las probabilidades de tener hijos eran muy similares para mujeres que se habían casado en cualquier momento entre los 20 y los 35 años de edad. Después empezaron a declinar: las mujeres que se casaron entre los 35 y los 39 años de edad tenían cerca de 90% de probabilidades de tener un hijo en comparación con las que se habían casado antes de los 35; las mujeres que se casaron entre los 40 y los 44 años de edad solo tenían 62%

de probabilidades; y las que se casaron entre los 45 y los 49 tenían solo 14% de probabilidades. En otras palabras, prácticamente todas las mujeres que se casaron entre los 20 y los 35 tuvieron por lo menos un hijo, en comparación con solo cerca de 14% de aquellas que se casaron después de los 45.

Puede gustarte o no llegar a conclusiones con datos tan antiguos. La gente vive más ahora, y son sanos durante más tiempo. Por supuesto que es posible que mientras la longevidad y la salud aumenten, las mujeres sean fértiles durante más tiempo. Pero incluso si tomas estos datos al pie de la letra, la disminución de la fertilidad no es tan drástica como pudieras haber temido. El grupo de 35 a 39 años de edad solo tiene ligeramente menos probabilidades de tener hijos; el mayor descenso de la fertilidad no es sino hasta después de los 40, y por lo menos algunas mujeres de más de 45 en estos datos lograron concebir, ¡y esto en una época mucho tiempo antes de la fertilización *in vitro!*

Los datos contemporáneos se ven bastante similares, tal vez incluso un poco más alentadores. Investigadores en Francia estudiaron a un grupo de unas 2 000 mujeres que se sometieron a inseminación con esperma de donante. Un aspecto agradable de este estudio es que no tenían que preocuparse de que la gente mayor tuviera relaciones sexuales con menos frecuencia, porque todas en el estudio estaban intentando concebir en el momento correcto del mes en un entorno controlado. Después de 12 ciclos, el rango de embarazos fue de alrededor de 75% para mujeres menores de 30, 62% para mujeres de 31 a 35, y 54% para mujeres de más de 35. En este grupo de mayor edad las cosas fueron similares para las mujeres de 36 a 40 y de más de 40. Más de la mitad de las mujeres mayores de 40 en el estudio se embarazaron en el lapso de un año.[1]

Al final, mi doctora estaba básicamente en lo correcto al menospreciar mi preocupación. Pero cuando yo vi los números de esta forma, en blanco y negro, me sentí mucho más confiada. Pude ver en detalle que empezar a intentar a los 30 en lugar de a los 28 no iba a ser muy diferente. Que tendríamos tiempo para pensar, por ejemplo, si queríamos tener más de un hijo. Y que los números eran bastante altos, y es que, para mí, leer que «75% de las mujeres se embarazaron en el lapso de un año» fue mucho más útil que escuchar cosas como «Funciona para la mayoría de las mujeres». Para empezar, ¿cómo sé si tu «mayoría» es la misma que la mía?

Ya he pasado por esto una y otra vez. El valor de contar con cifras —datos— es que estas no están sujetas a la interpretación de alguien más. Son solo números. Puedes decidir qué significan para ti. En este caso, es verdad que es más difícil embarazarse cuando eres más grande. Pero no es imposible, ni está cerca de serlo.

Cuando finalmente nosotros empezamos a pensar más en serio en un bebé, dejé de enfocarme tanto en la edad. (Después de todo, ¿qué podía hacer? No envejecer no es exactamente una opción). Pero sí me puse a investigar qué podría hacer para prepararme. Le pregunté a mi obstetra en mi visita anual si había algo con lo que debía tener cuidado. Además de darme un consejo generalizado para que me relajara (que no es una de mis fortalezas), en lo que se enfocó fue en el ejercicio: «Asegúrate de estar haciendo ejercicio antes de embarazarte».

Cuando platiqué de esto con otras mujeres, pareció que era parte de un tema más general: es buena idea intentar estar en buena forma física antes de embarazarte. Independientemente de cualquier consejo médico, desde hacía tiempo había albergado la fantasía de llegar a mi «peso ideal» antes del embarazo. Había logrado llegar a este peso exacto una vez en mi vida, antes de mi boda, mediante un proceso en el que hacía una rutina de ejercicio cardiovascular de 90 minutos a las cinco de la mañana, cuatro días de la semana. Deduje que si llegaba a este peso otra vez antes de embarazarme, sería una de esas mujeres tipo Heidi Klum que se ven maravillosas durante todo su embarazo y regresan a modelar bikinis ocho semanas después de dar a luz.

Al final, por supuesto, me embaracé justo después de nuestras vacaciones de verano, que no es la época del año más propicia para bajar de peso. «Está bien», pensé, «estoy segura de que será fácil llegar a esa meta de peso después de que nazca el bebé». Soy más que optimista.

Además de cierto sentimiento de logro personal, no me era claro por qué debía preocuparme por mi peso previo al embarazo. ¿Importa por algo? Unos cuantos kilos aquí y allá, obviamente no. Pero existe evidencia que sugiere que la obesidad, en particular, está asociada con embarazos más difíciles en varios aspectos.

Un estudio que demuestra esto de forma eficaz utilizó un grupo de alrededor de 5 000 partos en un hospital en Mississippi.[2] La ventaja de utilizar un solo hospital es que todas las mujeres son bastante similares en cuanto a ingresos, educación y otras características. Un gran porcentaje de las mujeres del estudio eran obesas, lo que significa que tenían un IMC superior a 30. (El IMC, o índice de masa corporal, se calcula dividiendo el peso en kilogramos por la altura en metros al cuadrado).

Los autores analizaron una gran cantidad de resultados relacionados con las madres: preeclampsia, infección de vías urinarias, diabetes gestacional, parto prematuro, la necesidad de inducción del parto, parto por cesárea y hemorragia posparto (sangrado después del parto). También analizaron algunas circunstancias de los bebés: distocia de hombros (cuando los hombros se atoran después de que la cabeza salió), si el bebé necesitó ayuda para respirar, la puntuación de cinco minutos de Apgar (una medida de la condición del bebé cinco minutos después del nacimiento), y si el bebé fue anormalmente pequeño o anormalmente grande.

Las mujeres obesas tienen más complicaciones en el embarazo, como lo demuestra la siguiente gráfica. Por ejemplo, 23% de las mujeres con peso normal tiene cesárea, frente a casi 40% de las mujeres obesas. El riesgo de preeclampsia, una complicación seria del embarazo, es más de tres veces mayor si eres obesa. Las mujeres con sobrepeso (que no aparecen en esta gráfica) caen en algún lugar intermedio: tienen un riesgo ligeramente mayor en algunas complicaciones, pero las diferencias con las mujeres de peso normal son pequeñas.

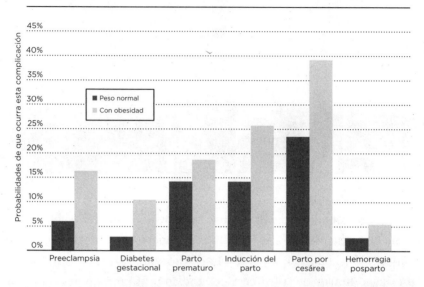

Complicaciones del embarazo y obesidad previa al embarazo

Cuando este estudio analizó a los recién nacidos, también era más probable que los bebés de las mujeres obesas presentaran complicaciones. Estas incluyen que el bebé tenga más probabilidades de padecer distocia de hombros, que tenga una puntuación baja de Apgar, y es más probable que sea anormalmente grande para la edad gestacional. Lo que resulta incluso preocupante es que los niños de madres obesas tienen un riesgo de muerte mayor, aunque esto es muy raro en todos los grupos.

Estos datos son solo de un estudio, pero los resultados son muy consistentes con otros estudios, tanto de Estados Unidos como de otros lugares.[3, 4] Y los efectos no se limitan a los resultados durante el embarazo. Las mujeres obesas también tienen más dificultades para concebir y son más propensas a sufrir un aborto temprano en el embarazo.[5] Incluso existen pruebas recientes de que la obesidad materna se asocia con un retraso en la bajada de la leche, lo que puede afectar el amamantamiento.[6]

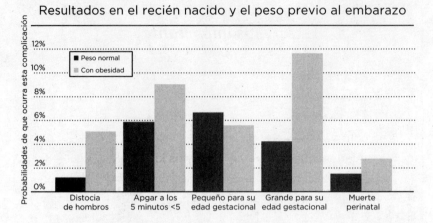

Resultados en el recién nacido y el peso previo al embarazo

Un artículo de revisión de 2010 resume la bibliografía sobre este tema con una afirmación sencilla: «La obesidad materna afecta la concepción, la duración y el resultado del embarazo. Los hijos tienen un riesgo mayor de sufrir consecuencias tanto inmediatas como a largo plazo en su salud».[7]

Desde luego, existen preocupaciones sobre si las diferencias entre las mujeres que vemos en estos datos son realmente el resultado de la obesidad. Estos pueden reflejar otras diferencias entre las mujeres; puede haber correlaciones, pero no vínculos de causa y efecto. En este caso particular, hay razones biológicas que también sustentan estos vínculos. Muchas complicaciones se derivan del hecho de que las mujeres con sobrepeso tienen más probabilidades de tener bebés más grandes. Estos bebés más grandes tienen un mayor riesgo de quedar atrapados en el canal de parto, lo que podría provocar distocia de hombros y una puntuación de Apgar más baja.

Sin embargo, es importante mencionar que las métricas de «sobrepeso» y «obesidad» son aproximadas y no capturan una imagen completa de la salud individual. Se puede clasificar a alguien como una persona con sobrepeso y ser extremadamente saludable, y también ser delgada y muy poco saludable. Lo que podemos decir es que, en promedio, estos datos sugieren que, si se tiene un sobrepeso significativo, la pérdida de peso antes del embarazo puede ser de valor para la salud.

Lo más importante

- La fertilidad declina con la edad, pero no tan rápido como podrías esperar, 35 no es un número mágico de vigencia.
- Ser obesa antes del embarazo se asocia con un riesgo mayor de complicaciones tanto para ti como para tu bebé. No te preocupes mucho por unos cuantos kilos aquí y allá, pero si tienes un sobrepeso importante, bajar de peso antes de embarazarte puede tener beneficios.

2

La concepción basada en estadísticas

Pasé la mayor parte de mi década de los veinte años intentando *no* embarazarme. Utilicé por lo menos tres versiones de la píldora anticonceptiva e incluso, durante un breve periodo, una cosa llamada «parche». Así que sabía que era muy buena para no embarazarme. Por supuesto, me preocupaba que tal vez no fuera tan buena para embarazarme.

Me gustaría decir que enfrenté el proceso de la concepción de manera relajada, permitiendo que ocurriera. Después de todo, solo tenía 30 años, teníamos bastante tiempo y no había señales de que tendríamos problemas para concebir. Quisiera decir que yo era como mi cuñada, Rebecca, que estaba tan tranquila sobre esto con mi sobrino que pasaron dos meses antes de que se diera cuenta, siquiera, de que estaba embarazada.

Pero esto no concuerda realmente con mi personalidad. Desde antes de ponernos a trabajar en el asunto yo sospechaba que me convertiría en un desastre neurótico. Estaba en lo correcto. En verdad tuve un ataque de pánico sobre esto *antes siquiera de que empezáramos a intentar concebir*. Debo tener un récord. Cuando fui con mi médica de cabecera, me miró pensativa y sugirió que tal vez saber más sobre el proceso me ayudaría a relajarme (aunque en realidad no pudiera controlarlo).

No sé por qué esto no se me había ocurrido antes, pero ella estaba absolutamente en lo correcto. Siguiendo su recomendación, tomé un ejemplar de *Tu fertilidad (Taking Charge of Your Fertility)* y lo leí de la primera a la última página.

Lo más importante que aprendí fue que muchas cosas tienen que salir bien para embarazarte. Es más o menos maravilloso que la raza humana continúe existiendo.

Tal vez recuerdes los puntos básicos de la concepción de tus clases en la escuela: sexo sin protección, el esperma encuentra al óvulo y, de repente, estás embarazada. Las clases de la secundaria relacionadas con este tema tienden a dar la impresión de que el embarazo es muy, muy probable —parte de la táctica general para asustar—. Pero, de hecho, la mayoría de las veces *no* es posible embarazarse. El tema clave es la sincronización: necesitas que el esperma esté por ahí en el momento exacto en el que el óvulo está listo.

¿Cuándo es eso? La mujer promedio tiene un ciclo menstrual de 28 días, desde el inicio de un periodo hasta el inicio del siguiente. El primer día de tu periodo se considera el día 1. La semana de tu periodo y la semana posterior a esa son la preparación para la ovulación. Cerca de 14 días después de que empieza tu periodo se libera el óvulo (esa es la ovulación) y este empieza a viajar hacia el útero.

El óvulo está disponible para la fertilización durante este viaje, que dura un par de días. Si el óvulo se encuentra con un espermatozoide en su camino al útero y el espermatozoide tiene suerte, ocurre la fecundación. Si resulta que liberas dos óvulos y ambos se encuentran con espermatozoides, tienes mellizos; también puedes tener mellizos si el óvulo fecundado se divide justo al principio. Cuando el óvulo fecundado (o los óvulos fecundados) llega al útero, ocurre la implantación y empieza realmente el embarazo. El proceso desde la liberación del óvulo hasta la implantación dura de 6 a 12 días. Para la mayoría de los embarazos exitosos, ocurre de 22 a 24 días después del primer día de tu último periodo.[1]

Toda esta segunda parte del ciclo (después de que se libera el óvulo) se llama la *fase lútea*. Ocurre, ya sea con la fecundación y la implantación (si te embarazas) o con el óvulo que espera en el útero a ser arrojado hacia afuera con la menstruación. Si no te embarazas, el día 28 traerá consigo tu periodo. Si te embarazas, el día 28 pasará sin menstruación, y habrás iniciado tu camino. Aquí puedes ver el cronograma (esto es para alguien que tiene un ciclo normal de 28 días; si tu ciclo es unos días más largo o más corto, podrías ovular un poco antes o un poco después del día 14):

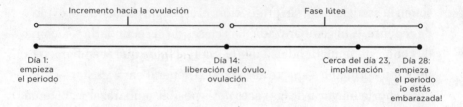

Incremento hacia la ovulación — Fase lútea

Día 1: empieza el periodo

Día 14: liberación del óvulo, ovulación

Cerca del día 23, implantación

Día 28: empieza el periodo io estás embarazada!

La clave para que ocurra el embarazo es que cuando el óvulo empieza a avanzar por la trompa, el espermatozoide debe estar esperándolo. Esto significa que el *mejor* momento para tener relaciones sexuales o inseminación es el día previo a la ovulación o el mismo día. Toma cierto tiempo que el espermatozoide nade hacia las trompas de Falopio, por lo que un día después de la ovulación por lo general es demasiado tarde.

Sin embargo, los espermatozoides son un poco más resistentes que el óvulo. Lo usual es que puedan vivir hasta 5 días en la trompa de Falopio, esperando. Esto significa que el margen es en realidad un poco más largo. Tener relaciones sexuales 4 o 5 días antes de la ovulación puede llevar a la concepción, aunque es menos probable. Yo tenía curiosidad por saber cuánto menos probable. De todo lo que dicen acerca del pequeño «margen de ovulación», ¿había realmente algo de verdad en eso? ¿Qué tan pequeño era el margen?

Para deducir esto, en realidad se necesita saber bastante sobre la vida sexual de las personas. Por fortuna, por lo menos algunos investigadores están dispuestos a enfrentar el desafío. Encontré un estudio que dio seguimiento durante más de un año a más de 200 parejas que intentaban concebir. Los autores registraban información detallada sobre cuándo tenían relaciones sexuales y obtenían su orina diariamente (¡sí, todos los días!) para poder monitorear tanto la ovulación como el embarazo.[2] Con esta información, los investigadores dedujeron cuándo era el mejor momento para el coito si se desea un bebé (este no era el objetivo del estudio, sino solo un hecho auxiliar que podemos aprender del mismo).

Lo que hace un poco engañoso responder esta pregunta es que la mayoría de las parejas que están intentando embarazarse tienen relaciones sexuales con frecuencia. Esto dificulta saber en qué acto sexual se concibió al bebé —¿Fue el coito que tuvieron el día de la ovulación? ¿O fue tres días antes?—. Los investigadores resuelven esto enfocándose en las mujeres que tuvieron relaciones sexuales solo una vez en el margen viable de concepción.

Al considerar a estas parejas que tuvieron relaciones sexuales un solo día, podemos deducir las probabilidades de concepción por día. Y aquí está:

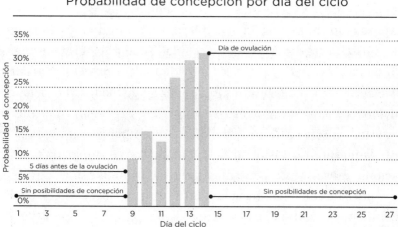

Probabilidad de concepción por día del ciclo

Durante la mayor parte del mes el embarazo es imposible (por lo menos basándose en estas estadísticas). Nadie concibió por tener relaciones sexuales después de la ovulación —para cuando el espermatozoide llega hasta las trompas de Falopio, el óvulo ya hace tiempo que se fue—. Además, nadie concibió cuando el coito se llevó a cabo más de 5 días antes de la ovulación.

El margen de fertilidad, cuando la concepción es posible, es breve: de 5 días antes de la ovulación hasta el final del día de la ovulación. Pero ten en cuenta que si haces bien tus cuentas, las probabilidades de embarazo son buenas. ¡Las tasas de concepción son de más de 30% para el día previo y el día de la ovulación! Estas probabilidades no son nada malas.

Si tuvieras que elegir solo un día en el mes para tener relaciones sexuales, elige el día que ovulas (o el día anterior: las probabilidades de embarazarte son similares). Si recurres a la inseminación artificial, también tiene sentido enfocarte en el día previo y en el día de la ovulación, cuando la fertilización es más probable. Para la mayoría de las mujeres con un ciclo normal de 28 días, esto es alrededor del día 14 desde el inicio de su periodo.

Por supuesto, una manera de asegurarte de tener relaciones sexuales el día de la ovulación definitivamente es hacerlo todos los días alrededor del día posible de ovulación (o sencillamente ten relaciones todos los días). Esta técnica por lo general es muy popular entre los esposos, por lo menos en el primero o el segundo mes. Pero algunos obstetras te dirán que tengas cuidado con esto. A mí me dijeron que la mejor estrategia es tener actividad sexual *un día sí y un día no*. Si hicieras esto, te asegurarías de atrapar por lo menos uno de los dos mejores días, y el argumento es que si tú (o tu pareja) «ahorran» el esperma, entonces las probabilidades de embarazo aumentan. Por otro lado, «ahorrarlo» demasiado tiempo (por ejemplo, no tener relaciones durante más de 10 días) tiende a disminuir su efectividad.[3]

Esto siempre me pareció un tanto sospechoso. Puedo creer fácilmente que la cantidad de esperma sea más alta si te esperas un día, pero ¿en realidad podría ser *de más del doble?*, que es lo que tendría que ser cierto para que el plan de un día sí y un día no le ganara al plan de todos los días.

Resulta que mi escepticismo era más o menos pertinente. El mismo artículo que me dio la información sobre el día correcto para el coito también evaluó si la frecuencia de las relaciones sexuales importaba. Los investigadores calcularon la predicción de probabilidades de embarazo para las personas que tenían relaciones una vez durante el margen de seis días previos a la ovulación, y lo compararon con quienes las tenían dos veces, tres veces, y así sucesivamente. Las probabilidades eran casi idénticas. En otras palabras, parece no haber beneficio en alternar los días del coito, ni al tenerlo con mayor o con menor frecuencia. El punto crucial es atinarle al día de la ovulación o al día previo.

Esto parecía simplificar las cosas. Todo lo que tenía que hacer era deducir cuándo iba a ovular y luego tener relaciones sexuales ese día o el día anterior. Supuse que no iba a ser difícil, aunque me preocupaban un poco los viajes de trabajo, y me daba a mí misma algunas palmaditas de aliento en la espalda por haber evitado lo que el libro de fertilidad sugería que era el mayor peligro de la infertilidad: concretamente, no tener actividad sexual el día correcto.

Solo quedaba un problema: parecía que yo no ovulaba. O, por lo menos, parecía que las cosas no ocurrían de forma normal. Cuando dejé la píldora, mi doctora dijo que mi ciclo regresaría a lo normal (o regresaría a lo que era antes de que empezara a tomarla, como si yo pudiera recordar eso). Ella dijo que ocurriría dentro de tres meses. Pero no fue así. Pasaban dos meses entre mis periodos, y después tenía dos con pocas semanas de diferencia.

Llamé a la doctora cuando habían pasado tres meses y un día. «¿Qué está pasando?», le pregunté a la enfermera cuando me regresó la llamada. «¿Debería preocuparme? ¿Qué debo hacer?».

Lo que yo quería era una respuesta concreta. Algo como: 70% de las mujeres regresan a sus ciclos normales dentro de los siguientes 3 meses, 90% regresan dentro de los siguientes 6 meses. Quería saber si importaba que hubiera tomado la píldora durante 12 años. ¿Me llevaría más tiempo regresar a la normalidad? No recibí una respuesta a esta pregunta. Lo que obtuve se podría describir como una vaga seguridad (y el siempre útil «¡Solo relájese!»).

Pensé que si insistía, obtendría evidencia más detallada, pero no fue así. «Todas las mujeres son diferentes», me dijo. «Sí, por eso pregunté por el *promedio*», me quejé con Jesse. Y tendría este tipo de experiencias una y otra vez. ¿Qué tan preciso es el monitoreo prenatal? «Bastante preciso». ¿Cuándo debería esperar empezar la labor de parto? «Ocurre en un momento distinto para cada persona».

Yo quería cifras. Ansiaba ver las evidencias. Aunque la respuesta fuera que la evidencia era deficiente e incompleta, yo quería conocerla. Sí, entendía que todas somos diferentes. ¡Pero eso no significa que no haya información!

Una vez más, decidí buscar yo sola la información.

Las formas más comunes de control temporal de la natalidad en Estados Unidos son (en orden de importancia): la píldora, condones, DIU (dispositivo intrauterino) y el método de coito interrumpido. Obviamente, ni los condones ni el método de coito interrumpido tienen impacto en nuestro ciclo menstrual. Si has estado usando condones, tu ciclo, como haya sido hasta ahora, continuará. Lo mismo sucede para el coito interrumpido, así como para cualquier otro método de barrera (diafragma, esponja anticonceptiva, etcétera).

La píldora complica las cosas. Como señaló mi doctora, algunas veces el ciclo regresa a la normalidad de inmediato, pero otras toma un poco más de tiempo. La ventaja de consultar las investigaciones reales es que podemos ser más precisos. En un estudio en Alemania,[4] los investigadores analizaron los ciclos menstruales de mujeres que acababan de dejar de tomar la píldora. A algunas de ellas les tomó hasta 9 meses regresar a un ciclo «normal». En los primeros meses después de haber dejado la píldora, estas mujeres tenían ciclos menstruales más largos, con más propensión a tener ciclos en los que no ovulaban, y con más propensión a tener ciclos en los que la segunda mitad (la fase lútea) era tan breve que el embarazo era improbable.

Este estudio es similar a otros. Investigadores en Estados Unidos que estudiaban a mujeres que habían suspendido la píldora en los últimos 3 meses descubrieron que tenían ciclos más largos (un par de días), una duración más variable de su ciclo, y una ovulación más tardía en algunos ciclos que aquellas que habían pasado más tiempo sin tomar la píldora.[5] Además, cuando los investigadores midieron su moco cervical encontraron que las mujeres que habían estado más tiempo sin tomar la píldora tenían el moco cervical más «acogedor» para los espermatozoides.

Sin embargo, la magnífica noticia es que estos efectos son relativamente pasajeros. En la investigación alemana, casi todas las mujeres tenían un ciclo normal a los nueve meses de haber suspendido la píldora. Para algunas es mucho más rápido: 60% de las mujeres de esa investigación tenían un ciclo normal el primer mes después de haber suspendido la píldora.

También supe que una vez que finalmente ovulas, el haber tomado la píldora no parece afectar tus índices de fecundación. En otro estudio que se realizó en Alemania,[6] los investigadores hicieron un estudio con mujeres que estaban intentando embarazarse. Descubrieron que las mujeres que apenas habían dejado la píldora tenían ligeramente menos probabilidades de embarazarse en los primeros 3 meses de intentarlo, pero que no tenían menos probabilidades de embarazarse antes de un año. Esta investigación también analizó la duración del uso de la píldora y no encontró efectos: incluso para la gente como yo, que había tomado la píldora desde sus años de adolescencia, las cosas regresaban a la normalidad en el mismo marco básico de tiempo.

Lo que aprendí de esto es que preocuparme a los 3 meses y 1 día era innecesario. Si llegaba a los 9 meses sin que las cosas se normalizaran, entonces podía considerar estresarme un poquito.

Menos mujeres utilizan el dispositivo intrauterino (DIU), pero la incidencia ha aumentado en la última década. Como con la píldora, toma cierto tiempo recuperar la fertilidad después de utilizar un DIU. En una reseña reciente de bibliografía al respecto, los autores encontraron que a las mujeres a las que se les había retirado el DIU les tomaba (en promedio) un mes más embarazarse que a aquellas que justo habían dejado los anticonceptivos orales, pero de 80% a 90% (dependiendo del estudio) se embarazaban dentro del siguiente año.[7]

Así que esperé, y un par de meses después las cosas se normalizaron un poco, justo como los números decían que ocurriría. Pero todavía necesitaba determinar cuándo estaba ovulando. ¿El día 14? ¿El día 16? ¿El día 12? Incluso después de 6 meses, mi ciclo no era completamente regular; no podía solo asumir que era el día 14.

Asimismo, pronto me di cuenta de que esta era una oportunidad de recabar información. ¡No podía resistirlo!

Hay tres formas comunes de detectar la ovulación: hacer un registro de la temperatura, revisar el moco cervical y usar las tiras reactivas de orina. Las primeras dos se han utilizado durante muchos años; el método de las tiras reactivas de orina es relativamente nuevo.

Hacer una gráfica de la temperatura: el registro de la temperatura (algunas veces se le llama TBC, la *temperatura basal del cuerpo*) se apoya en el hecho más o menos interesante de que tu temperatura corporal es más alta en la segunda mitad del mes, después de la ovulación, que en la primera. Por lo tanto, puedes deducir cuándo ovulas al tomar tu temperatura todos los días. La técnica en sí no es complicada. Todas las mañanas, antes de levantarte (moverte de un lado al otro afecta tu temperatura; idealmente debes tomarla tan pronto como te despiertes, antes de hacer nada más), te tomas la temperatura con un termómetro digital preciso.

Durante la primera mitad del mes tu temperatura será baja, por lo general debajo de los 36.6°C. El día posterior a la ovulación se elevará, por lo general cuando menos tres décimas, y algunas veces más. Esta es la señal de que ovulaste. Tu temperatura se mantendrá alta durante el resto del mes, y después bajará el día que empieza tu periodo o (muchas veces) el día anterior. Si te embarazas, tu temperatura se mantendrá alta.

Registrar y hacer una gráfica de tu temperatura produce algunos resultados muy buenos. En el mes en que lo estás haciendo, te puede indicar con bastante certeza que, de hecho, ovulaste. Si tus ciclos son regulares, te puede ayudar a planear para el *siguiente* mes al mostrarte el día en el que generalmente ovulas. También te puede anunciar que estás embarazada. Más de 14 días de temperaturas altas es un muy buen indicador de embarazo.

Pero este método no es perfecto. El mayor problema es que te anuncia solo *después* de haber ovulado. Así que, aunque es útil para predecir el siguiente mes, no te ayuda el mes en el que estás. Y tampoco es tan sencillo como parece. Para lograr que en realidad funcione, necesitas tomarte la temperatura a la misma hora todos los días, idealmente a primera hora de la mañana, después de cuatro o cinco horas de sueño continuo. Los resultados pueden variar por una desvelada, una fiebre o una mala noche en la que no hayas dormido bien.

A mí me gustó mucho este método, aunque solo fuera porque sentía que hacía algo proactivo cada día (y porque generaba datos que podía utilizar para hacer gráficas atractivas). La desventaja es que nunca fui especialmente buena para hacerlo.

En la página siguiente muestro mi registro de temperatura desde el mes que me embaracé con Penelope. Por un lado, el hecho de que a fin de cuentas mi temperatura se elevara y se mantuviera arriba me dio una (pequeña) pista de que estaba embarazada. Por otro lado, todo el *jet lag* que pasé y mi mala calidad de sueño en general hicieron que fuera casi imposible de interpretar. En un principio pensé que había ovulado el 9 de junio porque mi temperatura subió el 10 de junio; después me di cuenta de que esto fue solo por el cambio de horario cuando regresamos de Europa. Las altas temperaturas continuas no ocurrieron sino hasta que volví de Ghana. La única forma que tuve de saber que debí haber ovulado antes de ese viaje ¡era que Jesse no estaba!

Podemos adoptar una postura un poco más científica en cuanto a lo útil que es esto para la mujer común. En un estudio de finales de la década de 1990,[8] los investigadores siguieron a un grupo de mujeres que procuraban *no* embarazarse y evaluaron la eficacia de varios métodos para detectar la ovulación. En este estudio fueron capaces de identificar la fecha real de ovulación por medio de ultrasonido, por lo que conocían la verdad. El método de registrar la temperatura como lo utilizaron estas mujeres identificó con precisión el día de la ovulación cerca de 30% de las veces. Otro 30% de las veces, este método señaló la ovulación un día antes de cuando en realidad ocurrió.

Ese día previo a la ovulación también es bueno para el coito cuando se pretende concebir. Sumando todo esto: si tienes relaciones en la fecha indicada por el registro de temperatura, 60% de las veces puedes organizarte para tener relaciones sexuales en uno de los dos días más fértiles del mes.

Gráfica de temperatura basal corporal, junio de 2010

Moco cervical: si en verdad quieres dedicarte en serio a detectar la ovulación, tal vez querrás registrar tu moco cervical junto con tu temperatura. Esto es un poco más complicado que registrar la temperatura, y por lo menos para algunas mujeres (léase yo), hay un factor «guácala». Esta es la idea: aproximadamente al momento de la ovulación tu cuerpo produce un tipo de moco ideal para que los espermatozoides naden en él. Puedes detectar este moco en tu cérvix y alrededor de él.

Para hacerlo, debes introducir un dedo en tu vagina y moverlo alrededor del cérvix. Con esto recolectarás algo del moco que puedes analizar. Justo antes de la ovulación estará elástico, casi como clara de huevo. Los días en que tienes este tipo de moco elástico son ideales para la concepción. La elasticidad está en su máximo punto el día de la ovulación.

Este método tiene varias ventajas. A diferencia del registro de la temperatura, verificar tu moco cervical te puede indicar que intentes concebir en este momento, en lugar de que debías haber intentado dos días antes. Puede hacerse a cualquier hora del día, y funciona aunque duermas mal, tengas fiebre, etc. Muchas mujeres utilizan esto junto con la gráfica de la temperatura: si ambas señales coinciden (por ejemplo, que tengas el tipo correcto de moco y un día o dos después aumente tu temperatura), puedes tener una idea bastante buena de tu ciclo.

También tiene sus desventajas. La principal es que puedes sentirte incómoda hurgando tu vagina. Otro problema es que el semen puede parecerse bastante a un moco de muy buena calidad, por lo que es importante esperar algún tiempo después del coito (idealmente un día o dos) para poder verificar. E incluso si no has tenido relaciones sexuales, puede ser un poco difícil clasificar con precisión la «calidad» del moco. A la mayoría de las mujeres les toma unos cuantos meses de práctica distinguirlo con claridad.

Si lo haces de manera correcta, colectar el moco cervical es similar a registrar la temperatura corporal con precisión. En el mismo estudio que reportó la exactitud del registro de la temperatura, los investigadores también hicieron que las mujeres identificaran su día de ovulación basándose en el moco cervical. El día real de la ovulación correspondió a la fecha identificada con base en el moco cervical en casi 50% de los casos. En otro estudio con un diseño similar,[9] pero el cual se enfocó solo en el moco cervical, los investigadores encontraron que monitorear el moco identificaba el día de la ovulación en casi 34% de los casos, y el día previo a la ovulación en otro 25% de los casos.

Kits de pruebas de detección de ovulación: el registro natural de la fertilidad ha existido durante décadas. Mi mamá recuerda haber hecho el registro y la gráfica de su temperatura (dice que no le salía mejor que a mí) cuando intentaba concebir a mi hermano menor.

Es barato (un termómetro de alta calidad no cuesta mucho, y tal vez unas cuantas hojas de papel milimétrico), y puede ser bastante preciso, en especial una vez que entiendes cómo hacerlo.

Pero si lo que quieres es una señal muy precisa del día de tu ovulación, tal vez tendrás que recurrir a la alta tecnología: tiras reactivas de detección de ovulación para orina. Estas detectan niveles altos de hormona luteinizante (HL), que indica la ovulación. Utilizar las tiras es sencillo. Empiezas cerca de la fecha en la que piensas que vas a ovular, orinas en una tira todas las mañanas. La hormona detectada por esta prueba tiene su punto más alto el día anterior a la ovulación, por lo que un resultado positivo indicará que sería ideal que intentaras concebir en las siguientes 48 horas (eso sería el día anterior al de tu ovulación) para elevar las probabilidades de embarazo.

La gran ventaja de estas pruebas es la precisión. En el mismo estudio que evaluó el registro y la elaboración de gráficas de la temperatura y el moco, las pruebas de ovulación basadas en la orina dejaron a los primeros muy mal parados, pues estas pruebas identificaban el día de la ovulación 100% de las veces. Un estudio del monitor de fertilidad de Clearblue encontró específicamente que 23% de las mujeres a las que les dieron al azar acceso a esta tecnología, se embarazaron en los dos meses que duró el estudio, frente a solo 15% de las que no lo tuvieron.[10] Utilizar estas pruebas también es bastante fácil: solo orinas en una tira y eso es todo.

La desventaja es el costo. Estas pruebas cuestan entre 600 y 800 pesos al mes, multiplicados por el número de meses que las necesites.

Tal vez no sea sorprendente que, en los últimos años, hayan surgido más opciones de alta tecnología para lidiar con el problema de la predicción de la ovulación. El rastreador de fertilidad Ava, por ejemplo, usa un reloj para rastrear su ciclo en función de la temperatura y otros cambios fisiológicos. Y una aplicación asociada te dice cuándo tener sexo. ¡Qué romántico!

Algunos de estos, el rastreador Mira, por ejemplo, combinan una aplicación con una varita reutilizable para orinar, lo que te ahorra la molestia de comprar muchas tiras individuales para orinar.

Si estos hubieran existido cuando estaba tratando de quedar embarazada, los habría comprado sin dudarlo; probé por un tiempo algo llamado OV-Watch, una versión de primera generación de estos, pero nunca pude lograr que funcionara.

¿Alguno de estos métodos es útil? Los datos sugieren que lo son, pero para mí quizá el mayor beneficio fue solo que me dieron una manera de sentir que tenía el control. La gente dice (y está en lo correcto) que parte del embarazo y, en especial, la paternidad, es renunciar al control. Solo que yo no estaba lista para hacerlo todavía.

Lo más importante

- ¡La sincronización importa! Las tasas de embarazo son altas si tienes relaciones sexuales el día de la ovulación o el día anterior, pero disminuyen rápidamente si te alejas de estos días. Es posible embarazarse si tienes relaciones hasta cinco días antes de ovular, pero es mucho menos probable. Después de ovular, olvídate del tema hasta el siguiente mes (puedes tener relaciones sexuales, ya sabes, por puro gusto).
- Después de suspender la píldora, tu ciclo menstrual normal puede tardar hasta nueve meses en reanudarse, pero no afecta a largo plazo tu fertilidad.
- Los métodos poco sofisticados para detectar la ovulación (registro y elaboración de una gráfica de la temperatura y el moco cervical) son informativos, pero no son 100% precisos.
- Los métodos más sofisticados, como las tiras de orina para detectar la ovulación, son más caros pero muy precisos.

3

La espera de dos semanas

Este es el asunto al intentar embarazarte. La primera mitad del mes te la pasas midiendo cuidadosamente el tiempo de la ovulación, tomándote la temperatura, tal vez orinando en una tira reactiva cada mañana. Después, la segunda mitad del mes... esperas. No puedes hacer nada para embarazarte una vez que la ovulación haya llegado y se haya ido. Todavía no puedes averiguar si estás embarazada. Solo estás en el limbo.

Y sin embargo. *Podrías* estar embarazada. Muchas mujeres que conozco respetaban el periodo de «espera de dos semanas»: actuaban como si estuvieran embarazadas durante esas dos semanas. Nada de cafeína, nada de alcohol, nada de carnes frías. No es una pérdida total si llevas intentándolo solo algunos meses, pero por lo menos una amiga literalmente lo intentó durante *años* antes de utilizar la fertilización *in vitro* para concebir a su hijo, y ella respetó este periodo de espera de dos semanas *durante todo ese tiempo*.

Yo sucumbí a esta presión. Era cuidadosa en mi comportamiento durante esas dos semanas. Era más que un poquito frustrante. A mi mejor amiga y compañera de habitación en la universidad, Tricia, le hicieron una fiesta de despedida en Las Vegas durante la segunda mitad de uno de los meses. Yo tomé dos míseras copas de vino en todo el fin de semana. Al buen entendedor, pocas palabras: el espectáculo «Thunder from Down Under» es mucho menos disfrutable sin una cubeta de gelatinas con alcohol. Por supuesto, mi periodo llegó tan pronto como regresamos.

Después de ese fin de semana me pregunté si todo esto era realmente necesario. ¿Qué hubiera pasado si no estabas tratando de embarazarte pero sucedió por accidente, y ya participaste en el convite de gelatinas con alcohol?, ¿qué tan preocupada deberías estar?

La respuesta rápida a eso es que, suponiendo que concebiste, tu comportamiento durante esas dos semanas no afectaría a tu bebé (no puedo creer que no me diera cuenta de esto antes de ir a Las Vegas). La advertencia es que podría influir en tus posibilidades de concebir si te alocas *demasiado*.

La respuesta ligeramente más larga tiene que ver con entender cómo se desarrolla el bebé al principio. Durante el periodo entre la fertilización (alrededor del día de la ovulación o uno o dos días después) y la ausencia de tu menstruación, tu bebé es una masa de células idénticas. Cualquiera de estas células podría desarrollarse y convertirse en una parte del bebé. Si haces algo que mate una de estas células (como beber mucho o alguna clase de abuso de algún medicamento de receta médica), otra célula puede reemplazarla y producir exactamente lo mismo. No afecta al bebé que se está formando. Sin embargo, si matas *demasiadas* de estas células, el embrión no se desarrollará y al final no acabarás embarazada. Es un asunto de todo o nada.

Con este conocimiento, yo fui un poco menos cuidadosa durante los meses posteriores a la fiesta de despedida. Cuando quedé embarazada, no me preocupé para nada por la noche de la semana previa en que bebí tres copas de vino. A otras amigas esto no les pareció especialmente tranquilizante, pues con el fin de tomar todas las medidas posibles para maximizar las probabilidades de concebir, el buen comportamiento en las dos semanas de espera no era una molestia para ellas. Una amiga admitió que lo compensaba emborrachándose el día que le llegaba la menstruación, cada mes. Cada quien lo suyo.

Conforme las dos semanas llegan a su fin cada mes, está la duda de cuándo hacer la prueba. El pasillo de productos para embarazo en mi farmacia local anuncia pruebas como First Response: ¡Entérate cinco días antes de la ausencia de tu menstruación! Si estás contando, eso es solamente como una semana y un par de días de la famosa espera de dos semanas.

No siempre fue así. Las pruebas de embarazo a lo largo de la historia, como las modernas, dependían de la orina. En el antiguo Egipto, las mujeres orinaban en varios granos y evaluaban su velocidad de crecimiento. Un crecimiento más rápido significaba un embarazo. En la Edad Media, evaluaban el color de la orina para determinar si había embarazo. Extrañamente, estas pruebas tienen cierto poder predictivo limitado, pero tal vez no lo suficiente como para ser útiles, y es que, para cuando el grano germina y crece, ¡quizá ya te diste cuenta por otros medios de que sí estás embarazada!

En la década de 1920, los doctores identificaron una hormona, la GCH, que se secreta en la orina de las mujeres embarazadas. Se desarrolló una prueba basada en esto, pero no era muy fácil de usar. Requería inyectar la orina en la oreja de un conejo vivo que después mataban y diseccionaban. No fue sino hasta la década de 1960 que los doctores dedujeron cómo examinar si existía esta hormona sin usar al conejo.

En la década de 1970 se introdujeron las primeras pruebas de embarazo caseras. Estas requerían que mezclaras tu orina con otras soluciones en tubos de ensayo, las dejaras durante unos días, etc. Estas pruebas no eran tan precisas, y eran demasiado complicadas y engorrosas para la mayoría de las mujeres. En aquella época, las mujeres por lo general se daban cuenta de que podrían estar embarazadas cuando se retrasaba su periodo, y luego lo confirmaban con su doctor. Esto significaba que para el momento en que las mujeres recibían la confirmación del embarazo, ya llevaban cinco semanas. En la década de 1980 llegaron mejores pruebas caseras (recuerdo vagamente a mi mamá usando una para comprobar si estaba embarazada de mi hermano menor, que nació en 1985), pero todavía no eran muy precisas, pues tenía que haber pasado de una semana a 10 días después de la ausencia de la menstruación; así que, una vez más, el embarazo no se detectaba sino hasta las cinco semanas.

La prueba First Response se destaca de todas las demás. Las más nuevas son capaces de detectar el embarazo mucho antes, porque detectan un nivel más bajo de la hormona GCH que las pruebas anteriores. Tan pronto como el óvulo es fecundado se produce GCH; mientras más sensible es la prueba, más pronto puede salir positiva después de la implantación.

Vale la pena destacar que los falsos negativos (es decir, las pruebas que dicen que no estás embarazada cuando en realidad sí lo estás) son posibles, sobre todo si te haces la prueba muy pronto. Incluso los textos promocionales de las pruebas más sensibles sugieren que solo cerca de la mitad de los embarazos se detectan cuatro días antes de un periodo ausente. Sin embargo, los falsos positivos son muy raros. Si hay dos líneas, aun cuando la segunda sea muy clarita, estás embarazada. Si el embarazo se está desarrollando de forma normal, es probable que la línea de prueba salga intensa los días posteriores a que ocurra la implantación, cuando los niveles de la hormona aumenten.

Una desventaja de estas pruebas más sensibles es que son caras. Por 20 pesos puedes conseguir una prueba que funcione el día que debías menstruar; las pruebas de 5 días antes cuestan aproximadamente 200 pesos. Debo haber gastado fácilmente 2 000 pesos en estas antes de que una saliera positiva.

El otro tema que hay que pensar es que podrías no *querer* saber. Perder el embarazo es muy, muy común en esta etapa temprana. Ahora que las mujeres descubren antes que están embarazadas, la cantidad de mujeres que, en consecuencia, descubrirá que tuvo un aborto espontáneo será mayor. Y podría ser mucho mayor. Algunos investigadores sugieren que 50% o más de los óvulos fecundados no resultan en un embarazo; por supuesto, no todas estas fecundaciones se detectan, ni siquiera con pruebas muy sensibles.[1]

Para tener una idea de la cantidad de embarazos que se pierden muy al inicio, podemos ver un estudio que se llevó a cabo en la década de 1980, que hizo el seguimiento de mujeres que intentaban embarazarse y les hacían pruebas de orina todos los días para buscar signos de fecundación.[2] Estos investigadores descubrieron que casi la cuarta parte de los embarazos (22%) terminaban en aborto espontáneo antes de que el embarazo se hubiera detectado utilizando métodos comunes en esa época. Los investigadores podían detectar estos embarazos utilizando pruebas más sensibles. Dado que un aborto espontáneo en esta etapa del embarazo es similar a un periodo fuerte, ninguna de estas mujeres supo que había estado embarazada.

Pero las pruebas que los investigadores utilizaban en este caso eran similares en sensibilidad a lo que ahora está disponible con las pruebas caseras más sensibles. Esto significa que muchos de los embarazos que terminaron en abortos espontáneos tempranos y que *no* habrían sido detectados en la década de 1980, ahora tal vez sí lo serían (o por lo menos podrían serlo). Si tomamos las cifras con seriedad, y hoy en día todas utilizaran las pruebas caseras de embarazo más sensibles, podríamos ver tasas de aborto espontáneo 22% más altas de lo que veíamos en la década de 1980. Pero esto se debe a una mejor detección, y no a que las tasas de aborto hayan aumentado.

Asimismo, estas pérdidas tempranas del embarazo, lejos de ser presagio de futuros problemas de fertilidad, en realidad son un buen signo de fertilidad. En el mismo estudio, 95% de las mujeres que experimentaron una pérdida muy temprana, tuvieron a continuación un embarazo reconocido. Esto fue más alto que para las mujeres que no tuvieron una pérdida temprana del embarazo.

Ante esta situación, conviene pensar si esas caras pruebas tempranas de embarazo realmente valen la pena. Quizá seas la clase de persona que quiere saber todo lo que ocurre. Pero tal vez también podrías mejor esperar y ver qué pasa.

Lo más importante

- Un muy mal comportamiento durante las dos semanas de espera podría afectar tus probabilidades de concebir, pero no afectará al bebé si, en efecto, concibes.
- Las pruebas tempranas de embarazo pueden detectar un embarazo cuatro o cinco días antes de la ausencia de tu periodo, pero la pérdida del embarazo es común en esta etapa.

PARTE 2
El primer trimestre

4

Los vicios: cafeína, alcohol y tabaco

Supe que estaba embarazada al cuarto día de una conferencia de una semana sobre economía. Como de costumbre, no podía saber si mi periodo se había retrasado o no —el registro de la temperatura no me había aclarado las cosas exactamente—, pero cuando me desperté a las 6:45 a. m. sintiéndome un poco rara, decidí que valía la pena intentarlo. Había llevado conmigo una prueba First Response a la conferencia, por si las dudas. Para mi sorpresa, aparecieron dos líneas.

Desperté a Jesse de inmediato. Estaba contento, pero adormilado. Se preguntaba por qué no lo había dejado dormir hasta que sonara su alarma a las 7:00 a. m. ¿Había algo que necesitáramos hacer en ese momento? ¿No? ¿Entonces por qué despertarlo? Se puso una almohada sobre la cabeza y se volvió a dormir. (Yo me tomé esto a pecho: cuatro años después, cuando supe que estaba embarazada de Finn, se lo notifiqué por el calendario de Google, con una invitación a la fecha prevista del parto).

Obviamente, yo no me iba a dormir otra vez. Abrí mi computadora y empecé a planear. Abrí una pequeña calculadora de fechas probables de parto —1 de abril o 7 abril, dependiendo de si contaba desde la última menstruación o desde el día en que sospechaba que había ocurrido la concepción— y empecé a buscar en internet información sobre bebés. En algún momento pensé en bajar a tomar un café (Jesse había decidido dormir después de haber tenido un despertar tan brusco).

Y entonces, por supuesto, me asaltó la duda. ¿Podía siquiera tomar café? ¿No estaba prohibida la cafeína? Hasta este momento había utilizado una gran cantidad de energía mental pensando en embarazarme, y casi nada en pensar qué haría cuando estuviera embarazada (no aprendí nada de esto, y la situación sería la misma después de que nació Penelope, pues me di cuenta de que no había investigado nada sobre qué hacer cuando el bebé llega).

Esto era urgente. Tenía que tomar *en ese momento* la decisión sobre el café. Ya podía sentir que empezaba el dolor de cabeza de la abstinencia de la cafeína, y pasar un día entero de charlas de conferencia (en especial el cuarto día) por lo general requiere un suministro bastante intenso de cafeína.

Al final del día iba a tener lugar el coctel de la conferencia y habría mariscos horneados. Yo por lo general bebía una copa de vino mientras competía con otros economistas para ver quién se comía un segundo plato de langosta. ¿Estaba bien hacer eso? Definitivamente, el vino no era tan urgente como la cafeína, pero quería saber. No fumo, pero para las mujeres que fuman, el tabaco probablemente aparece todavía más arriba que el café en la lista de «necesidades».

Encontrar información en internet sobre cafeína, alcohol y tabaco durante el embarazo es fácil. Hay recomendaciones oficiales de organizaciones nacionales, recomendaciones de médicos específicos y de libros, y otras más de personas en páginas de chats y blogs. No faltan opiniones, pero es definitivo que hay una escasez de consenso.

Las páginas de chats sobre estos temas se desvirtúan con bastante rapidez, y casi nunca incluyen evidencia real. «Tomé una copa de vino todos los días y mi bebé está perfectamente bien». «Una amiga de una amiga hizo un brindis con champaña una vez en su embarazo y tiene un niño con retraso en su desarrollo». «La hija de la vecina de la hermana de una compañera de trabajo de mi mamá se tomó un six-pack por día y su hijo es un genio». «En Francia, los doctores recetan vino a las mujeres embarazadas». Y así, uno tras otro.

Es un hecho que en las páginas de chats la gente discute (¿para qué más sirven estos foros?). Lo que encontré más sorprendente es que las recomendaciones oficiales no estaban de acuerdo unas con otras. En el caso del alcohol, aunque todas las organizaciones para el embarazo en Estados Unidos recomiendan una política de abstinencia, organizaciones similares en otros países indican que una bebida ocasional está bien.

Con la cafeína sucede algo similar; es verdad que las recomendaciones difieren de un país a otro, pero en Estados Unidos, también varían de un libro a otro y de un obstetra a otro. Mi obstetra dijo que tomar menos de 200 mg al día (aproximadamente 470 ml de café) estaba bien. El obstetra de mi hermana le dijo que no tomara más de 300 mg. La de mi mejor amiga le dijo que no tomara nada de cafeína. Cuando consultamos los libros, el que llevaba por título, con gran acierto, *The Panic-Free Pregnancy* [El embarazo libre de pánico] asegura que la cafeína con moderación (hasta 300 mg) está bien. El libro de la Clínica Mayo *Guía para un embarazo saludable* [*Mayo Clinic Guide to a Healthy Pregnancy*] descarta la cafeína en cualquier dosis, aunque nota que algunos obstetras dirán que está bien tomarla con moderación. Sugiere cambiar a descafeinado. *Qué puedes esperar cuando estás esperando* [*What to Expect When You're Expecting*] va con la regla de los 200 mg, pero señala que debes verificar con tu obstetra en caso de que su recomendación difiera. También sugieren que verifiques con tu barista, porque ¡las cantidades de cafeína varían de un proveedor a otro!

Incluso si existiera una recomendación estándar muy consistente (como en el caso de fumar), de todas maneras yo habría querido saber qué evidencia la respaldaba. Pero el hecho de que la gente estaba en desacuerdo hizo que creciera mi deseo de evidencia. ¿Eran 200 mg de cafeína, o 300 mg, o nada? Todas estas recomendaciones deben haber estado basadas, en principio, en algunos datos. Aunque no es posible que fueran los mismos datos, o por lo menos, no era la misma interpretación.

No me tomó mucho tiempo darme cuenta de que leer recomendaciones en línea sobre esto —aunque fuera el documento normativo del Colegio Estadounidense de Obstetras y Ginecólogos— no iba a ser suficiente para deducir cuál era la verdad. Tuve que ir a la fuente de las recomendaciones, a la literatura médica académica. Cuando llegué a ella, vi por qué estas recomendaciones variaban tanto y eran tan confusas: la calidad de la investigación médica sobre este tema difiere en gran medida.

Y de inmediato me di cuenta de que una gran parte de las diferencias en la calidad se reducían exactamente a los temas que encontré en mi propia investigación.

El campo de la economía es bastante amplio (tendría que serlo para incluir tanto a mí como a los tipos que hacen las políticas de la Reserva Federal). En mi subcampo particular, la mayoría de las preguntas importantes incluyen tratar de entender cómo cambiar una cosa afecta a otra. Entre lo último que terminé antes de embarazarme está un artículo sobre televisión y género en la India. El artículo preguntaba: si le dieras acceso a televisión por cable a la gente en la India rural, ¿eso cambiaría su actitud hacia las mujeres?

La meta de ese estudio era llegar a conclusiones de causa y efecto. A fin de cuentas, queríamos ser capaces de decir algo como: «Si le diéramos televisiones a más personas, la actitud hacia las mujeres mejoraría». Una forma genial de hacer esto sería elegir al azar a algunas personas y darles televisiones. Se les observaría durante un tiempo para determinar si su actitud cambió más que la de la gente que no recibió televisión. Este método se llama *estudio aleatorizado*.

El nombre «estudio aleatorizado» es en realidad muy descriptivo. En un estudio como este, los investigadores comienzan con una muestra de gente y seleccionan al azar a algunos de ellos para que reciban un tratamiento, y el resto recibe otro diferente. Si estuvieran comprobando la eficacia de un nuevo medicamento, por ejemplo, tomarían a un grupo de personas enfermas y al azar les darían a la mitad el nuevo medicamento y a la otra mitad, nada (o tal vez una pastilla de azúcar). La clave es que, puesto que esa asignación se hace al azar, es decir, *aleatoriamente*, las personas que reciben el medicamento son similares en todos los aspectos a las que no lo reciben, *salvo* en el uso del medicamento. Si mejoran más rápido, se puede concluir que el medicamento funcionó.

Los ensayos aleatorizados algunas veces se utilizan en economía, y mucho más en medicina. Son un método comprobado y, si se hace correctamente, se pueden formular conclusiones de causa y efecto con confianza.

De hecho, en algunas áreas del embarazo yo pude utilizar datos de estudios como estos. Me facilitó tomar decisiones.

Pero no siempre es posible llevar a cabo ensayos aleatorizados. En el caso de nuestro estudio de la televisión, simplemente no era posible asignar las televisiones al azar. En el caso de algo como la cafeína en el embarazo, los problemas son éticos. Imagina un experimento en el que se les dice a algunas mujeres que tomen nueve tazas de café al día, y que a otras se les dice que no tomen ninguna. Ningún consejo de supervisión ética aprobaría ese estudio (ni debería hacerlo), y es difícil imaginar a la mujer embarazada que querría participar (¡y no solo porque es una cantidad inmensa de café!).

Cuando los investigadores no podemos aleatorizar, nos queda intentar deducir estas relaciones utilizando lo que se llama *datos observacionales*: digamos, comparar a mujeres embarazadas que beben café con las que no lo hacen. O comparar a familias que tienen televisión con familias que no la tienen. No debería ser demasiado difícil ver dónde podría haber problemas con este enfoque.

El ejemplo de la televisión es fácil de ver. ¿Qué clase de personas tienen televisión en la India rural? La respuesta es la gente rica y los que tienen un nivel de educación mayor. Es definitivamente cierto que la gente que tiene televisión tiene actitudes más liberales hacia las mujeres que la gente que no la tiene. ¿Pero esto es por la televisión? ¿O por la educación? Es bien sabido que la gente más educada en la India tiende a tener actitudes más favorables hacia la igualdad de género. ¿En realidad podríamos cambiar la actitud hacia las mujeres en la India rural proporcionándole a la gente televisiones, o su actitud cambiaría solo si se les diera más educación?, lo cual sería útil, pero es una política mucho más difícil.

El mismo problema surge en la investigación sobre el embarazo. Las mujeres que beben café durante el embarazo tienden a ser mayores que las que no lo beben. Supongamos que te dijera que el aborto espontáneo es más probable entre mujeres que beben café. ¿Es por el café? ¿O es porque son mayores? ¿Podríamos reducir la tasa de abortos espontáneos eliminando el café, o tendríamos que hacer a la gente más joven, como por arte de magia?

Para sortear este problema con éxito se requiere un pensamiento cuidadoso, un diseño cuidadoso del estudio y buenos datos. En el trabajo sobre la televisión, evitamos esto comparando las actitudes de las mismas personas antes y después de que tuvieron acceso a la televisión. Puesto que podíamos considerar a la misma persona «con televisión» y «sin televisión», eso nos ayudó a eliminar muchos de estos problemas.

Podrías imaginar hacer lo mismo con el embarazo —analizar a las mismas mujeres que beben café en un embarazo y no en otro—, pero no sé de datos como estos. En cambio, en la mayoría de los estudios sobre esta pregunta, lo mejor que pueden hacer es utilizar el análisis estadístico para hacer un ajuste en las diferencias básicas entre la gente; por ejemplo, edad y nivel educativo.

Pronto me di cuenta de que algunos de estos estudios son mucho mejores que otros.

Aquí es donde mi formación entró al panorama. Hay literalmente cientos de estudios publicados en la literatura médica sobre la cafeína y los abortos espontáneos (esta es la gran preocupación con el café en el embarazo). Y desde fuera, desde la descripción básica, todos se ven bastante parecidos, comparan a mujeres que bebían café con las que no lo hacían.

Pero cuando llegas a los detalles, a los aspectos prácticos, algunos de los artículos son bastante buenos y otros son terribles. Gran parte del tiempo que invertí en deducir todo esto lo pasé intentando separar el trigo de la cáscara: ¿de qué estudios podemos aprender algo y cuáles deberíamos descartar porque no brindan información alguna?

Y curiosamente, me di cuenta de que la formación como economista de la salud era, de muchas formas, *mejor* que la formación en salud pública o medicina en cuanto a este tema. Los economistas casi nunca tenemos acceso a estudios aleatorizados. Así que hemos desarrollado técnicas, métodos estadísticos, para intentar aprender todo lo que podamos de los datos *no* aleatorizados. En la maestría pasé gran parte de mi tiempo leyendo artículos muy parecidos a este, intentando deducir cuáles eran buenos y cuáles no eran tan buenos.

Me tomó más tiempo que la primera mañana avanzar a través de los artículos. Bastante pronto me di cuenta de que las recomendaciones oficiales eran extremadamente cautelosas, así que decidí que apegarme a ellas sería seguro hasta que pudiera descifrar todo esto. Me mantuve en dos tazas de café al día y evité el alcohol. Esto era un incentivo adicional para hacer mi investigación con rapidez.

Al final, concluí que estas recomendaciones no solo eran muy cautelosas, sino que eran *demasiado* cautelosas. Yo creo que la evidencia apoya el consumo moderado tanto de alcohol como de cafeína.

Para el alcohol, esto significa hasta una copa al día en el segundo y tercer trimestres, y un par de bebidas por semana en el primero. De hecho, en su mayoría, los estudios no logran demostrar efectos negativos en los bebés con niveles aún más altos que esto. Por una copa me refiero a una bebida estándar, 120 ml de vino, 30 ml de licor fuerte, 360 ml de cerveza. ¡Nada de yardas de margaritas!

La cafeína en realidad es un poco más complicada. Al final concluí que está bien beber de 3 a 4 tazas de 236 ml de café* al día (que es más de lo que mucha gente bebe, aunque en realidad no es más de lo que yo bebo). Podrías llegar a la conclusión de que estás cómoda con menos, o con más; intentaré aclarar en este capítulo cuáles son las compensaciones. No hay duda de que un poco de café no representa un problema.

---

* Aquí y en el resto del libro, la autora se refiere a tazas de 8 onzas, que en sistema métrico son 236 ml. En México, una taza medidora contiene 240 ml. Si una taza de 8 onzas contiene 165 mg de cafeína, una de 240 ml contiene 167.8 mg [N. de la T.].

Toda la evidencia que utilicé para sustentar esto está disponible públicamente, es accesible para cualquier persona. Eso incluye a la gente que hace las recomendaciones oficiales. Entonces, ¿por qué mis conclusiones fueron distintas a las de ellos? Por dos razones, al menos. Una es la interpretación excesiva de los estudios deficientes. Pero yo creo que la más importante es que la preocupación (que los doctores me expresaron una y otra vez) es que si les dices a las personas que pueden tomar una copa de vino, se van a tomar tres (o un gigantesco «tazón de vino»). Aunque uno no es problema, tres sí lo son. Es mejor decir que no se puede tomar nada, porque esa regla es fácil de entender.

Entiendo este argumento. Pero, para decirlo suavemente, no me encanta la idea que sugiere: que las mujeres embarazadas son incapaces de decidir por ellas mismas, y por eso se tienen que manipular nuestras creencias para que hagamos lo correcto. Parecería como si a las mujeres embarazadas no se les diera más crédito que a los niños para tomar decisiones importantes.

Puedes elegir seguir las recomendaciones nacionales, está bien. O puedes estar de acuerdo con mis conclusiones de que una copa y un café exprés no son problema. De forma muy específica, este libro no pretende hacer recomendaciones, sino solo reconocer que si tienes la información adecuada, tú misma puedes tomar la decisión correcta.

Aunque de inmediato me voy a contradecir y voy a hacer una recomendación (y la respaldo con evidencia): no fumes. Esta es la postura oficial y los datos la avalan firmemente. Fumar te pone en riesgo, y a tu bebé también.

ALCOHOL

Cuando tenía más o menos tres meses de embarazo y apenas empezaba a contárselo a la gente, iba a ser la anfitriona de una fiesta. Un invitado llegó y ofrecí servirle una copa de vino. Dijo, apenas casi de broma: «¡Ni siquiera deberías sostener el vino!». Si bebes alcohol al estar embarazada (en Estados Unidos en particular), la gente se siente en libertad de juzgarte.

De forma muy amplia, las restricciones y el juicio tienen sus raíces en la verdad. Los trastornos del espectro alcohólico fetal (TEAF) se refieren a un rango de discapacidades mentales y físicas que puede resultar si la madre ingiere alcohol durante el embarazo. Los síntomas físicos incluyen bajo peso corporal al nacer, circunferencia pequeña de la cabeza y anormalidades faciales (pómulos achatados y ojos pequeños). Los síntomas cognitivos aparecen en un rango más amplio: retrasos en el desarrollo, pocas habilidades sociales y dificultades de aprendizaje.

No hay duda de que el consumo de alcohol en exceso durante el embarazo es malo para tu bebé. Las mujeres que reportan borracheras durante el embarazo (es decir, más de cinco copas en un episodio) tienen más probabilidades de tener niños con deficiencias cognitivas importantes. En un estudio en Australia, las mujeres que se emborracharon en el segundo o el tercer trimestre tuvieron de 15 a 20 puntos porcentuales más probabilidades de tener niños con retrasos en el lenguaje que las mujeres que no bebieron.[1] Esto se repite una y otra vez en otros estudios.[2] Las borracheras o el consumo intenso de alcohol en el primer trimestre pueden provocar deformidades físicas, y en los últimos trimestres, problemas cognitivos. Estos problemas pueden ocurrir incluso con borracheras no frecuentes. Si te gusta consumir alcohol en exceso, detente.

No obstante, esto no implica por fuerza que beber poco u ocasionalmente sea un problema. Cuando vi las cifras, no encontré evidencia creíble de que beber poco (más o menos una copa de vino al día) tenga algún efecto en el desarrollo cognitivo de tu bebé.

Esto tal vez te cause sorpresa, por todo lo que se dice en Estados Unidos sobre beber durante el embarazo, aunque sea de modo ocasional; pero en realidad no debería ser así. Piensa en Europa. Gran parte del continente es mucho más permisivo en cuanto a beber un poco durante el embarazo. Beber mucho alcohol no es bien visto en ningún lado, pero en algunos lugares en Europa recomiendan beber unas cuantas copas a la semana. Allá es mucho más común beber una copa de vino o de cerveza de vez en cuando. Y no hay mayor evidencia de síndrome alcohólico fetal en Europa; en todo caso, las tasas son más altas en Estados Unidos.[*, 3] Si tomar un par de copas de vino a la semana provocara un CI más bajo, veríamos grandes diferencias entre Estados Unidos y Europa. Y simplemente ese no es el caso.

Esto parece reflejar muchas de las diferencias en la actitud hacia la bebida entre Estados Unidos y otros países. Cuando voy a conferencias o charlas en Europa, es común tomar una copa de vino en la comida. No emborracharse, por supuesto. Solo se toma porque combina bien con la comida. Tal vez porque es más común disfrutar una copa con moderación por socializar, con una comida; la gente se siente más cómoda con la idea de que, de hecho, puedes tomar una pequeña copa de vino y parar. Esta idea que los médicos me mencionaban, de que las mujeres no podrían parar después de tomar una copa, simplemente no es muy frecuente.

Y, de hecho, aunque no sea algo que se hace a la vista de todos, creo que es más común beber de vez en cuando durante el embarazo en Estados Unidos de lo que se nos hace creer. Al inicio de mi segundo trimestre, mi doctora me dijo que estaba bien beber un par de copas de vino a la semana. La mayoría de mis amigas tuvieron una conversación similar con sus doctores: «No te pases, pero si quieres tomar una copa de vino con la cena de vez en cuando, está bien». En encuestas en Estados Unidos, alrededor de 40% de los médicos no siempre sugiere una completa abstinencia durante el embarazo.[4]

Es como un código secreto. Está claro que el problema de tener una recomendación oficial, y una recomendación «secreta» que es diferente, es que nadie se pone a revisar la evidencia para sustentar

---

[*] Es difícil saber por qué ocurre así. Puesto que el síndrome alcohólico fetal por lo general es resultado de la ebriedad de la madre; es posible que pueda deberse a que en Estados Unidos el consumo de alcohol es más desigual —mucha gente no bebe nada y poca tiene borracheras—, en comparación con otros países en los que la mayoría de la gente bebe moderadamente.

la segunda. Así que te quedas dudando: ¿solo es tu opinión de que está bien beber una copa o hay alguna razón para pensar que en realidad está bien?

Para entender por qué hay una diferencia entre beber en exceso y beber con moderación o poco, es útil pensar en cómo funciona la biología. Muchas mujeres creen que, cuando beben, esa copa de vino se canaliza directamente al feto. De manera pertinente las personas argumentan que si no le das a tu niño pequeño una copa de vino, ¿entonces por qué le darías una a tu feto? No es necesario decirlo, pero así no es como funciona realmente.

Cuando ingerimos alcohol, este entra al sistema digestivo y pasa al torrente sanguíneo. El hígado procesa el alcohol y lo convierte en un químico llamado acetaldehído y luego en acetato. El acetaldehído es tóxico para otras células, y dependiendo de cuán rápido bebemos, puede permanecer en el torrente sanguíneo. Por medio de la placenta la mujer comparte su sangre con el bebé; por lo tanto, comparte con el feto el acetaldehído que permanece en su torrente sanguíneo. El bebé puede procesar algo de alcohol, pero no tanto como un adulto (obviamente). Si se transmite al bebé demasiado acetaldehído, puede llegar a sus tejidos y afectar su desarrollo. Cuando se bebe lentamente, se metaboliza gran parte del alcohol antes de que llegue al feto. Si se bebe rápidamente, el hígado no puede seguir el ritmo, y entonces las toxinas pasan al feto. Esta es la razón por la que las borracheras son tan malas, pero también ilustra por qué los efectos negativos de beber poco no son consecuencia directa de los efectos negativos del consumo excesivo de alcohol.

Si queremos aprender sobre el efecto de beber con moderación en el embarazo, en realidad deberemos observar a las mujeres que consumen poco alcohol. No podemos considerar los estudios de borracheras y decir: bueno, si 5 copas en un episodio reducen 10 puntos el CI del niño, entonces 1 copa lo reducirá 2 puntos. Simplemente no funciona así.

Una vez que me di cuenta de esto, empecé a analizar la literatura médica en busca de estudios que se enfocaran de manera específica en los efectos del consumo leve de alcohol. De manera particular me concentré en estudios que incluyeran a mujeres que bebían una copa al día. Yo nunca sentí la necesidad de beber una botella entera de vino en una sentada (en realidad no tengo esta necesidad cuando *no* estoy embarazada), o incluso pedir un segundo coctel. Lo que realmente me preguntaba era: al final de un largo día, unas cuantas veces a la semana, ¿podría beber una copa de vino?

En su mayoría, los estudios que encontré tenían una estructura similar. Aquí no hay estudios aleatorizados, la ética es demasiado complicada. Esto significa que los estudios compararon a mujeres que eligieron beber diferentes cantidades de alcohol. Todos estos estudios tienen el problema de que la clase de mujeres que beben son diferentes a las que no lo hacen. La clave fue encontrar los estudios que tuvieran en menor medida este problema.

Una gran preocupación de beber durante el embarazo es que se manifiesten problemas del comportamiento infantil más adelante. Entre los mejores estudios sobre el asunto del comportamiento hay uno publicado en 2010 en el *British Journal of Obsterics and Gynecology*.[5] Hay algunos factores que hacen de este un estudio confiable: es bastante amplio (3 000 mujeres), y recopilaron información sobre el hábito de bebida de las madres *durante* el embarazo (a las 18 y las 34 semanas). Preguntarle a la gente sobre su comportamiento en el momento en que está ocurriendo tiende a ser más confiable que pedirles que lo recuerden más adelante. El estudio también dio seguimiento a los niños de estas mujeres desde su nacimiento hasta los 14 años; examinaron los problemas de comportamiento empezando desde los 2 años de edad.

El otro aspecto que me gustó de este estudio fue que lo llevaron a cabo en Australia, donde las recomendaciones sobre beber alcohol durante el embarazo son más relajadas que en Estados Unidos. Puesto que en Estados Unidos se juzga tan severamente beber durante el embarazo, al basarnos en los datos de este país nos preocupa que solo las mujeres que son imprudentes de otras maneras continúen bebiendo. En Australia (y en países europeos), donde la gente es más permisiva, es menos probable que la variación en la bebida refleje una variación en otras conductas.

Clasificaron a las mujeres del estudio en cinco grupos: nada de alcohol, consumo ocasional (hasta 1 copa a la semana), consumo leve (de 2 a 6 copas a la semana), consumo moderado (de 7 a 10 copas a la semana) y consumo intenso (11 o más copas a la semana). Yo ignoré a las últimas, ya que estaban muy por arriba de mi límite de 1 copa al día.

Aquí presento un panorama de sus resultados: el porcentaje de niños con problemas de conducta por cantidad de consumo de alcohol. Esta gráfica muestra los datos en niños de 2 años en relación con las cantidades de consumo de la madre a las 18 semanas de embarazo. El artículo también ilustra problemas de conducta más adelante, así como el consumo a las 34 semanas. No importa mucho: todos los resultados se parecen bastante a este.

Basándose en esta imagen y en el análisis estadístico más complejo en el artículo, no hay evidencia de que beber más lleve a niveles más altos de problemas de conducta. De hecho, las estadísticas en el artículo muestran que las mujeres que tienen un consumo leve de alcohol (es decir, de 2 a 6 copas a la semana) en realidad tienen *significativamente menos probabilidades* de tener niños con problemas de conducta que las mujeres que no beben nada.

La otra gran preocupación con el alcohol es un CI bajo. Una vez más, mi estudio favorito sobre este tema proviene de Australia. Tiene muchas de las mismas características de la buena calidad: es un estudio amplio, la información sobre el consumo de alcohol fue recopilada durante el embarazo, se le dio seguimiento a largo plazo y, por supuesto, se llevó a cabo en Australia. Este estudio comenzó a principios de la década de 1980, cuando se les preguntó a unas 7 200 mujeres embarazadas sobre sus hábitos de consumo de alcohol durante el embarazo. Más o menos 5 000 de sus niños realizaron un examen de desempeño a los 14 años.[6]

Recabaron la información sobre el consumo de alcohol después de los primeros 3 meses de embarazo y después de los últimos 3.

Estos autores definen sus categorías de consumo de alcohol por día: sin consumo, menos de ½ copa al día, de ½ copa a 1 copa al día, y más de 1 copa al día.

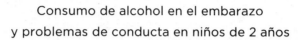

Consumo de alcohol en el embarazo
y problemas de conducta en niños de 2 años

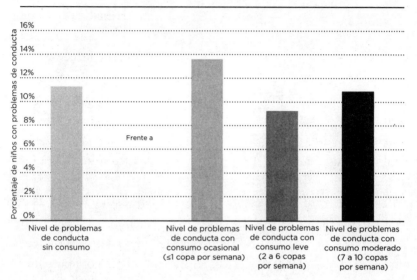

Midieron el CI con una prueba llamada test de Raven. Funciona como la mayoría de las pruebas de CI, en las que las calificaciones más altas son mejores, y está diseñada para que una persona promedio tenga un resultado de 100. En la página siguiente los datos:*

Así como en el estudio sobre la conducta, no hay evidencia aquí que sugiera que los niños de las mujeres que tienen un consumo leve estén peor que los de aquellas que no consumen alcohol. De hecho, sus puntajes son más altos en promedio (aunque estos resultados no son significativos estadísticamente: pueden reflejar solo una variación aleatoria). Los investigadores concluyeron que no hay evidencia

* Esta gráfica reporta coeficientes que se obtuvieron del grupo demográfico de madres y el peso.

de un peor desempeño en la prueba, incluso entre los niños de mamás que beben una copa o más al día.

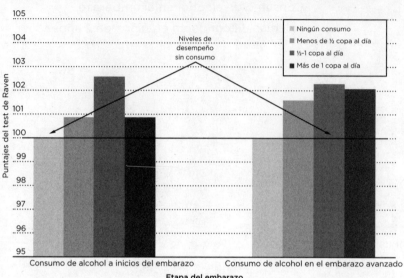

Test de Raven de desempeño y consumo de alcohol materno

No solo es Australia (vale la pena mencionarlo, no sea que estés tentada a concluir que la cerveza Foster's es simplemente muy buena para los bebés). Un estudio muy similar en Inglaterra entrevistó a mujeres en la etapa temprana de su embarazo sobre sus patrones de consumo de alcohol y les hizo a los niños una prueba de CI a la edad de 8 años.[7] El mismo resultado: el consumo de alcohol no afecta el CI.*

Algo que tal vez es un poco desconcertante es que muchos de estos estudios en realidad encuentran que las mujeres que beben con moderación en el embarazo tienen niños con puntuaciones de CI

---

* Este estudio en particular analizó una gran cantidad de información sobre los niños —incluida información sobre el comportamiento en el consumo de alcohol del padre— y después de hacer un ajuste para todo lo relacionado con el niño, volvieron a encontrar que los resultados de las pruebas no se veían afectados por el consumo materno de alcohol en el embarazo.

más altas. Esto tal vez se deba al hecho de que las mujeres que beben un poco tienden a ser más instruidas que las que se abstienen. Esto puede llevar a la inquietud de que los efectos negativos del consumo leve de alcohol estén ocultos tras una mejor educación. Pero, por lo menos en algunos estudios —como el inglés que mencioné antes—, los autores pueden utilizar la conducta en relación con la bebida para compensar estas diferencias. Y tampoco encuentran repercusiones.

En la ausencia de evidencia de los efectos promedio, algunos investigadores han preguntado si hay *algunas* personas para las que incluso un consumo ocasional de alcohol sea perjudicial. Si hubiera solo un pequeño grupo como este, podríamos no verlo en los efectos promedio. En particular, un proyecto de investigación utiliza diferencias genéticas entre madres para preguntar si las mamás que tienen algunos genes raros tienen niños a quienes les afecta más el consumo ocasional de alcohol en el embarazo.[8] Estos autores encontraron que para unas cuantas variaciones genéticas el consumo leve de alcohol parece tener un pequeño efecto negativo en el CI.

Desde mi perspectiva este artículo —que recibió mucha atención— no es suficiente para convencerme de estos efectos, incluso en grupos pequeños. Un problema está en las estadísticas: como otros lo han notado, este estudio puede no ser tan confiable por las altas tasas de falsos positivos. El segundo problema es conceptual. Estas variaciones genéticas se asocian con otras conductas de riesgo relacionadas con el consumo de alcohol fuera del embarazo, como las borracheras. ¿Lo que importa es el consumo ocasional en el embarazo o las borracheras en otros momentos? Al final, yo creo que el peso de la evidencia está con los numerosos estudios que muestran que beber ocasionalmente no tiene efectos negativos.[9]

Con esto no quiero decir que uno no puede desenterrar estudios que afirman que beber con moderación es un problema; el asunto es que estos estudios están equivocados por completo. Un ejemplo notorio fue publicado en la revista *Pediatrics* en 2001.[10] Aparentemente este estudio es similar a aquellos de los que hablamos arriba. Las mujeres fueron entrevistadas sobre su consumo de alcohol durante el embarazo, y la conducta de los niños se midió cuando tenían 6 años de edad.

Este estudio encontró por lo menos cierta evidencia de que el consumo moderado repercute en la conducta. Cuando los autores compararon a mujeres que no bebieron durante su embarazo con las que bebían una copa o menos al día, descubrieron más evidencias de comportamiento agresivo (aunque no encontraron otros problemas de conducta) entre los niños de mujeres que consumían alcohol. Los investigadores llegaron a la conclusión de que aun una copa al día provoca problemas de conducta.

Entonces, ¿cuál es el problema?

Una característica muy agradable de los estudios anteriores —los que me gustaron— fue que los grupos de mujeres que bebían diferentes cantidades de alcohol no eran *tan* diferentes en otros aspectos. Si este no fuera el caso, nos preocuparía que otras diferencias entre las mujeres —no el consumo de alcohol— fueran responsables de los problemas en la conducta. Esta no es una preocupación inútil, esotérica o estadística. Esta es *la* preocupación de establecer conclusiones de causa y efecto.

Este último artículo falló en este aspecto. En este estudio se reportó el uso de cocaína durante el embarazo en 18% de las mujeres que bebían una copa al día. Supongo que lo primero que piensas es: ¿de verdad?, ¿cocaína? Lo segundo sería advertir que las bebedoras también tenían bastantes más probabilidades de ser consumidoras de cocaína.

Esto debería hacerte reflexionar. Deberías empezar a pensar: tal vez el problema es que la *cocaína* hace que un niño sea más propenso a tener problemas de conducta, y no el consumo moderado de alcohol. También, que los niños de mujeres que tienen un consumo moderado de alcohol tenían menos probabilidades de vivir con una pareja de progenitores que los niños de las no bebedoras. Hmm. Tal vez vivir con papá es lo que importa en el caso de la conducta (un hecho que se ha demostrado en muchos otros contextos).

En este punto, tiré el artículo a la basura. Tal vez sería útil si considerara combinar mi copa de vino al final del día con cocaína. Pero si no estás planeando hacer eso, simplemente no puedes aprender nada de esto.

La mayor parte de lo que se dice sobre el alcohol y el embarazo es sobre el CI y los problemas de comportamiento. Pero las borracheras también están relacionadas con los abortos espontáneos durante el primer trimestre y en el nacimiento prematuro después. ¿Y qué hay del consumo moderado de alcohol? ¿Es un problema?

En el caso del parto prematuro, la evidencia sugiere que no. Puedes comprobar esto en estudios realizados tanto en Dinamarca como en Italia (entre otros países). En el estudio italiano, las mujeres que bebían hasta una copa al día en realidad tenían menos probabilidades de tener bebés prematuros que aquellas que no bebían nada. Como en el caso del CI, no hay evidencia de que haya un vínculo entre el parto prematuro y un consumo moderado de alcohol: si acaso, parece que reduce el riesgo.[11]

La evidencia de abortos espontáneos en el primer trimestre es un poco más confusa. Un artículo de revisión de 2007 hizo un resumen de algunos estudios. Varios sugerían que no había relación entre el consumo leve de alcohol (en su caso, hasta 1 copa al día) y el aborto espontáneo. Hubo estudios que sugerían que había un vínculo en subgrupos particulares (como entre fumadoras), pero la revisión los desechó por ser muy poco fiables. Concluyeron que no había evidencia de peso a favor (o en contra) de una relación entre el consumo leve de alcohol y el aborto espontáneo.[12]

Sin embargo, para contradecir esto, un estudio más reciente publicado a principios de 2012 analizó el comportamiento de unas 100 000 mujeres danesas y encontró que incluso un consumo leve (2 o más copas a la semana) se asociaba con un riesgo mayor de aborto espontáneo en el primer trimestre.[13] Estos efectos eran bastante amplios: el doble del riesgo de aborto espontáneo para mujeres que bebían 4 o más copas a la semana en relación con aquellas que no bebían en absoluto. Este estudio no fue perfecto, le faltaron controles importantes, por ejemplo, si las mujeres tenían náuseas, lo que se relaciona tanto con el aborto espontáneo como con la conducta relacionada con el alcohol. Un comentario crítico sobre este artículo señala que esos problemas pueden ser responsables de los resultados.[14] De todas formas, esto puede ser un argumento en favor de limitar más el consumo de alcohol en el primer trimestre.

Hablé con muchas, muchas mujeres embarazadas cuando trabajaba en este libro (ayudó que aparentemente todas las personas que he conocido en la vida se embarazaron dentro del año que siguió a mi embarazo). Casi ninguna me preguntó sobre beber más de 1 copa al día. Pero me preguntaba, sobre todo desde una perspectiva académica: ¿dónde está la línea divisoria? Si 5 copas seguidas es malo, y 1 sola no lo es, ¿qué pasa con 2 o 3?

Resultó que era difícil responder esta pregunta de forma muy precisa. Por un lado, el rango aquí es grande —se supone que 1½ copas al día es menos malo que 4½—. Además, la velocidad para beber importa, así que ni siquiera es claro cómo podríamos encuadrar esta comparación. Asimismo, casi ninguna mujer embarazada bebe a este nivel, así que los datos son flojos (no es un término técnico, ¡pero es una buena descripción!).

Dos estudios en Australia demostraron que existe poca diferencia, o ninguna, en problemas de conducta y retrasos tempranos en el lenguaje entre niños de mujeres cuyo consumo de alcohol es ligeramente mayor (más de 1 copa pero menos de 5 al día).[15, 16] Así que eso es alentador si no quieres beber tanto. Pero otros estudios razonables —uno en Francia y otro en Seattle, Estados Unidos— encontraron una disminución en el desarrollo mental y físico entre niños pequeños de mujeres que bebían 3 o más copas al día.[17, 18]

También hay ciertas evidencias (de estudios a gran escala en Dinamarca e Italia) de que este consumo ligeramente mayor tiene consecuencias a corto plazo, como retraso en el crecimiento fetal y parto prematuro.[19]

Los resultados dispares y el amplio margen en el comportamiento del consumo de alcohol en esta categoría hacen muy difícil que saquemos conclusiones. Sin embargo, en particular a niveles más altos de consumo de alcohol dentro de este rango (digamos 3 o más copas al día), empezamos a notar evidencias de que esta conducta puede ser riesgosa. Para estar seguros —y ser cautelosos—, yo diría que parece que es mejor permanecer lejos de este rango.

Lo que concluyo de la evidencia es que beber poco no tiene efectos negativos. De hecho, siento que no hay pruebas creíbles de que beber una copa ocasionalmente en el primer trimestre, y hasta una copa al día en trimestres posteriores, afecte el embarazo ni tenga consecuencias en los niños. Por supuesto, hay que considerar el tiempo, pues 7 copas a la semana no significa 7 caballitos de vodka en una hora un sábado en la noche. Tanto los datos como la ciencia sugieren que la velocidad para beber, así como el hecho de comer al mismo tiempo, importan. Bebe como un adulto europeo, no como miembro de una fraternidad.

Al hacer la investigación para este libro encontré que la fuerza de la evidencia en este caso era muy sorprendente, por todo lo que se dice sobre el consumo de alcohol durante el embarazo en Estados Unidos. Muchas mujeres que conozco parecen no estar seguras de beber incluso una copa de vino en Navidad o en su aniversario, y menos beber algunas copas a la semana. Pero parece no haber razón alguna para seguir estas severas restricciones. Estoy segura de que todos podemos ver la necesidad de querer permanecer bastante lejos de la zona de peligro, pero marcar el límite en no beber de plano nada, francamente parece ridículo.

Una idea con la que me topaba una y otra vez era «no hay cantidad de alcohol que se haya comprobado que sea segura». Supongo que la implicación es que sabemos que existe un nivel de consumo de alcohol que es malo, así que deberíamos suponer que todos los demás niveles son malos hasta probar lo contrario. Me parecía que esto tenía dos problemas.

Primero, demasiado de algo puede ser malo. Una sobredosis de Tylenol puede conducir a una insuficiencia hepática. Si nos vamos al extremo, incluso demasiado jugo de zanahoria te provocaría una sobredosis de vitamina A. Pero a las mujeres embarazadas se les recomienda por rutina tomar Tylenol, y lo toman; pero nadie sugeriría limitar el jugo de zanahoria.

En segundo lugar, la afirmación de que no se ha comprobado que beber ocasionalmente sea seguro podría aplicarse a cualquier cosa durante el embarazo. Al Tylenol, sí, pero también a muchos componentes de tus vitaminas prenatales, al café y demás. Si lo que requerimos como prueba es un estudio aleatorizado a gran escala, entonces está bien decir que no se ha comprobado que el alcohol sea seguro. Pero esto se sujetaría a un criterio muy diferente que el de la mayoría de las demás conductas. De hecho, el tipo de evidencia que conduce al argumento de que beber poco no es dañino, es igual que la evidencia que nos hace pensar que beber con mayor intensidad lo es.

Yo bebí una copa ocasional de vino en el primer trimestre (tomé una en la fiesta de los economistas, por ejemplo). Probablemente habría tomado más si no me hubiera llevado los tres meses enteros terminar esta revisión bibliográfica. El resto del tiempo bebí tal vez media copa tres o cuatro veces a la semana. Raras veces sentí el deseo de beber más que eso. Me gustaba la rutina, una copita al final del día con la cena, y media copa era suficiente. Me tomé a pecho la conclusión de que una pequeña cantidad cada vez es la manera de hacerlo. La única ocasión en que accidentalmente pedí medio litro de cerveza (¿quién diría que las cervezas de trigo vienen en tarros tan grandes?), le di la mitad a Jesse. Eso fue casi definitivamente una exageración de cautela, pero la policía del embarazo estaba rondando por ahí.

Lo más importante

- No existe evidencia confiable de que beber poco durante el embarazo afecte negativamente a tu bebé. Esto significa que:
- Puedes beber hasta 1 copa al día en el segundo y tercer trimestres.

- Puedes beber de 1 a 2 copas a la semana en el primer trimestre.
- La velocidad importa: ¡no tomes caballitos de vodka!
- El consumo excesivo de alcohol tiene efectos negativos, en especial en el rango de 4 o 5 copas una tras otra. Esto debe evitarse.

CAFEÍNA

Amo el café. Después de que Penelope llegó esto se intensificó con la falta de sueño, por supuesto, pero incluso antes de que me embarazara yo ansiaba una taza (o dos) en el desayuno, un descanso para tomar café a media mañana, y tal vez también una taza en la tarde. Si lo sumas todo, yo tomaba de 3 a 4 tazas al día, dependiendo de qué día fuera. Esto puede parecer mucho (el estadounidense promedio consume un poco menos, como 3 tazas), pero no es nada en comparación con mis hábitos de cafeína de cuando estaba en la preparatoria. En ese entonces yo podía beber fácilmente 2 o 3 tazas después de las 9:00 p. m. sin que eso afectara mucho mi sueño. El hecho de que ahora tome un café descafeinado después de las 4:45 p. m. es una de las señales más contundentes ¡de que ya no tengo 16 años!

Con este antecedente, la idea de renunciar por completo a la cafeína durante el embarazo era casi impensable. Por supuesto, de ser importante para Penelope habría hecho casi cualquier cosa. Pero esta era definitivamente una época en la que tenía la esperanza de que la evidencia resultara de cierto modo a mi favor.

Mi obstetra dijo que un poco de café estaba bien, pero debía apegarme a tomar menos de 2 tazas (una vez más, son tazas de 236 ml). Pensé que podía hacerlo, aunque definitivamente implicaba algunos límites, pero luego una amiga me contó que su obstetra le había dicho que ninguna cantidad de café era aceptable, lo cual también afirmaba la *Guía para un embarazo saludable* de la Clínica Mayo. ¿Quizá mi obstetra no estaba siendo *suficientemente* cautelosa esta vez?

La gran preocupación con la cafeína y el embarazo es que podría llevar a tasas más altas de aborto espontáneo. La cafeína puede atravesar la placenta, y no está claro cómo la procesa el feto. Además, los investigadores han especulado que la cafeína puede inhibir el desarrollo fetal al limitar el flujo sanguíneo a la placenta.

Este es un caso en el que la historia biológica en sí misma no es muy convincente; aunque hay especulación sobre estos efectos, no se han comprobado. Lo que se ha mostrado de una manera muy controlada es que muy altas dosis de cafeína provocan abortos espontáneos en ratones y ratas. Pero estas dosis son mucho, mucho más altas de lo que la gente consume. Para provocar problemas de embarazo en las ratas, los investigadores requieren algo como 250 mg de cafeína por kilo de peso al día. ¿Traducido a un humano de 68 kilos? Es un poco más de 60 tazas de café al día.[20] ¡Te reto a encontrar siquiera el tiempo para poder tomar tanto!

Para entender el efecto de las cantidades normales de café en la gente, es más útil ver los estudios realizados en gente. Al final, los retos de formular conclusiones aquí son muy similares a los retos que existen en el caso del alcohol. Los experimentos aleatorizados son difíciles, si no es que imposibles, y las mujeres que beben café tienden a ser diferentes de las que no lo hacen.

Los estudios sobre el efecto de la cafeína en el aborto espontáneo tienen otro problema que hace que sea aún más difícil de estudiar que el alcohol: las náuseas. Las náuseas son una parte nada agradable del inicio del embarazo, una que la mayoría de las mujeres experimenta. Pero también son un buen signo de embarazo. Las mujeres que sienten náuseas al principio del embarazo tienen menos probabilidades de sufrir un aborto espontáneo. (Toma nota: no entres en pánico si no tienes náuseas. La mayoría de las mujeres que no tienen náuseas no pierde al bebé. Puedes ver más cifras en el capítulo 7.)

¿Por qué es un problema? Considera esto: mi rutina matutina, que no es la del primer trimestre del embarazo, es despertar, bajar a la cocina y encender la cafetera. Con frecuencia bebo un café antes del desayuno, con el estómago vacío. Al principio de mi embarazo esta idea me parecía francamente repugnante. Bajaba a la cocina, y en lugar de café tomaba un vaso de agua mineral con limón. En ocasiones podía tomar un café en la tarde, pero solo en días especialmente buenos. Hablando con otras mujeres, esto suena como algo bastante común.

Las náuseas se asocian con tasas más bajas de aborto espontáneo. Al mismo tiempo, también provocan que las mujeres eviten el café. Pero esto significa que las mujeres que beben mucho café son tal vez aquellas que *no* sienten las náuseas. Esto puede hacer parecer que la cafeína y el aborto espontáneo estén ligados, cuando en realidad no lo están. Hay un tercer factor relacionado con la salud del embarazo que influye en ambos.

Este problema se extiende a lo largo de los estudios de los que aquí hablamos. Los investigadores intentan hacer «deducciones» para estos casos —por ejemplo, les preguntaron a las mujeres si tuvieron náuseas—, pero es difícil conseguirlo. Las náuseas no son una cosa de blanco o negro; algunas personas tienen pocas náuseas, y otras, muchas náuseas. Mientras peor te sientes es más claro el signo de embarazo. En realidad, hacer deducciones completas en relación con esto es prácticamente imposible.

Entonces, ¿deberíamos simplemente darnos por vencidos y aceptar que no podemos llegar a ninguna conclusión? Por fortuna, es probable que eso no sea necesario. Incluso con este asunto de las náuseas, muchos estudios sugieren que, con moderación, no hay un vínculo cercano entre la cafeína y el aborto espontáneo. Como sabemos que el tema de la náusea nos llevará a rechazar el café demasiado pronto, esto es especialmente esperanzador.

Pero intentar descifrar el efecto de beber mucho café (digamos, más de 4 tazas al día) es algo difícil. Hay cierta relación con el aborto espontáneo aunque, una vez más, podrían solo ser las náuseas. Tendrás que llegar a tus propias conclusiones.

Hasta 4 tazas al día

Yo empecé intentado sostener mi hábito de beber de 3 a 4 tazas al día. Me di cuenta de que probablemente ingería más cafeína proveniente de otras fuentes —digamos, los refrescos o el chocolate—, pero el contenido de cafeína en todo lo demás es realmente bajo (ve el siguiente recuadro).

Tal vez mi estudio favorito sobre este tema es uno reciente de Maryland, publicado en 2010. Los investigadores siguieron a un grupo de mujeres desde que se embarazaron. Llevaban un registro diario de su dieta, incluyendo la cafeína. Al recopilar los datos todos los días, no tenían que preocuparse de que las mujeres olvidaran cuánto café habían bebido, y como las siguieron desde la concepción, registraron incluso los abortos espontáneos tempranos. Las mujeres que participaron en este estudio tuvieron un consumo bastante normal de cafeína: 75% de ellas bebió 3 tazas al día o menos.

Este estudio no encontró relación alguna entre la cafeína y el aborto espontáneo. Sin embargo, la gran desventaja es el tamaño de la muestra: con datos de solo 66 mujeres, este estudio es sugerente, pero no conclusivo.[21]

Pero estudios mayores muchas veces llegaron a conclusiones similares. Hubo uno que abarcó a 2 400 mujeres y que se publicó en la revista *Epidemiology* en 2008.[22] Las mujeres se incorporaron al estudio cuando estaban intentando embarazarse o cuando tuvieron su primera cita médica prenatal. Los investigadores registraron la información sobre el consumo de café desde las 16 semanas de embarazo y registraron abortos espontáneos hasta las 20 semanas.

Un manual de referencia de cafeína[23]

El contenido de cafeína varía mucho y, depende mucho de la marca del café. He aquí un pequeño manual de referencia de algunas fuentes que podrías utilizar más comúnmente:

- Café filtrado de Starbucks, 236 ml: 165 mg
- Café filtrado de McDonalds, 236 ml: 100 mg
- Latte de Starbucks, 473 ml: 150 mg
- Té negro, 236 ml: 14-61 mg, dependiendo de su concentración
- Té verde, 236 ml: 24-40 mg, dependiendo de su concentración
- Coca Cola, 354 ml: 35 mg
- Mountain Dew, 354 ml: 50 mg

Puedes ver los resultados en la gráfica de la página siguiente. Entre las mujeres que informaron que no bebían café, la tasa de aborto espontáneo fue de 10%. Las mujeres que consumieron de ½ taza a 2 tazas al día tuvieron una tasa ligeramente más alta, pero esta diferencia es pequeña. Tampoco es *estadísticamente significativa*. Esto quiere decir que es probable que sea solo una variación aleatoria entre grupos, y que no se deba a diferencias en el consumo de café. Las mujeres que consumieron incluso más café (más de 2 tazas o 473 ml al día y más de 3½ tazas u 828 ml al día) tuvieron, si acaso, tasas de aborto espontáneo más bajas que aquellas que no lo consumieron (esta diferencia tampoco es estadísticamente significativa).

Este estudio no muestra evidencias de que el aborto espontáneo se asocie con un consumo más alto de café. Los resultados continuaron siendo verdaderos cuando se hicieron los ajustes por las diferencias entre las mujeres que fumaban, que consumían alcohol, y según el peso y la edad. Este no es el único estudio que llega a esta conclusión, pues uno que se realizó en Dinamarca con casi 100 000 mujeres encontró, de manera similar, que no había afectado el consumo de hasta 3 tazas de café al día.[24]

Dicho esto, no todos los estudios son tan alentadores. Más o menos al mismo tiempo que se publicó este estudio de 2008, otro similar se publicó en California. El diseño del estudio era muy parecido: los investigadores reclutaron a mujeres a inicios del embarazo, las entrevistaron para saber cuánto café bebían, y registraron los abortos

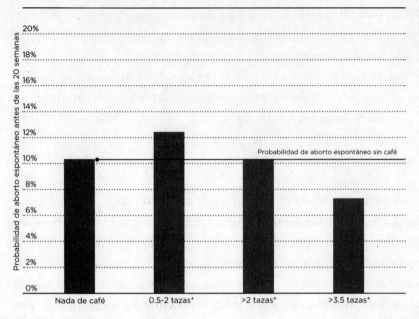

Consumo de café y aborto espontáneo

espontáneos hasta las 20 semanas. Sin embargo, a pesar de que el diseño del estudio es similar, los investigadores llegaron a conclusiones algo distintas.[25]

Este estudio diferenciaba entre mujeres que no bebían café, las que bebían menos de 200 mg de café al día (2 tazas), y aquellas que bebían más de eso. Lo primero que hay que decir es que los investigadores no encontraron diferencias en las tasas de abortos espontáneos entre las mujeres que no bebían café y las que bebían hasta 2 tazas al día. Sin embargo, encontraron tasas de aborto espontáneo más altas para aquellas que bebían más de 2 tazas al día. Las diferencias en este estudio son grandes: una tasa de 25% de abortos espontáneos para mujeres que bebían más de 2 tazas, frente a solo 13% para las que bebían menos.

Para algunas mujeres, y para el Colegio Estadounidense de Obstetras y Ginecólogos, este estudio puede ser suficiente para concluir

---

* Tazas de 236 ml [N. de la T.].

que las mujeres embarazadas deberían limitarse a beber menos de 2 tazas al día. Pero yo creo que hubo bastantes aspectos de este estudio que me hicieron reflexionar y me sugirieron que tal vez se trataba del asunto de la náusea una vez más. Y es que, para empezar, los autores no encontraron ningún efecto del café entre las mujeres que redujeron su consumo, *sin importar cuál fuera la cantidad final de consumo*. Si lo consideramos literalmente, esto significa que no importa cuánto café tomes, siempre y cuando reduzcas la cantidad desde tu consumo inicial. Es difícil entender por qué podría ocurrir esto, a no ser porque las mujeres que tienen náuseas reducen su consumo de café.

Los autores son conscientes del asunto de las náuseas, y en algunos de sus análisis hacen ajustes para incluir una pregunta para contestar sí o no respecto a las náuseas. El problema es que le falta profundidad. Si a mí me preguntaran en este estudio, yo diría que sí tuve náuseas: me sentí un poco mal durante el primer trimestre, e incluso vomité una vez. Pero no me sentí tan mal como para evitar el café por completo, solo reduje mi consumo. Mi amiga Jane también habría dicho que sí, ella vomitaba todos los días, varias veces al día, y lo hizo por lo menos durante seis semanas. La idea de beber café para ella era absurda.

El grado de las náuseas varía. Para poder realmente hacer deducciones de esta información, necesitarías saber más sobre la cantidad de náuseas que sentían las mujeres. La respuesta a una pregunta sí/no sobre náuseas proporciona ciertos datos, pero no suficientes. Por supuesto, los investigadores no pueden vivir en las casas de la gente y registrar cada vez que vomitan. Obtener datos verídicos es difícil, y no lo digo como crítica a este estudio en particular, sino como un comentario sobre todo el programa de investigación. Como concluye un artículo de revisión, es casi imposible separar la cafeína y las náuseas, y sí es posible, incluso probable, que *toda* la evidencia del vínculo entre la cafeína y los abortos espontáneos se deba a este asunto.[26]

Al indagar en este estudio, unas cuantas cosas más me hicieron pensar que el tema de las náuseas podría ser bastante importante. Una fue que otras fuentes comunes de cafeína —el té y los refrescos de cola— se vinculan de manera menos consistente con los abortos espontáneos.[27] Estos contienen cafeína (aunque menos que el café), pero tienden a ser más suaves con el estómago, por lo que su relación confusa con las náuseas es limitada. Si la cafeína fuera en realidad un problema independiente de las náuseas, yo habría esperado que el café y el té tuvieran un efecto similar.

También encontré un estudio muy inteligente que demostraba que el café descafeinado tenía una conexión tan fuerte con los abortos espontáneos como el café con cafeína. El café descafeinado tiene el mismo problema de náuseas, pero no tiene cafeína. Si el problema real fuera la cafeína, ¿por qué sería importante el café descafeinado? No lo *demostró*, pero fue bastante sugerente.[28]

Al final concluí que la evidencia no era tan fuerte para que yo limitara mi consumo. Decidí que las 3 a 4 tazas al día que yo bebía estaban bien. Es posible que leas esta evidencia y decidas que prefieres quedarte por debajo de las dos tazas. No hay razón alguna para beber menos que eso, si se te antoja.

Después del primer trimestre, los miedos sobre el aborto espontáneo disminuyen. La preocupación que queda con la cafeína es que podría vincularse con un crecimiento fetal lento o a un parto prematuro, ambas, complicaciones serias.

Yo en verdad tenía esperanzas de que hubiera evidencia convincente sobre esto, porque lo único que ocurrió mientras mi embarazo estaba cada vez más avanzado fue un gran aumento en las preguntas sobre si estaba bien que yo bebiera café. Estas preguntas por lo general surgían en la sala de profesores de la facultad cuando estaba trabajando, mientras esperaba mi latte. Creo que en general la gente se arrepentía de haber preguntado, dada la cantidad de información que yo les lanzaba. Pero yo estaba bien preparada: este es un caso en el que la evidencia es mucho mejor.

La evidencia es mejor por la simple razón de que por lo menos hay un ensayo aleatorizado controlado (supongo que no es imposible que un comité de revisión ética lo valide, sino solo difícil). Investigadores en Dinamarca reclutaron a 1 207 mujeres embarazadas que eran bebedoras de café (por lo menos 3 tazas al día). Les pidieron que participaran en el estudio antes de cumplir las 20 semanas de embarazo, y los investigadores registraron el peso de los recién nacidos y si fueron prematuros.[29]

Este fue el experimento: a las mujeres se les dio gratis todo el café soluble que quisieran. A la mitad de ellas se les dio café soluble *con cafeína*, y a la otra mitad se les dio café soluble *descafeinado*. Las mujeres no sabían qué tipo de café recibían (las cajas eran iguales). Les pidieron que sustituyeran su café habitual por el café instantáneo del estudio.

¿Y qué pasó? Las mujeres que recibieron el café instantáneo con cafeína consumieron mucha más cafeína (¡eso no es una sorpresa!). Consumieron alrededor de 200 mg de cafeína más que el grupo que tomó café descafeinado. En todos los demás aspectos, las mujeres eran muy parecidas: la misma edad, la misma probabilidad de ser fumadoras, y demás. Puesto que eran similares, cualquier diferencia que los investigadores observaran entre los grupos se podía atribuir a las diferencias en la ingesta de café. Por otro lado, si no observaban diferencias, podían concluir que dar a las mujeres más cafeína no afectaba a sus bebés.

De hecho, esta «ausencia de efecto» es exactamente lo que encontraron. Aunque el grupo de café con cafeína bebió mucha más cafeína, sus bebés se veían exactamente iguales. El siguiente cuadro muestra información sobre los niños de las mujeres de este estudio.

	Bebés de mujeres que recibieron café soluble descafeinado	Bebés de mujeres que recibieron café soluble con cafeína
Peso al nacer	3.515 kg	3.357 kg
Talla al nacer	51.81 cm	52.07 cm
Edad gestacional al nacer	279.3 días	280.2 días
Perímetro craneal	35.05 cm	35.05 cm

Las mujeres que bebieron café con cafeína tuvieron bebés del mismo peso y la misma talla después del mismo número de días de gestación, y con el mismo tamaño de cabeza. Otros estudios no aleatorizados han llegado a conclusiones similares.[30]

Más de 4 tazas al día (¡Vaya!)

Probablemente estoy en el extremo superior de consumo de café, pero no estoy en el máximo. Por lo menos para algunas personas, beber 6, 7 u 8 tazas de café al día no es raro. Con un par de esos cafés extragrandes de Dunkin' Donuts te acercas a esa cantidad. Si estás en ese grupo, ¿hay alguna razón para reducir tu consumo?

Lo primero que llama la atención es que los estudios de mujeres con este alto nivel de consumo, en todo caso, están más sujetas a las preocupaciones sobre las náuseas. Si sientes náuseas en algún momento del día, probablemente no estarás bebiendo 8 tazas de café. Tal vez por esta razón —o tal vez porque demasiado café en realidad es un problema— los estudios son más consistentes para demostrar un vínculo entre una muy alta ingesta de cafeína y el aborto espontáneo. Un estudio en Dinamarca que incluyó a casi 100 000 mujeres, se enfocó en el aborto espontáneo tardío, después de las 16 semanas de embarazo.[31] El aborto espontáneo en este periodo no es muy común, así que el número total de abortos espontáneos en el estudio es reducido.

Sin embargo, encontraron tasas de aborto espontáneo más altas para las mujeres que bebían 8 o más tazas de café al día frente a aquellas que lo evitaban por completo: 1.9% de mujeres del grupo de ingesta alta de cafeína tuvieron abortos espontáneos, frente a 1.2% en el grupo de baja ingesta de cafeína.*

---

* Estas cifras consideran la tasa de aborto espontáneo para 0 tazas como la línea de referencia, y calculan los grupos de mayor ingesta multiplicando esta línea de referencia por la proporción de riesgo. Puedes leer esto como si dijéramos: si el grupo que bebe 8 tazas de café fuera similar en todas las demás variables al grupo de 0 tazas, el índice de abortos espontáneos sería de 1.9%, frente a 1.2% del grupo de 0 tazas.

Un segundo estudio, esta vez de Suecia, y publicado en el prestigioso *New England Journal of Medicine*, también incluyó a algunas mujeres con estos altos índices de ingesta de café (yo supongo que mis ancestros del norte de Europa bebían más café que la mayoría).[32] En este caso, los investigadores analizaron el aborto espontáneo temprano (entre 6 y 12 semanas). El estudio comenzó con una muestra de unas 550 mujeres que se sabía que habían tenido un aborto espontáneo entre las 6 y las 12 semanas, más unas 1 000 mujeres similares que estaban embarazadas más o menos al mismo tiempo pero que *no* tuvieron un aborto espontáneo.

Este estudio encontró un mayor riesgo de aborto espontáneo con niveles elevados en el consumo de cafeína. En relación con aquellas mujeres que bebían 1 taza de café o menos al día, las mujeres que bebían más de 5 tazas al día tenían el doble de probabilidades de perder a su bebé.

Una vez más, el espectro de las náuseas asoma su cabeza, esta vez de forma ligeramente distinta. Las mujeres que abortaron fueron entrevistadas *después* de su pérdida, y les preguntaron sobre su ingesta de café en las últimas semanas de su embarazo. Aunque ellas lo recordaran bien, esto plantea un problema. Muchos abortos espontáneos no son detectados, es decir, el feto muere una o dos semanas antes de que el aborto espontáneo sea evidente. Las náuseas algunas veces desaparecen cuando muere el feto. Pero eso significa que en la semana o dos semanas antes de saber que habían perdido al bebé, estas mujeres se habrían estado sintiendo mejor, y posiblemente bebieron más café.

En otras palabras, tal vez no fue el café lo que provocó el aborto espontáneo, sino que el aborto espontáneo provocó el aumento en el consumo de café.

Según mi punto de vista, una persona razonable podría ver la necesidad de reducir la ingesta de cafeína, y una persona similarmente razonable podría llegar a la conclusión de que los resultados tal vez son motivados por diferencias en las náuseas, y por lo tanto continúan como antes.

Lo más importante

- Con moderación, el café está bien.
- Toda la evidencia respalda beber hasta 2 tazas.
- Gran parte de la evidencia respalda beber de 3 a 4 tazas.
- La evidencia de más de 4 tazas al día es contradictoria; se han encontrado algunos vínculos con el aborto espontáneo, pero es posible que todos se deban a los efectos de las náuseas.

TABACO

Parece que podemos afirmar que la mayoría de las mujeres beben alcohol y consumen cafeína cuando no están embarazadas y que ambas sustancias son generalmente aceptadas como seguras fuera del embarazo (con cierta moderación; no al manejar, etc.). Por el contrario, el tabaco no se recomienda a nadie en ningún momento.

Si fumas, es probable que tu médico te haya alentado a dejarlo. Pero dejarlo es difícil, y la mayoría de los fumadores lo han intentado por lo menos alguna vez. La pregunta en el caso del embarazo: ¿hay alguna *otra* razón para dejarlo al estar embarazada?

La respuesta es un sonoro sí. Fumar, aunque sea en cantidades moderadas, es malo para tu bebé. Las mujeres que fuman tienen un mayor riesgo de tener un trabajo de parto prematuro, problemas con la placenta y bebés con bajo peso al nacer. Más aún, los bebés de las mujeres que fuman tienen un riesgo más elevado de sufrir el síndrome de muerte súbita del lactante (SMSL), algunas veces también llamado muerte de cuna. Las buenas noticias son que dejar de fumar en cualquier momento durante el embarazo mitiga estos problemas.

No es totalmente clara la razón científica exacta que explique por qué fumar es relevante, pero tenemos una idea. El tabaco contiene cierta cantidad de químicos, pero los dos más importantes son la nicotina y el monóxido de carbono. Ambos restringen el flujo de oxígeno al feto. Menos oxígeno significa menor crecimiento. Además, la constricción de los vasos sanguíneos que provoca la exposición a la nicotina puede dañar la placenta, lo cual es la fuente de muchas complicaciones en el embarazo.

Podemos ver estas complicaciones de modo directo. Veamos un estudio representativo que analizó *todos los partos* en Missouri entre 1989 y 2005 (esto ascendió a más de un millón de bebés).[33] Los autores de este estudio simplemente analizaron si las mujeres decían que fumaban durante el embarazo, y compararon a las mujeres que fumaban con las que no lo hacían. El siguiente cuadro muestra las probabilidades de tener complicaciones comunes para fumadoras y no fumadoras.

COMPORTAMIENTO DE TABAQUISMO MATERNO Y COMPLICACIONES EN EL EMBARAZO

	% de no fumadoras con esta complicación	% de fumadoras con esta complicación
Anemia	1.39%	1.70%
Eclampsia	0.10%	0.09%
Desprendimiento de placenta	0.71%	1.27%
Placenta previa	0.35%	0.48%
Bebé pequeño para edad gestacional	7.47%	17.08%
Parto prematuro	10.55%	13.64%
Muerte fetal	0.44%	0.61%

Las complicaciones incluidas aquí son variadas, algunas afectan a la madre y otras al bebé. Las mujeres que fuman tienen más probabilidades de estar anémicas, y muchas más probabilidades de tener problemas con la placenta, así como de tener parto prematuro o muerte fetal. Los efectos en el peso del bebé al nacer son inmensos:

si fumas, tienes el doble de probabilidades de tener un bebé muy pequeño.

Con el alcohol, hay una diferencia importante entre beber moderadamente y beber mucho. ¿Tal vez fumar moderadamente está bien? No, no lo está. El estudio de Missouri demostró que las mujeres que fuman de 1 a 9 cigarros al día tuvieron tantas complicaciones adicionales como las que fumaban más de una cajetilla.

¿Importa en qué momento del embarazo fumas? Un estudio en los Países Bajos publicado en 2008 analizó el momento en que se fuma.[34] Estos autores descubrieron que fumar en las etapas posteriores del embarazo tenía los mayores efectos en el peso del bebé al nacer. En la siguiente gráfica se muestra el peso de los bebés para las mujeres que fumaron antes de las 18 semanas de embarazo y para las que fumaron después de las 25 semanas.

Las mujeres que fumaron más de 9 cigarros al día después de las 25 semanas tuvieron bebés 200 g más pequeños que las que no fumaron; ¡una reducción de 6% en el peso corporal! Esto significa, entre otras cosas, que aunque fumes al inicio del embarazo, todavía hay inmensos beneficios si dejas de fumar más adelante.

Lo que podría ser en especial alarmante es que los riesgos para el bebé no parecen limitarse a su tiempo en el útero. Un estudio llevado a cabo en el Reino Unido describió las diferencias en el riesgo de SMSL en niños cuyas madres fumaban y en aquellas que no lo hacían.[35] Los hijos de madres que fumaban de 1 a 9 cigarros al día durante el embarazo tenían una probabilidad cuatro veces mayor de morir por SMSL que los de madres que no fumaban. Los niños de madres que fumaban 20 cigarros o más al día tenían nueve veces más probabilidades de morir. Esta es otra forma de verlo: 86% de las muertes por SMSL en Inglaterra ocurrieron en niños de madres fumadoras.

Resulta que el problema no es solo que la mamá fume. La exposición pasiva al humo del tabaco (por ejemplo, de padres o abuelos) también conduce a muchos de los mismos resultados negativos. Un artículo de revisión de 2010 descubrió que los bebés de madres que estuvieron expuestas al humo de otros fumadores durante el embarazo tenían un peso al nacer casi 60 g más bajo que los bebés que no estuvieron expuestos.[36] Vale la pena decir que las mujeres de estos estudios estuvieron expuestas a mucho humo, como la cantidad que habría al vivir con un esposo fumador. Un contacto muy ocasional (una noche en un restaurante con fumadores, o pasar caminando junto a alguien que fuma en la calle) no es tan problemático.

Impacto del tabaquismo en el peso del bebé al nacer, según el momento en que se fuma: datos de los Países Bajos

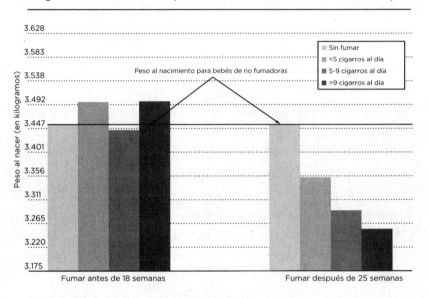

Así que tal parece que fumar es peligroso. Pero si has leído las otras secciones de este capítulo, seguramente te preguntarás: ¿no será posible que esta relación esté afectada por otras diferencias entre estas mujeres? Tal vez las mujeres que fuman son diferentes de las que no lo hacen, o las mujeres que viven con hombres que fuman son diferentes. ¿O podría ser que haya otro factor que influye tanto en el tabaquismo como en los malos resultados de los niños?

Tendrías razón en preocuparte por eso. Por ejemplo, en el primer estudio en Missouri,[37] las mujeres que fumaban eran diferentes en promedio: eran más jóvenes, tenían más hijos, menos educación, menos cuidado prenatal, etc. Se sabe que muchos de estos factores están asociados con el bajo peso de los bebés al nacer y con partos prematuros.

Como siempre, nuestro ideal sería la evidencia aleatorizada. Podrías pensar que esto se tropezaría con los mismos problemas que con los casos del alcohol y del café: ¿quién permitiría que se obligara a la gente a fumar para realizar un experimento? Sin embargo, resulta que precisamente porque la gente está convencida de que fumar es malo, y porque es difícil parar, hay estudios aleatorizados que hacen por completo lo opuesto: alientan a las mujeres a dejar de fumar.

Por lo general, estos estudios toman a un grupo de fumadoras embarazadas y asignan a la mitad, al azar, un tratamiento que se espera que reduzca la cantidad de cigarros que fuman. Si algunas de estas mujeres dejan de fumar, podemos aprender sobre los efectos del tabaquismo comparando a sus bebés con los bebés de las mujeres de los grupos de control.

Un artículo de revisión de 2008 resumió 64 estudios como este,[38] 16 de los cuales también reunieron información de los bebés. Una cosa que aprendemos es que en realidad es difícil dejar de fumar: de estos 16 ensayos, solo 5 lograron que una cantidad significativa de mujeres dejara de fumar. Pero entre estos estudios vemos los beneficios para el bebé: las mujeres que recibieron incentivos para dejar de fumar tuvieron bebés que pesaron 60 g más.

Puede no parecer mucho, pero considera esto: aun los tratamientos que funcionaron tuvieron efectos realmente pequeños. En promedio, casi 90% de las mujeres que estaban en el grupo de control continuaron fumando, junto con 80% de las que estuvieron en el grupo que recibió incentivos para dejar de fumar. El efecto de no fumar debe ser muy grande si es posible apreciar diferencias en el peso promedio al nacer entre ambos grupos, incluso con diferencias tan pequeñas en la cantidad de fumadoras. Por lo menos uno de los estudios incluido en esta revisión, un estudio de seguimiento, reajustó estas cantidades para calcular el efecto que tendría en el peso del bebé al nacer, dejar de fumar por completo. ¡Encontraron una diferencia de 400 g, o casi 450 g!

Los efectos en el parto prematuro son todavía más sorprendentes. A pesar de los pequeños cambios en el índice de tabaquismo, los estudios encontraron que las mujeres a las que alentaron para dejar de fumar tuvieron una disminución de 28% en las probabilidades de parto prematuro.

Aquí hay un ejemplo de un caso en el que la recomendación médica es totalmente atinada: si fumas al embarazarte o cuando estás tratando de hacerlo, esta es una razón más para dejar de hacerlo. Fumar ya es perjudicial para ti, y es realmente malo para tu feto. Los estudios aleatorizados muestran que dejar de fumar tiene grandes beneficios. Las buenas noticias son que puedes experimentar esos beneficios en cualquier momento. No hay evidencias de que fumar antes del embarazo provoque problemas. Incluso dejar de fumar a la mitad del embarazo es mejor que continuar haciéndolo.[39]

Una observación final: la mejor opción es dejar de fumar de golpe tan pronto como sepas que estás embarazada; lo ideal es que lo hagas antes. Pero ¿y si no puedes parar o no puedes parar sin ayuda? Más específicamente, ¿es buena idea probar la terapia de reemplazo de nicotina (TRN) (chicles, parches, etcétera)?

De hecho, hay varios estudios controlados aleatorizados de TRN, pero la evidencia no es concluyente. El problema principal es que la mayoría de ellos no afectan las tasas de tabaquismo: no parece que las mujeres dejen de fumar cuando les dan TRN. Esto dificulta descifrar el efecto en sus bebés.[40] Hay evidencias positivas de por lo menos un estudio en el que las mujeres a las que les dieron chicle de nicotina redujeron la cantidad de cigarros que fumaban. Este estudio descubrió que los bebés de mujeres a las que les habían ofrecido los chicles tenían un peso al nacer, en promedio, 310 g mayor que los de las mujeres a las que no les ofrecieron los chicles. Esto es prometedor, pero no concluyente. Puesto que estas terapias requieren receta médica, es imprescindible hablar con tu doctor y este puede brindarte una mejor orientación sobre el valor de estas intervenciones para ti en lo personal.[41]

> ### *Lo más importante*
>
> Fumar tabaco durante el embarazo es peligroso para tu bebé.

CANNABIS Y EMBARAZO

Cuando me embaracé (ambas veces), el uso recreativo de marihuana era ilegal en todo Estados Unidos. Esto lo hizo menos relevante para muchas personas, y también difícil de investigar. Ya de por sí es difícil saber los efectos del alcohol y el tabaco, los cuales son legales, por lo que un análisis similar para las drogas ilegales es aún más difícil. Por un lado, los comportamientos ilegales tienden a agruparse, por lo que es más probable que las mujeres que consumen marihuana consuman otras drogas. Pero lo que es aún peor es que el hecho de informar sobre su consumo está muy sesgado, y es probable que identifiquemos solo un subconjunto (no muy aleatorio) de mujeres que la usan.

Sin embargo, en los últimos años, más y más estados han legalizado la marihuana para uso recreativo. Al momento de escribir este texto, la lista incluye California, Colorado, Maine y Massachusetts, entre otros. Muchos otros lugares han despenalizado el uso recreativo, lo cual a menudo es el primer paso hacia la legalización. Esto ha tenido dos efectos: primero, ha hecho que el uso social de la marihuana sea más aceptable, y muchas más mujeres embarazadas se preguntan si está bien seguir consumiéndola. En segundo lugar, ha mejorado *un poco* los datos disponibles.

Debo advertirte que los datos aún son bastante limitados y no concluyentes al respecto. Una revisión de la evidencia disponible en 2020 demostró que el consumo de marihuana durante el embarazo estaba relacionado con datos demográficos como la educación, los ingresos, el estado civil y la raza, pero no siempre del mismo modo y no de manera consistente en todos los estudios o sitios de estudio.[42] Esa revisión apunta a la posibilidad de menor peso al nacer, un coeficiente intelectual disminuido y más problemas de comportamiento entre los niños cuyas madres usaron cannabis durante el embarazo, pero señala que es muy difícil separar el consumo de la marihuana de otros datos demográficos u otras variables.

La mejor evidencia nueva sobre esto proviene de un estudio realizado en Canadá en 2019, centrado en la pregunta específica de si el consumo de marihuana durante el embarazo afecta a los bebés al nacer.[43] Este estudio es enorme, lo cual es parte de lo que lo hace bueno: se estudió a más de 600 000 mujeres en Ontario entre 2012 y 2017. Durante este periodo, Ontario recopiló datos sistemáticos sobre el consumo de marihuana (solicitados a las mujeres en una visita prenatal temprana), y esta información se incluyó en los registros prenatales oficiales junto con información sobre los bebés al nacer (peso, prematuridad, etc.). El uso de la marihuana aún lo proporcionan las consumidoras, lo cual es un problema, pero al menos se recopila de manera constante.

La gran cantidad de personas en los datos permitió a los autores del estudio utilizar una técnica de «coincidencia» en su análisis. Básicamente, toman la muestra de mujeres que informaron sobre el consumo de cannabis y, para cada mujer, encuentran un «control emparejado», es decir, una segunda mujer que es similar en algunos aspectos: edad, tabaquismo, peso, embarazos anteriores, etc., pero que no consumía cannabis. Luego, compararon los resultados del nacimiento de la usuaria de cannabis con su control emparejado. Esto no es perfecto, por supuesto, ya que los investigadores no pueden ver todo acerca de las personas, y los dos grupos aún pueden diferir en otras variables. Pero puede eliminar muchos de los sesgos más evidentes.

Cuando los autores hicieron el cotejo y la comparación, encontraron evidencia de peores consecuencias en los bebés de las consumidoras de cannabis. Esto incluye un mayor riesgo de prematuridad y transferencia a la unidad de cuidados intensivos neonatales (UCIN).

Los aumentos son moderados, pero estadísticamente significativos: el parto prematuro ocurrió en 10% de las consumidoras de cannabis, y la tasa fue de 7% en las que no consumían y que tenían características similares.

Este estudio es lo mejor que tenemos hasta el momento, y recomienda precaución en el consumo de cannabis. Sin embargo, no es perfecto ni responde todas nuestras preguntas. A pesar del esfuerzo del emparejamiento, las consumidoras de cannabis aún pueden diferir (casi con seguridad) en otros aspectos de las no consumidoras. También hay muchas preguntas abiertas a las que el estudio no atiende. ¿Importa cuándo ocurrió el consumo de marihuana durante el embarazo? ¿Importan las cantidades? ¿Hay diferencias entre fumar cannabis o consumirla de otras maneras?

En otro artículo, los mismos autores usaron datos de 2007 a 2012, con el mismo enfoque de comparación, para estudiar los resultados del desarrollo a más largo plazo.[44] Encontraron una tasa más alta de trastorno del espectro autista en hijos de mujeres que consumen cannabis (el porcentaje es grande [alrededor del 50%] y significativo). También encontraron aumentos más pequeños e insignificantes en otras dificultades de aprendizaje.

Estos resultados son, como señalan los autores, menos convincentes que sus datos sobre el nacimiento. En este periodo más temprano, el consumo de cannabis es menos aceptado, menos común y es menos probable que las consumidoras lo informen. Es probable que surjan más datos sobre esto, pero tendremos que esperar.

Teniendo todo esto en cuenta, mi opinión es que todavía se justifica la precaución en el uso recreativo de la marihuana durante el embarazo. Sin embargo, existe cierta polémica sobre los posibles beneficios para el tratamiento de las náuseas. Para las mujeres con náuseas muy intensas durante el embarazo, los beneficios pueden superar los riesgos (especialmente porque los vómitos muy intensos conllevan algunos de los mismos riesgos de parto prematuro). Hablo un poco más sobre esto en la sección de los vómitos en un capítulo posterior, pero no pruebes este tratamiento sin discutir las ventajas y desventajas con tu médico.

Una pregunta común entre muchas mujeres es sobre el uso de cannabidiol (CBD), componente del cannabis cuyo uso se ha vuelto muy popular para tratar una variedad de dolencias. Desafortunadamente, sabemos aún menos sobre esto. No existen datos sistemáticos sobre el uso de CBD y el embarazo, nada en lo que podamos basarnos.[45] Una vez más, a medida que el uso de CBD se vuelva más generalizado, estoy segura de que aprenderemos más; pero, por ahora, no hay evidencia que nos dirija en una u otra dirección.

Lo más importante

La evidencia sobre el consumo de cannabis no es contundente, pero la que tenemos recomienda tener precaución.

5

Miedo al aborto espontáneo

Al intentar conocer la verdad sobre el alcohol, y en particular de la cafeína, fue difícil evitar el tema del aborto espontáneo. El incremento en el riesgo del aborto espontáneo es la mayor preocupación (sobrevalorada) sobre el consumo excesivo de cafeína. Y era algo en lo que pensaba mucho, y que igualmente me preocupaba. Al principio, cuando el resultado de la prueba de embarazo fue positivo, me inquietaba que fuera una falsa alarma, hasta que lo confirmara con mi doctora. Después, una vez que me corroboró el embarazo, me preocupaba que no se desarrollara de forma normal.

Cuando estaba en la séptima semana fui con mi doctora (ya era mi tercera visita) para hacer un ultrasonido inicial. Estos ultrasonidos que se hacen al principio del embarazo pueden utilizarse para establecer la fecha de la concepción con mucha exactitud. Puesto que el crecimiento fetal es tan rápido al inicio del embarazo, un buen ultrasonido puede detectar la diferencia entre un embarazo de, por ejemplo, 6 semanas y 4 días, contra uno de 6 semanas y 6 días.

Si las cosas se están desarrollando de forma normal, este ultrasonido puede ser en verdad asombroso. En este momento verás, casi con certeza, alguna evidencia del bebé, un embrión real o, por lo menos, la evidencia de que el huevo está implantado. Si el embarazo está suficientemente avanzado, podrías escuchar (o, más probable, «ver») en el ultrasonido la evidencia de un latido. Yo recuerdo este ultrasonido y el momento en que nació Penelope, como las dos veces que me di cuenta de que nada volvería a ser como antes.

Por supuesto que estaba emocionada por este ultrasonido, pero también estaba nerviosa. La contraparte de poder saber si todo marcha de forma normal es que los doctores también pueden detectar en este momento si hay algún problema. Si tienes un embarazo ectópico, tal vez será en ese momento cuando lo descubras. También podrían ver que el embrión simplemente no se está desarrollando, un signo probable de que tendrás un aborto espontáneo.

Comprobar que todo estaba bien me dio confianza por un momento, pero solo por un momento. Y es que saber que había algo que podría perder me hizo sentir todavía más nerviosa ante un posible aborto espontáneo.

No había nada que yo pudiera hacer, lo sabía. Se calcula que 90% de los abortos espontáneos en el primer trimestre son resultado de problemas en los cromosomas. Toda mi investigación hasta este momento había sugerido que, además de no fumar, no había mucho que yo pudiera hacer para evitar que esto ocurriera. Y sin embargo, de todas formas yo quería conocer los riesgos, tener algunos datos concretos.

Sabía que no estaba sola en esto. Una mañana, poco después de que Penelope había nacido, al despertar, leí un mensaje de texto de mi mejor amiga, que hacía poco había descubierto que estaba esperando: «Para mi mi paz mental, ¿tienes ese cuadro de las tasas de aborto espontáneo por semana para una mujer sana de 31 años? ¡Gracias! Trish».

Me di cuenta de que no solo no había una gráfica fácilmente accesible hacia la cual yo pudiera referir a Tricia, sino que era difícil incluso conocer la magnitud del riesgo del aborto espontáneo a partir de los debates populares. Todos sabemos que hay cierto riesgo de una pérdida del embarazo en el primer trimestre, y que disminuye después de 12 semanas. Pero ¿qué tan alto y cuánto más bajo?

En Estados Unidos, por lo menos, se acostumbra esperar hasta el final del primer trimestre para contarle a la gente sobre un embarazo; una razón de esto es que después de ese lapso ya ha pasado el riesgo más alto de aborto espontáneo. Dada la seriedad con la que la gente parece aferrarse a esta costumbre, no estarías en un error si pensaras que hay un cambio abrupto en el riesgo de aborto espontáneo en las semanas 12 o 13. De hecho, por un tiempo yo también fui víctima de esto, al tratar de calcular si el primer «trimestre» eran en realidad 12 o 13.33 semanas. Por supuesto, en realidad la biología no funciona de manera tan radical. El riesgo de un aborto espontáneo disminuye conforme progresa tu embarazo, pero no desaparece por completo a las 12 semanas.

La regla de las 12 semanas parece ser más una norma social que cualquier otra cosa. El hecho de que en esta época es más o menos cuando empieza a notarse en la mayoría de las mujeres, por lo menos un poquito, puede haber contribuido a fomentar la convención. Definitivamente no es probable que tu médico tenga mucho que decir sobre esto, ¡cuándo contarles a tus colegas sobre un bebé no es una decisión médica! Y aunque no hay nada especial alrededor de las 12 semanas, la probabilidad de aborto espontáneo de hecho decrece a lo largo del embarazo.

Antes de las cinco semanas, más o menos, se considera que un embarazo es *químico*, no *clínico* (solo un recordatorio: el embarazo se cuenta desde el primer día de tu último periodo, así que 5 semanas es 1 semana después de la ausencia de tu menstruación). Este es el lapso durante el cual puedes detectar el embarazo con una prueba, pero no lo verías en un ultrasonido. Muchos embarazos se pierden en este tiempo, tal vez la mitad. Trato este tema en el capítulo sobre la concepción. Solo hasta hace poco las pruebas de embarazo han sido capaces de recoger evidencia de un embarazo con tanta anticipación.

Después de seis semanas, cuando tus médicos pueden ver la evidencia de tu embarazo en un ultrasonido (si es que están buscando), el embarazo es clínico. Esto es alrededor del momento en el que la mayoría de las mujeres tienen su primera cita prenatal. Suponiendo que todo se ve como debería ir en la primera consulta, las tasas de aborto espontáneo después de eso son de bajas a moderadas, y decrecen conforme el embarazo progresa. La manera más sencilla de considerar las cifras consiste en observar los estudios que dan seguimiento a mujeres cuyas primeras citas prenatales se realizaron en distintos momentos de su embarazo. Los investigadores pueden entonces ver cuántas mujeres tienen abortos espontáneos entre las que asisten a una consulta normal a las 6 semanas, cuántas tienen un aborto espontáneo entre las que tienen una consulta normal a las 7 semanas, y así sucesivamente. De esta manera es posible trazar un esquema del riesgo de aborto espontáneo por semana de embarazo.

La siguiente gráfica es una respuesta a la pregunta de Tricia. Muestra el riesgo de aborto espontáneo por semana de embarazo, promediando tres estudios similares.[1]

Si vas a consulta a las 6 semanas y todo se ve normal, ¿cuáles son las probabilidades generales de que tengas un aborto espontáneo? Los datos sugieren 11%. Si tienes consulta después, digamos a las 8 semanas, y las cosas se ven bien en ese momento, entonces las probabilidades de tener un aborto espontáneo son menores, de 6%. Para la semana once, ya bajaron a menos de 2 por ciento.

Vale la pena detenernos aquí y revisar cómo se detectan los abortos espontáneos: ¿cómo se enteran las mujeres?

En algunos casos, las mujeres tendrán síntomas: sangrado y calambres. Una gran parte de los abortos espontáneos (quizás hasta 80%) comienzan de esta manera, pero vale la pena mencionar que el sangrado y los calambres son muy comunes al principio del embarazo, y la mayoría de los sangrados y calambres no están asociados con un aborto espontáneo. Sin embargo, si tienes estos síntomas, debes acudir a una revisión.

En otros casos, la pérdida del embarazo se detecta mediante una ecografía (esto a veces se denomina «aborto espontáneo no detectado o silencioso»). Los resultados de la ecografía, como la falta de latidos cardiacos o el crecimiento fetal estancado, pueden ser evidencia de un aborto espontáneo, incluso si aún no ha habido sangrado.

La detección del aborto espontáneo es más difícil e incierta muy temprano en el embarazo. A las 8 o 9 semanas, un feto con desarrollo normal tiene un latido cardiaco fuerte y un desarrollo reconocible, por lo que es más fácil ver si el embarazo no progresa con normalidad.

Al principio del embarazo, a las 6 semanas, o incluso a principios de la séptima, puede ser más difícil saber qué esperar y, por lo tanto, más difícil evaluar si el desarrollo es normal. A veces es necesario repetir las ecografías con unos días de diferencia para realizar una evaluación.

Hay diversos factores que pueden elevar o disminuir tu riesgo personal en relación con el individuo promedio. Un factor es una historia previa de aborto espontáneo: si tuviste uno, de alguna manera eres más propensa a tener otro. Un estudio en Inglaterra demostró que las probabilidades de tener un aborto espontáneo en el primer trimestre eran de alrededor de 4% o 5% para el primer embarazo o para mujeres con un embarazo previo llegado a término. Pero para aquellas que tenían un aborto espontáneo anterior, era de casi 25%.[2] Esto puede parecer alarmante, pero es importante recordar que la mayoría de las mujeres que tienen abortos espontáneos —la mayoría— después tienen embarazos exitosos.

Un segundo factor es la edad. Las mujeres mayores tienen más probabilidades de tener abortos espontáneos (esto quizá se relaciona con una tasa alta de problemas cromosómicos). Estos efectos son amplios. En un estudio, la tasa de abortos espontáneos era 4.4% para mujeres menores de 20 años, 6.7% para mujeres de 20 a 35 y casi 19% para mujeres mayores a 35.[3] De igual forma, los embarazos logrados por inseminación artificial parecen tener más probabilidades de terminar en abortos espontáneos. Un estudio amplio informó de una tasa de abortos espontáneos de 30% para los embarazos por inseminación artificial, frente a 19% para los logrados de forma natural.[4]

Además de estos factores de riesgo previos al embarazo hay un par de síntomas a inicios del embarazo que se correlacionan con el aborto espontáneo. Uno es el sangrado vaginal. Sangrar es muy común en el primer trimestre, y la mayoría de las veces no es algo para preocuparse. Sin embargo, indica una probabilidad ligeramente más alta de tener un aborto espontáneo: en un estudio, 13% de las mujeres que tuvieron sangrado terminaron en aborto espontáneo, en comparación con solo 4.2% de las mujeres que no lo tuvieron.[5] Un segundo factor es la *ausencia* de náuseas. Las mujeres que *no* tienen náuseas tienen más probabilidades de perder al bebé que aquellas que sí las tienen.

Podrías preguntarte si hay algo que puedas hacer. La respuesta es que tal vez no. Puesto que la mayoría de las pérdidas del embarazo en este periodo se deben a problemas de cromosomas, y estos se determinan en la fertilización, está fuera de tu control.[6]

Es muy probable que un solo aborto espontáneo sea casualidad o mala suerte, y que no esté relacionado con la fertilidad general. Sin embargo, si una mujer ha tenido más de un aborto espontáneo, especialmente si ocurre cuando está un poco más avanzada en el embarazo (por ejemplo, 7 u 8 semanas en lugar de 5), es probable que sea una buena idea evaluar junto con su médico si hay algún factor subyacente. Por ejemplo, los niveles bajos de progesterona pueden contribuir al aborto espontáneo en una pequeña proporción de las mujeres. Los abortos espontáneos múltiples no son motivo de pánico, pero conviene investigarlos.

Tasas de aborto espontáneo por semana de primera consulta prenatal

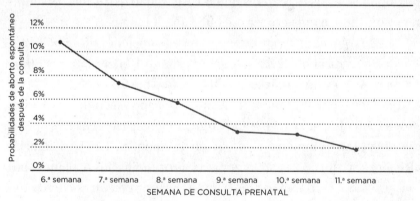

La gráfica de arriba, que le mandé a Tricia, termina en la 11.ª semana. (Por fortuna, ella no la necesitó: a las 38 semanas y 6 días dio a luz a un bebé varón sano). En el segundo trimestre, el aborto espontáneo es menos común, pero ocurre. La mayoría de los estudios sitúan el riesgo general de pérdida fetal después de las 12 semanas en 1% a

2%.[7] Un estudio muy amplio, de casi 300 000 mujeres, demostró tasas de aborto espontáneo muy bajas, de 0.6% después de 15 semanas.[8] Estas cifras fueron un poco más altas para mujeres mayores, así como en el caso del aborto espontáneo en el primer trimestre, pero todavía eran bastante bajas.

De manera sorprendente, para la semana 22 o 23 algunos bebés en realidad pueden sobrevivir afuera del útero (aunque esto es raro, y por lo general viene acompañado de serias discapacidades). Después se llega al rango de parto prematuro, que dejaremos para un capítulo posterior.

¿QUÉ DEBO HACER SI TUVE UN ABORTO ESPONTÁNEO?

Las mujeres a menudo evitan hablar públicamente sobre el aborto espontáneo, a pesar de lo común que es. Como resultado, es difícil para las mujeres que abortan saber qué va a pasar y cómo navegar por algunas de las decisiones que no esperaban que se les presentaran, y que nunca quisieron verse obligadas a tomar.

Si tienes un aborto espontáneo, hay tres opciones principales sobre qué hacer a continuación. Puedes esperar a que el feto sea abortado por sí solo, puedes usar medicamentos para inducir un aborto espontáneo o puedes someterte a una dilatación y legrado (D y L), un procedimiento para extirpar quirúrgicamente el feto. Las tres opciones son seguras y tienen un bajo riesgo de complicaciones. Al final, la elección se reduce a tus preferencias. Las primeras dos opciones son más privadas, pero toman más tiempo y vienen con un poco más de incertidumbre que una dilatación y legrado; además, en algunos casos no funcionarán tan bien y de todos modos será necesaria la D y L.

Si eliges esperar y dejar que el feto sea abortado por sí solo, esto sucederá en alrededor de 80% de los casos.[9] Es más probable que ocurra un aborto espontáneo completo si el sangrado ya comenzó. El aborto espontáneo en este caso irá acompañado de sangrado y calambres. El grado de esto varía entre las mujeres, desde un periodo muy intenso hasta algo más cercano al trabajo de parto.

La segunda opción, usar medicamentos, consiste en un óvulo vaginal de un fármaco llamado misoprostol. La evidencia reciente demuestra que esto es más efectivo si se combina con un segundo medicamento (oral) llamado mifepristona. Con estos dos medicamentos combinados, alrededor de 83% de las pacientes sufrirán un aborto espontáneo.[10] Al igual que con la primera opción, esto conlleva sangrado y calambres significativos.

En cualquiera de estos casos, si el aborto espontáneo es incompleto, será necesario realizar una dilatación y un legrado. Algunas mujeres optan por comenzar con esta opción. Esto se puede hacer en el consultorio de un médico o en un hospital, y por lo general se practica para aliviar el dolor. El procedimiento consiste en dilatar el cuello uterino y succionar o extraer físicamente el feto. El procedimiento no lleva mucho tiempo, alrededor de 10 a 15 minutos, y deberías poder irte a casa inmediatamente después. El sangrado y los calambres posteriores son comunes, aunque no suelen ser tan graves como con las otras opciones.

Decidir cuál de estos métodos es la elección correcta es algo por completo personal. Para algunas mujeres, la opción de esperar puede parecer más natural. Otras pueden no querer esperar, pero tampoco quieren someterse a una cirugía menor. En esos casos, la opción con medicamentos puede ser la mejor.

En este panorama, ya de por sí difícil, recuerda que no existe una única opción correcta, sino solo la opción correcta para ti.

Lo más importante

- Alrededor de 10% a 15% de los embarazos que se desarrollan normalmente, a las 6 semanas terminarán en aborto espontáneo. Esta tasa declina con rapidez durante el primer trimestre, y cae hasta 1% a 2% para las 11 o 12 semanas.
- Mayor edad y un aborto espontáneo previo aumentan el riesgo.

6

¡Cuidado con las carnes frías!

En cuanto regresé de mi conferencia me dirigí al consultorio de mi doctora para hacerme una prueba de sangre y confirmar que estaba embarazada (lo estaba). Antes de salir de ahí recibí una lista de lo que debía y no debía hacer. Los límites en el alcohol, la cafeína y el tabaco estaban ahí, por supuesto. Pero la mayor parte de la lista se refería a la comida. No podía creer cuántos alimentos estaban prohibidos: hot dogs, ostiones crudos, carnes frías, salmón ahumado, filete crudo, sushi y la lista continuaba. Por un tiempo cargué esta lista conmigo, con la preocupación de que olvidaría algo.

Lo único que en verdad me molestaba era el atún. Yo diría que mi interés en los sándwiches de atún era promedio. Sin embargo, cuando me embaracé desarrollé lo que solo podría describir como un antojo insaciable de ellos. Todos los días en la cafetería me quedaba mirando con añoranza el mostrador de los sándwiches antes de contentarme con algo menos emocionante. Me permitía comer un sándwich de atún a la semana, siguiendo el consejo de mi obstetra de «limitar» el consumo de atún. Moría de ganas de que naciera el bebé para poder comer sándwiches de atún con queso derretido en el desayuno, la comida y la cena por una semana entera. Por supuesto, una vez que nació Penelope ya no tuve interés alguno en el atún.

Casi todas las madres que conozco tienen esta clase de historia con alguno de los alimentos restringidos en el embarazo. Jane siempre hablaba de los sándwiches italianos (prohibidos debido a las restricciones de las carnes frías). Otra amiga extrañaba tanto el sushi que ya tenía a alguien que le había prometido que le llevaría un poco al hospital una vez que su hija naciera; por supuesto, igual que me pasó a mí, tan pronto como nació su bebé, su antojo también se desvaneció.

Mientras me quedaba mirando con añoranza la ensalada de atún o elegía mi «sushi» de verduras, mientras todos los demás disfrutaban un rollo de salmón picante, Jesse ponía en duda las restricciones constantemente. «¿Por qué tanto problema?», me decía, agitando un trozo de pescado crudo cubierto de wasabi frente a mí. «Tú comes esto normalmente y no te enfermas; ¿por qué evitarlo ahora?». Y tal vez eran solo los antojos, pero me empecé a preguntar si él tendría razón. ¿Tenía yo más probabilidades de enfermarme por la comida al estar embarazada? ¿Y en verdad habría algún peligro adicional si lo hacía?

También me empecé a preguntar si todas las restricciones en los alimentos fueron creadas de igual forma. ¿Eran peores los ostiones que el pez espada? ¿Estaban prohibidos por la misma razón? Y, como siempre, las restricciones eran inconsistentes. En un momento dado le pregunté a mi doctora por el jamón serrano, lo que yo pensaba que era claramente una carne fría. Me miró como si yo estuviera loca y me preguntó: «¿Por qué pensarías que eso es un problema?». Tal parece que no todas las carnes que se agregan a los sándwiches deli cuentan como carnes frías. Pero las listas que encontré en internet *sí* restringían el jamón serrano. Sostengo que era razonable estar confundida.

Me di cuenta de que necesitaba tener algo más organizado, una clase de marco. En lugar de solo una lista de alimentos que son buenos o no tan buenos, necesitaba entender la razón más general que explicara por qué algunos alimentos estaban prohibidos. Si hacía esto, podía entonces determinar cuáles eran realmente malos, y cuáles eran solo más o menos malos. También estaría en una mejor situación para decidir sobre cosas como el jamón serrano. Si yo sabía cuál era el problema de las carnes frías, podía deducir si debía contar o no el jamón serrano.

La mayoría de las restricciones alimentarias en el embarazo surgen de las preocupaciones sobre la contaminación de los alimentos. Si no cocinas lo suficiente una hamburguesa y la carne proviene de una planta procesadora de carne que también es hogar de una bacteria como *E. coli*, es muy probable que lo lamentes al día siguiente. Si utilizas un huevo crudo en tu aderezo César y la gallina que lo puso tenía salmonela, estás expuesta a las bacterias y corres el riesgo de enfermarte. Me detengo aquí, pero diré que no recomiendo sumergirte en asuntos de seguridad alimentaria a menos que quieras pasar una semana convertida en paranoica por fobia a los gérmenes.

Pero todo esto es verdadero, *independientemente* del embarazo. No había un doctor que presionara a Jesse para evitar una hamburguesa medio cruda, aunque siempre había la posibilidad de que también se enfermara.

Yo ya tenía precauciones normales con la comida. Por ejemplo, no comía sushi de ningún puesto callejero. Saber que la comida podía enfermarme no me decía en realidad si debía ser más precavida durante el embarazo. Parecía claro que había dos preguntas: si comía de la misma manera que como lo hacía normalmente, ¿era más probable que me enfermara al estar embarazada? Y si me enfermaba, ¿había algún riesgo para mi bebé?

La respuesta no era la misma para cada alimento prohibido; no todas las bacterias transmitidas por los alimentos se crean de igual manera. El cuadro de abajo contiene una lista de las restricciones alimentarias comunes durante el embarazo (menos mi adorado atún, que se prohíbe por el mercurio, y de lo cual hablaré más adelante). Para cada alimento puedes ver también el tema de la seguridad alimentaria:

Lista de alimentos prohibidos en el embarazo

- Huevos crudos (salmonela)
- Pescado crudo (salmonela, *Campylobacter*)

- Mariscos crudos (salmonela, *Campylobacter*, toxoplasmosis)
- Verduras y frutas sin lavar (toxoplasmosis, *E. coli*)
- Carne y aves crudas o casi crudas (salmonela, toxoplasmosis, *Campylobacter*, *E. coli*)
- Pescado ahumado (*Listeria*)
- Paté (*Listeria*)
- Leche no pasteurizada (cruda) (*Listeria*, *Campylobacter*)
- Queso suave de leche cruda (*Listeria*)
- Carnes frías (*Listeria*)

Empecemos con un argumento obvio: algunos de estos alimentos no son tan difíciles de evitar. La carne cruda de aves, por ejemplo, rara vez se serviría, salvo por accidente. Los huevos crudos pueden ser un ingrediente ocasional de los aderezos para ensaladas, pero evitarlos se siente como un cambio menor. De manera similar, es fácil evitar las verduras no lavadas, lavándolas, lo que con suerte ya estás haciendo de todas formas.

Pero otros alimentos peligrosos son más comunes y más deliciosos: un filete semicrudo, un sándwich de pavo, un rico brie elaborado con leche cruda. Hay cinco tipos de infección posibles por estos alimentos: salmonela, *E. coli*, *Campylobacter*, *Listeria* y toxoplasmosis (en realidad esta es provocada por un parásito y no una bacteria). ¡De hecho, tres de las cinco no son peores en el embarazo que en cualquier otro momento!

Salmonela, *E. coli* y *Campylobacter*: procede con cautela *normal*. La salmonela y la *E. coli* son, por mucho, las causas más comunes de las enfermedades transmitidas por los alimentos. La *Campylobacter* es similar en sus efectos, aunque es menos común. Las tres bacterias provocan síntomas básicos de gripe intestinal: diarrea, náuseas y vómito. A menos que tengas mucha suerte o tengas un estómago de hierro, tal vez ya te has enfermado antes por alguna de estas. Seguro que no es agradable. Pero las enfermedades provocadas por estas causas no son particularmente más probables durante el embarazo ni por lo general afectan de modo directo al feto.*

Más allá de cierta cautela adicional, que siempre es buena idea aunque no estés embarazada, los alimentos que se prohíben por estos bichos no deberías sacarlos por completo de tu lista durante el embarazo. Si vemos la lista de arriba, esto significa que el pescado crudo y los huevos crudos deberían estar por lo menos en la lista de «de vez en cuando» (suponiendo que normalmente los consumas). Será mejor evitar comer huevos crudos de un cartón de 7-Eleven con fecha de caducidad vencida, aunque esté pasado solo por un día. Pero esto es para *todos*, no solo para las mujeres embarazadas.

Me emocionó darme cuenta de que Jesse había tenido razón durante todo ese tiempo sobre el sushi. Decidí que no necesitaba ser mucho más cuidadosa que antes de estar embarazada. Antes comía en el restaurante local de sushi y continué haciéndolo. Dejé de comer el sushi que guardan mucho tiempo en el refrigerador del trabajo, ¡pero en gran medida fue porque la idea de tener una gripe intestinal cuando ya estaba bastante incómoda era ya demasiado que soportar!

Pero quería aún más. Tal vez no había razón para preocuparse por *ninguna* de estas bacterias. Eso resultó equivocado: tanto la toxoplasmosis como la *Listeria* son preocupaciones particulares en el embarazo.

Toxoplasmosis: es dañina, pero muy evitable. Si has oído hablar de ella en el contexto del embarazo, fue casi seguramente en relación con la arena de los gatos, y no con la comida. Un parásito —*toxoplasma gondii*— provoca la toxoplasmosis, y la preocupación por este parásito es por lo que se les dice a las mujeres embarazadas que eviten limpiar la arena del gato. Sin embargo, es más probable que te contagies por la carne cruda o las verduras no lavadas que por la arena del gato (más adelante hablaré más del origen felino). En quienes no están embarazadas, la toxoplasmosis por lo general no

---

* Existe en realidad una variante de la bacteria de la salmonela que puede pasar al feto, pero no la hay en Estados Unidos.

es problemática (puede provocar síntomas parecidos a la influenza). Los síntomas son similares durante el embarazo. El gran peligro es que muchas personas infectadas no notan síntoma alguno; si presentas síntomas, te pueden atender y reducir las probabilidades de transmitir el parásito a tu bebé. Pero si no los notas o el tratamiento no funciona, el feto se puede infectar.

Si el feto se infecta con el parásito, puede desarrollar lo que se llama toxoplasmosis congénita. Esto afecta a casi uno en 1 500 bebés.[1] Las complicaciones de la toxoplasmosis congénita incluyen discapacidad intelectual, ceguera y epilepsia. La gravedad varía ampliamente y se relaciona con el momento de la infección: la infección a principios del embarazo es peor que más adelante.

Evitar la toxoplasmosis no es tan difícil. Proviene principalmente de carnes poco cocidas, y tal vez de carne seca o curada (como el jamón serrano), aunque esta fuente es menos común.[2] Con base en un estudio en Europa, alrededor de 10% de los casos de toxoplasmosis podrían haberse evitado lavando bien las frutas y verduras antes de comerlas. De una tercera parte a la mitad de ellos podrían haberse evitado al no comer carne cruda o muy poco cocida. Cerca de un tercio de los casos tienen un origen desconocido. Esta es una buena razón para lavar las verduras y evitar la carne cruda o la que no está suficientemente cocida, lo que limitaría mucho tu exposición.

Hay una salvedad en esto. Es posible que ya tengas toxoplasmosis. Mucha gente (tal vez 25% de las personas en Estados Unidos)[3] tiene esta bacteria, por haberse infectado en algún momento en el pasado, ya sea por medio de un gato (si limpias su arena), al comer o manipular carne cruda o al hacer jardinería (porque los animales, como los perros, defecan en la tierra). Si ya tuviste esta infección, *no hay riesgo para tu bebé*. Haber padecido esta infección en el pasado no es un problema, y no puedes volver a infectarte. Si ya tienes el parásito, estás a salvo. Si tienes curiosidad, tu doctor puede hacerte una prueba al inicio del embarazo para saber si la tienes.

En realidad, yo tengo un gato y también tuve uno de niña, así que es posible que ya haya estado expuesta a la toxoplasmosis. Pero no me hice la prueba y evité la carne cruda. Muchas veces, esto era deprimente. La única contribución de Jesse a la cocina en nuestra casa es el uso del asador, y hace un filete excelente. A mí me gusta medio crudo. Durante el embarazo, Jesse cocinaba el mío hasta convertirlo en un pedazo de carbón seco, mientras él continuaba disfrutando el suyo semicrudo. Una vez le sugerí que, por solidaridad, comiera el suyo muy cocido. Eso le provocó una gran carcajada.

Listeria: es muy dañina y difícil de evitar. La *Listeria* en el embarazo es muy peligrosa. La listeriosis, infección por *Listeria*, comienza con síntomas comunes de gripe intestinal, y por lo general empeora, incluyendo escalofríos y dolor muscular. Puede ser fatal incluso para adultos sanos, y las mujeres embarazadas son mucho más vulnerables: la tercera parte de todas las infecciones por *Listeria* ocurren en mujeres embarazadas. Por fortuna, la *Listeria* no es tan común: cerca de 1 en 8 000 embarazos al año resultan afectados.[4]

Pero si te infectas, las consecuencias son alarmantes. Aborto espontáneo, parto prematuro, o muerte fetal son resultados comunes, y ocurren en 10% a 50% de las mujeres embarazadas infectadas.[5] Las complicaciones para los lactantes sobrevivientes incluyen meningitis, problemas neurológicos y otras complicaciones por el parto prematuro. Una investigación reciente en conejillos de Indias sugiere que esto puede ocurrir porque la placenta se infecta y entonces reinfecta de manera continua a la madre; expulsar la placenta (y al bebé) puede ser la respuesta natural del cuerpo para protegerse.[6] Independientemente de por qué ocurre, es un resultado devastador y muy atemorizante de considerar.

Hay una razón para preocuparse por la *Listeria*. Pero me di cuenta de que, de todas formas, no tenía la suficiente información para saber qué tan cuidadosa debía ser con los *alimentos* reales de la lista de *Listeria*. Es evidente que es mala idea salir y comer directamente una colación de bacterias de *Listeria*. Pero ¿qué tan importantes eran estos alimentos en particular? ¿Cómo podía evitar estos riesgos por completo, siguiendo las restricciones de alimentos?

Piensa en dos situaciones diferentes.

Situación 1: de los casos de *Listeria,* 95% los produce una sola comida —digamos, zanahorias— y 5% son causados por algo desconocido. Si quieres evitar la *Listeria,* te podría ir bastante bien si evitas las zanahorias, reduces 95% tu riesgo.

Situación 2: solo 5% de los casos de *Listeria* son causados por zanahorias, y 95% por otros diversos factores que son difíciles de identificar. Todavía es cierto que las zanahorias son la fuente más común de *Listeria,* pero al eliminarlas, evitas solo alrededor de 5% de los casos. Podrías evitar las zanahorias, pero hay menos razones para hacerlo: simplemente no es tan beneficioso como era en la situación en la que las zanahorias fueron responsables de 95% de los casos de *Listeria.*

Para averiguar cuál de estas situaciones era la correcta, y qué alimentos en particular debía evitar, tenía que saber qué alimentos estaban asociados a la *Listeria* y qué proporción de los brotes de *Listeria* se debían a cada alimento. Pensé que lo más fácil sería empezar con los últimos grandes brotes, que eran pocos.

Esto me llevó por un camino bastante extraño.

Los últimos dos brotes mayores que hubo antes de mi embarazo fueron por apio (en 2010) y melón (en 2011). El brote por melón fue bastante grande: abarcó muchos estados y provocó 29 muertes. En 2020 hubo un brote grande que se debió a los hongos henoki. Cuando estaba embarazada de mi hijo en 2015, hubo un brote importante por helado. Muchas de estas manifestaciones parecían bastante azarosas. No había manera de saber de antemano que en octubre de 2010 debí haber evitado el apio.

Parte de lo que hace que esta bacteria sea engañosa es que es muy difícil precisar la fuente de una infección por *Listeria*. Entre 2000 y 2008, el Centro para Control y Prevención de Enfermedades en Estados Unidos (CDC, por sus siglas en inglés) fue capaz de identificar las fuentes de solo 262 de los 24 000 casos estudiados. Esto es en gran medida porque puede transcurrir un mes, o incluso dos, entre el momento de la infección y la aparición de la enfermedad. Es fácil identificar la fuente de la enfermedad si el paciente solo tiene que recordar lo que comió el día anterior, pero recordar el consumo de alimentos en las últimas tres o cuatro semanas es un reto para la mayoría de la gente.

No obstante, hay un par de causas consistentes de listeriosis. En el periodo de 1998 a 2008 hubo 29 brotes, de los cuales el CDC pudo identificar las fuentes. En 17% de ellas, el culpable fue el queso fresco (un queso suave estilo mexicano que por lo general se produce con leche no pasteurizada). Otro 10% se rastreó a una carne fría de pavo. Una regla general: la *Listeria* crece bien en las temperaturas de un refrigerador, por lo que tal vez deberías evitar cualquier alimento que haya estado un largo tiempo en el refrigerador.

A fin de cuentas, esto es algo que necesitas decidir por ti misma. La pregunta no es si la infección por *Listeria* es atemorizante: lo es. La pregunta es qué decisiones puedes tomar para evitarla. Sería difícil o imposible evitar todos los alimentos que han provocado algún brote de *Listeria,* no solo la carne fría de pavo, sino también melones, germinados, apio, ensalada de taco,* pollo asado y otros más. Aunque evitaras todos estos alimentos, la *Listeria* bien podría aparecer después en las manzanas o en las costillas de cerdo. Simplemente no hay forma de saberlo.

La relación con el queso estilo mexicano a mí me parece especialmente fuerte y yo lo evité (eso fue fácil porque no sé siquiera dónde encontrarlo). También casi siempre evité el pavo, aunque no extendí la restricción a otras carnes frías. Me parecía injusto pintar todo con el mismo brochazo. Mi mejor cálculo, basado en los datos, era que evitar los sándwiches de jamón reduciría mi riesgo de tener una infección por *Listeria* de 1 en 8 255 a 1 en 8 333. ¿Tú querrías hacer esto? Tal vez. Alguien definitivamente podría defender esta postura. Sin embargo, este cambio es realmente pequeño. Para mí no valía la pena.

---

* Este es un platillo tex-mex (texano-mexicano) creado en Estados Unidos en la década de 1960 y elaborado con carne de pavo, de pollo o de res mezclada con frijoles, jitomate, (a veces, chile serrano o salsa), cebolla, elote, y que se come ya sea con totopos o sobre una tostada doblada en forma de tazón hecha con tortilla [N. de la T.].

Al final, reduje la lista de alimentos prohibidos a solo unos cuantos productos.

Lista de alimentos prohibidos actualizada por Oster

- Carne y aves crudas o casi crudas (toxoplasmosis)
- Verduras y frutas sin lavar (toxoplasmosis)
- Queso fresco y otros quesos elaborados con leche cruda (*Listeria*)
- Carnes frías elaboradas con pavo (*Listeria*)

Por supuesto, podrías decidir que tu lista incluya algo un poco diferente. Por ejemplo, podrías querer agregar melón a tu lista.

Una nota final: ¿qué debes hacer si te enfermas? Las noticias más o menos buenas son que, tanto para la listeriosis como para la toxoplasmosis, el tratamiento temprano puede reducir (aunque no eliminar) las probabilidades de transmisión a tu bebé. Si te sientes mal, enferma, sé más cuidadosa de lo que normalmente eres. No solo lo dejes pasar a la ligera con loperamida; por lo menos, *llama* al doctor.

Lo más importante

- No te preocupes demasiado por el sushi y el huevo crudo. Podrían contener bacterias, pero estas bacterias no son peores cuando estás embarazada que cuando no lo estás.
- La infección por toxoplasmosis durante el embarazo puede dañar a tu bebé. Los riesgos son reducidos, y puedes disminuir tu riesgo a la mitad si lavas muy bien las verduras y no comes carne cruda ni poco cocida.

- La bacteria más peligrosa transmitida por los alimentos es la *Listeria*. Desafortunadamente, muchos de los orígenes de los brotes ocurren al azar: melón, apio, germinados. Es muy deseable evitar la *Listeria*, pero puede ser difícil debido a la naturaleza azarosa de los brotes. Basándote en los brotes anteriores, harías bien en evitar el queso fresco y, probablemente, los sándwiches de pavo.
- El Centro para Control y Prevención de Enfermedades de Estados Unidos tiene una fuente de información muy útil sobre los brotes provocados por alimentos: *http://www.cdc.gov/foodborneburden/index.html. Si hay otro brote relacionado con el melón, probablemente lo sabrás primero en esta página.
- Si te enfermas, llama a tu doctor.

Cuando finalmente salí del mundo nada apetecible de la contaminación alimentaria, me di cuenta de que todavía no tenía la respuesta a mi pregunta principal: ¿podía comer un sándwich de atún? El atún cayó en el segundo grupo de alimentos restringidos: pescado con alto contenido de mercurio. Este grupo también incluía otros pescados grandes, el pez espada, por ejemplo, y el tiburón.

¿Por qué solo los peces grandes representan un problema? Por dos razones. Primero, los peces grandes se comen a los peces pequeños, y el mercurio se concentra al ir ascendiendo en la cadena alimenticia. Los peces pequeños solo absorben mercurio del agua de mar, y por lo tanto tienen niveles bajos del mismo. Los peces grandes absorben más mercurio por los peces pequeños que se comen. Mientras más grande el pez, más alto es su nivel de mercurio (en promedio). La razón es la longevidad. Los peces más grandes por lo general viven

* En México puedes buscar las alertas sanitarias de alimentos en la página de la Cofepris: https://www.gob.mx/cofepris/documentos/alertas-sanitarias-de-alimentos

más tiempo, y mientras más tiempo viven, más tiempo tienen para acumular mercurio. Los tiburones pueden llegar a muy viejos, y por lo tanto están llenos de mercurio.

La principal preocupación con respecto a comer pescados con altos niveles de mercurio es su posible efecto en el cerebro de tu feto, que está en desarrollo. El mercurio es venenoso, y en altas dosis puede provocar daños neurológicos incluso en niños y en adultos. Para un feto, hasta una pequeña dosis podría tener importancia. En un artículo reciente, investigadores de Harvard revisaron varios estudios sobre el efecto del mercurio en bebés. La mayoría de estos estudios se desarrollaron en lugares donde la gente come *mucho* pescado, por lo que los niveles promedio eran mucho más altos que en Estados Unidos. Por lo tanto, los investigadores calcularon el impacto en el CI *por unidad* de mercurio para que sus datos fueran útiles para quienes tenemos una exposición más limitada al mismo.[7]

La exposición al mercurio se mide, ya sea por medio de la cantidad de mercurio en el cabello de la mamá, o analizando la sangre del cordón umbilical. Haciendo un promedio entre varios estudios, los investigadores descubrieron que un aumento de 1 mg por gramo de mercurio llevaba a una reducción de 0.7 puntos de CI. Este efecto es bastante pequeño, por lo menos en relación con los niveles normales de mercurio en Estados Unidos. La diferencia en los niveles de mercurio entre la mujer estadounidense promedio y la mujer más expuesta al mercurio es suficiente para producir una diferencia de 3.5 puntos en el CI en sus hijos. O piénsalo así: si empiezas en el nivel promedio de mercurio, y de alguna manera te las arreglas para bajar a cero tu grado de exposición, esto le brindaría a tu hijo, en promedio, aproximadamente 1 punto de CI.

Estos efectos son reducidos, pero cada punto de CI cuenta. Así, parecería que hemos llegado fácilmente a una conclusión: no comas pescados que tengan mucho mercurio. Hice un gran esfuerzo para evitarlos. En las cenas de trabajo por lo general buscaba en mi iPhone a escondidas, bajo la mesa, los niveles de mercurio del pescado. No es tan fácil como crees. Por ejemplo, el lofolátilo o blanquillo del Golfo de México es terrible, mientras que el lofolátilo o blanquillo del Atlántico está bien. Los meseros tienden a mirarte con recelo cuando les preguntas sobre el origen del pescado. Pero, en promedio, puedes obtener una opinión razonable de los niveles de mercurio por parte de la FDA (la Administración de Alimentos y Medicamentos de Estados Unidos), que informa sobre los niveles de mercurio de varios pescados comerciales.[8]

Pero eso no es todo lo que hay sobre este tema.

El pescado, y en particular los aceites de pescado, contienen porcentajes muy altos de ácidos grasos omega-3. Estos son *maravillosos* para tu bebé. En particular, son maravillosos para el desarrollo del cerebro, exactamente aquello para lo que el mercurio es malo. Publicado junto con ese estudio sobre el mercurio, había un estudio similar sobre los ácidos grasos omega-3, algunas veces llamados DHA. Utilizando evidencias de estudios aleatorizados controlados de varios tipos de complementación alimenticia con DHA, los mismos investigadores concluyeron que elevar tu ingesta de DHA 1 g al día aumentaría el CI de tu hijo, en promedio, 1.3 puntos.[9]

¿Cuánto es 1 g al día? Una porción de salmón tiene cerca de 1.5 g de DHA; una porción de atún tiene aproximadamente .5 g. Así que esto es algo como una porción de pescado *al día*, tal vez mucho más de lo que la mayoría de la gente come, y mucho más de lo que yo estaba logrando comer, en especial por las restricciones del pescado. *Puedes* obtener DHA de otras fuentes, sobre todo de complementos que vienen con tus vitaminas prenatales. Pero los pescados son una buena fuente. Varios estudios han demostrado que las mujeres que consumen más pescado tienden a tener hijos con CI más altos.[10, 11] Esto significa que incluso con las vitaminas prenatales y otros complementos, más pescado se relaciona por lo menos con niños más listos.

Para complicar esto, está el hecho de que los pescados que contienen bastante DHA bueno *son por lo general los mismos* que también contienen mucho mercurio. El pez espada, por ejemplo, está en los lugares más altos de la escala de mercurio y en los más altos de la escala de DHA.

Entonces, ¿qué hacer?

Resulta que aunque muchos pescados caen en la categoría de altos en mercurio y altos en omega-3, no todos los peces coinciden. Elaboré un cuadro —una «matriz aprobatoria», si quieres— que traza el lugar en el que caen varios de los pescados en el debate mercurio *vs*. DHA. Los pescados en el cuadrante superior derecho son los mejores: estos tienen niveles elevados de omega-3, pero bajos en mercurio, como el arenque y las sardinas (pescados grasos pequeños) y el salmón. Comer más de estos pescados no puede ser sino algo bueno. Comer 85 g de sardinas al día tendría un inmenso efecto en tu ingesta de omega-3, pero casi no aumentaría el nivel de mercurio.

Otros pescados, los del cuadrante inferior izquierdo, obviamente son malos. Considera al pez reloj anaranjado (no es una elección *muy* común, pero no es totalmente desconocido): no tiene mucho omega-3 y tiene una gran cantidad de mercurio. Tristemente, mi atún enlatado favorito está también en esta área.

Y después están todos los de la mitad. Los pescados en el cuadrante inferior derecho, el lofolátilo, el pez espada y el atún para sushi son ambiguos. Aunque tienen niveles altos de mercurio, también tienen bastante omega-3. Haces menos listo a tu hijo con el mercurio y un poco más listo con los omega-3. Obviamente, no son tan buenos como el arenque y las sardinas, pero son mucho mejores que el mero y el pez reloj anaranjado. Frente a una decisión entre atún enlatado y atún para sushi, es probable que este último sea, sorprendentemente, una mejor elección. Tiene una cantidad un poco mayor de mercurio, pero tiene un nivel mucho más alto de DHA.

Pero, por lo general, no estás obligada a comer ninguna clase particular de pescado, y cuando puedes elegir, tu mejor opción es ceñirte al cuadrante superior derecho. Esto es cierto durante el embarazo, pero también después: la misma exposición al DHA beneficia a tu bebé cuando estás amamantando. Puedes no estar acostumbrada a comer arenque y sardinas de manera regular, pero vale la pena intentarlo. Mi abuela emigró de Suecia, y en la cena de Navidad siempre tiene un platillo sueco famoso de arenque: arenque, betabel, pollo, manzanas, papas y crema. Hay que acostumbrarse, ¡pero pienso en lo listos que deben ser esos bebés suecos!

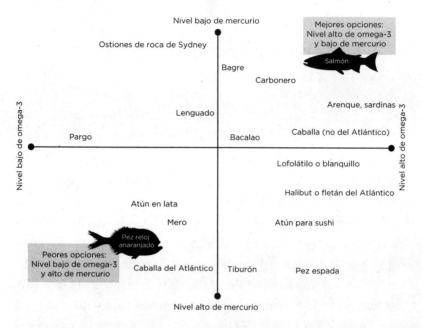

Lo más importante

- El mercurio es malo para tu bebé. Los aceites grasos omega-3 son buenos para tu bebé. El pescado contiene ambos. Tu mejor opción es intentar elegir peces con una gran cantidad de omega-3 y no mucho mercurio.
- Lo peor que puedes deducir de las recomendaciones sobre mercurio es la idea de que deberías evitar el pescado. ¡El pescado es buenísimo! La gente que come mucho pescado tiene niños más listos en promedio, *incluso aunque hayan sufrido una mayor exposición al mercurio*. ¡Procura elegir inteligentemente y aprende a amar las sardinas!

7

Las náuseas y mi suegra

Incluso antes de embarazarme, mi suegra, Joyce, disfrutaba deleitarme con sus historias sobre las náuseas matutinas. Como ella cuenta, se sentía fatal cuando estaba embarazada de Jesse, y lo único que la salvó fue un medicamento maravilloso, Bendectin [doxilamina/piridoxina], que por lo menos le permitía funcionar. Desafortunadamente, entre 1979 (cuando nació Jesse) y 1985 (cuando nació la hermana de Jesse, Emily), retiraron del mercado este medicamento. Joyce tuvo náuseas todo el tiempo durante los nueve meses de su segundo embarazo, sin alivio alguno. Por supuesto que no habría considerado tomar un medicamento que retiraron del mercado por riesgos fetales, pero no ser capaz de comer durante el embarazo entero tampoco era tan bueno. Al final, solo aumentó ocho kilos, mucho menos de la cantidad recomendada. Con el beneficio de la retrospectiva, todavía se pregunta: ¿qué era tan malo del Bendectin? Después de todo, el primer hijo salió bien.

El grado de náuseas que tenía Joyce no era normal, pero tampoco era insólito. Yo tengo por lo menos una amiga que tuvo una experiencia similar, y muchas más que sufrieron durante el primer trimestre. Las náuseas no son la única incomodidad del embarazo, pero quizá son lo más característico. Por supuesto que muchas mujeres tienen más dolores de cabeza al estar embarazadas (sospecho que por la falta de cafeína). Pero es muy probable que hayas tenido antes un dolor de cabeza y sepas cómo tratarlo.

En contraste, la mayoría de nosotras somos bastante afortunadas al *no* vomitar cinco veces al día. Yo sé cómo lidiar con la gripe intestinal ocasional: me recuesto en cama y permito que Jesse me lleve un refresco de jengibre, pero no es realmente una opción descansar todo el día durante semanas y semanas, y sospecho que, con el tiempo, Jesse se habría cansado de atenderme. Tratar las náuseas provocadas por el embarazo es un nuevo mundo por completo, lleno de medicamentos y remedios naturales que tal vez nunca surgen en la vida cotidiana.

Para dejarlo claro desde el principio: a pesar de la pérdida de Joyce de su amado Bendectin, hay medicamentos que pueden reducir las náuseas provocadas por el embarazo. Una común es el Zofran, disponible con receta médica que, según cuentan, es muy eficaz. Pero, incluso con su incomodidad, la mayoría de las mujeres que conozco se ponen nerviosas por el hecho de tomar medicamentos para lidiar con las náuseas. Los médicos muchas veces (no siempre) refuerzan esto. A Dwyer, la amiga que tenía unas náuseas terribles, le dijeron que podía tomar Zofran si «realmente sentía que lo necesitaba». Tal vez su doctor no tenía la intención de que esto tuviera un efecto inhibitorio, pero lo tuvo: salió de ahí pensando que era peligroso para su bebé, pero que si solo se preocupaba por ella misma, podía tomarlo. ¿Quién se sentiría cómoda si tomara algo ante tal consideración?

Para muchas mujeres, una parte importante de esta decisión consiste en entender cómo se compara su grado de náuseas con la mujer embarazada «promedio». En realidad no es muy claro por qué ocurre esto: para una mujer que toma decisiones de forma perfectamente racional, lo que debería importar es cómo *se siente ella* con las náuseas, y no las experiencias de otras personas. Pero en realidad es probable que por lo menos las mujeres que conozco aguantaran un grado promedio de náuseas, y pensaran en las opciones de medicamentos solo si sus experiencias eran inusuales.

¿Qué es lo normal? Casi 90% de las mujeres reportan algunos síntomas de náuseas, y más de la mitad, también algo de vómito.[1] Esto tiende a llegar a su máximo nivel cerca de las 8 o 9 semanas de embarazo y decrece después de eso. La siguiente gráfica te da un panorama de cuántas mujeres reportan tener náuseas por semana de embarazo.[2] Casi 50% de las mujeres en este estudio reportaron vomitar en algún momento en las semanas 5 a 8 del embarazo, pero a las 17 semanas fue menos de 15% a 20 por ciento.

Aunque tal vez algo que te haga sentir segura es saber que para la mayoría de las mujeres las náuseas desaparecen con el tiempo, esta gráfica sugiere que la resolución no es inmediata cuando empiezas el segundo trimestre. Si has tenido muchas náuseas durante las primeras semanas, no deberías esperar sentirte de maravilla apenas llegues a la semana 13 o 14, aunque en ese punto las cosas deberían ir mejorando gradualmente.

Proporción de mujeres que reportan vómitos, por semana de embarazo

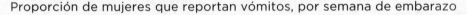

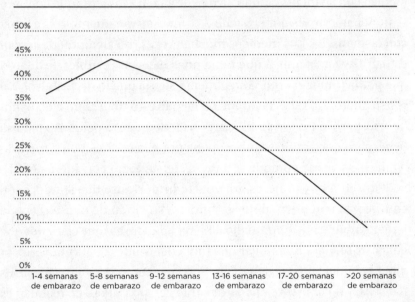

Cierta cantidad de náuseas es normal. Pero si tienes tantas náuseas que no puedes retener nada de lo que comes y no puedes funcionar, podrías empezar a preguntarte si eso es *realmente* normal. Para responder a esto, podemos entrar en mayores detalles. En un estudio de 2 500 mujeres, en el peor momento de su embarazo, la persona promedio vomitaba por lo menos una vez al día, y cerca de 13% de ellas vomitaban por lo menos tres veces al día.[3] Y en cuanto a que se les llame «matutinas», es una denominación por completo errónea: en otro estudio con datos detallados del momento en que surgían las náuseas en el curso del día, más de 80% de las mujeres reportaron que tenían náuseas todo el día, y no solo en la mañana.[4] Pero el número de días en que efectivamente vomitaron las mujeres de estos estudios fue en realidad reducido: solo un promedio de 6 días malos en todo el embarazo.

¿Qué significa esto si juntamos todas las piezas? La mujer embarazada promedio empieza a sentirse mal alrededor de las 6 semanas, dos semanas después de la ausencia de la menstruación). Empieza a sentirse mejor alrededor de las 13 o 14 semanas, un par de semanas después del inicio del segundo trimestre. Durante este tiempo, puede vomitar o no. Si lo hace, por lo general será en un periodo concentrado en unos cuantos días (aunque esos días pueden ser bastante malos). Si vomita todos los días durante un mes, eso es inusual: en estos estudios, solo alrededor de 5% de las mujeres informaron de náuseas tan graves.[5]

Si leíste esto y descubriste que estás por arriba del promedio en cuanto a las náuseas, y maldices a tu cuerpo por haberte fallado, detente un minuto. Por desagradables que sean, las náuseas son un signo de un embarazo saludable. Las tasas de abortos espontáneos son más bajas para las mujeres que tienen náuseas que para las que no las tienen. Por ejemplo, un estudio demostró que el riesgo general de aborto espontáneo en el primer trimestre era de 30% para las mujeres que no tenían náuseas, en comparación de solo 8% para las que tenían náuseas.[6]

Pero por favor ten en cuenta que la mayoría de las mujeres que no sienten náuseas no tienen un aborto espontáneo. Y las náuseas no necesariamente significan que vas a vomitar cinco veces al día. Las tasas de aborto espontáneo más bajas conciernen a las mujeres con cualquier tipo de náuseas. Sabiendo esto, mientras más náuseas sentía en la mañana durante mi primer trimestre, más feliz estaba Jesse. No hay nada como despertar, sentirte supermal, y que tu esposo te diga lo emocionado que está de que te sientas mal.

Para sentirte realmente mejor, piensa en algún tipo de tratamiento. Y la verdad es que, aunque tus náuseas no sean tan fuertes como para tener que hospitalizarte, las náuseas debilitantes pueden ser algo más que solo inconvenientes. La hidratación y la nutrición son importantes para tu embarazo, y si no puedes mantener nada en el estómago, podría ser un problema. Solo sentarte y padecerlo no es, definitivamente, maravilloso para ti, y puede que tampoco lo sea para tu bebé.

Por lo general, el primer paso son las cosas sencillas que ya estás haciendo de todas formas: come solo lo que puedas tolerar y no comas mucho en una sentada, come algunas galletas saladas antes de levantarte, etc. Por un tiempo, Dave, el esposo de Jane, pasó gran parte de su tiempo intentando encontrar comida que ella pudiera tolerar. El chef Boyardee jugó un papel importante.

Si esto no funciona, te convendría buscar algo un poco más concreto. La desconfianza general de los medicamentos de receta médica durante el embarazo ha llevado a muchas mujeres a buscar primero algún remedio natural u holístico para las náuseas. Las opciones incluyen cosas como el jengibre o las vitaminas, que muchas veces se utilizan para tratar las náuseas que no son por embarazo, así como acupuntura o acupresión. Resulta que la evidencia de la efectividad de estas intervenciones es bastante limitada y no muy alentadora.

Una revisión reciente de estudios aleatorizados encontró que ni la acupresión ni la acupuntura servían para disminuir las náuseas. Un par de estudios reducidos mostró cierto beneficio en el jengibre (por lo general preparado en té), pero su calidad es algo limitada. Una cosa que parece funcionar es la vitamina B6: estudios aleatorizados sugieren una reducción en las náuseas con dosis relativamente altas. La vitamina B6 es segura, y en realidad se encuentra en tus vitaminas prenatales, aunque en dosis más bajas de lo que necesitarías para combatir las náuseas. En los estudios, resultó más eficaz contra las náuseas leves y no tuvo impacto en el vómito.[7]

Si tienes suficientes náuseas como para buscar algo un poco más fuerte que el refresco de jengibre, puedes buscar opciones entre los medicamentos. Los medicamentos para las náuseas en el embarazo tienen una historia larga y turbulenta. A finales de la década de 1950 a muchas mujeres les recetaron talidomida para tratar las náuseas del embarazo. No es siquiera claro si esto sirvió como tratamiento para las náuseas, pero sí provocó malformaciones congénitas graves. Las valoraciones sugieren que afectó posiblemente a 10 000 partos antes de que la retiraran del mercado a principios de la década de 1960.[8]

Después, en las décadas de 1970 y 1980, a las mujeres (como la mamá de Jesse) les recetaban por lo general Bendectin. La experiencia positiva de Joyce no fue rara. Los ensayos aleatorizados controlados del medicamento muestran efectos positivos en las náuseas y el vómito, una mejora en el bienestar, y algunos impactos (no muy significativos) en el tiempo perdido en el trabajo. Al final de por lo menos un estudio, 50% de las mujeres querían seguir utilizando el medicamento, frente a 30% de las mujeres que tomaban un placebo, lo que sugiere que la droga era más eficaz que una pastilla de azúcar.[9]

En 1983, el Bendectin fue retirado del mercado en Estados Unidos. Para entender por qué necesitamos saber que algunos bebés nacen con malformaciones congénitas aunque sus madres no tomen medicamentos durante el embarazo y hagan todo a la perfección. Simplemente hay cierto riesgo básico de malformaciones congénitas en la población. Los médicos recetaron Bendectin a muchas mujeres. Y algunos de sus bebés tuvieron malformaciones congénitas. Tal vez por la experiencia de la talidomida en la década de 1950, algunas mujeres que tomaron Bendectin y tuvieron bebés con malformaciones congénitas recurrieron a sus abogados. A principios de la década de 1980 esos abogados demandaron a los productores del Bendectin, afirmando que el medicamento provocó las malformaciones. Los fabricantes del medicamento, que habrían tenido que pagar millones de dólares en gastos legales aunque al final ganaran la demanda, retiraron el medicamento del mercado. Esto nos da en realidad otra fuente de información sobre la efectividad del medicamento, y la apoya. Cuando lo retiraron del mercado, las hospitalizaciones por náuseas severas se duplicaron.[10]

Naturalmente, la FDA estaba preocupada. Fueron ellos quienes aprobaron el medicamento; ¿habían cometido un error? Resulta que no. Como respuesta a la demanda, varios artículos reunieron los estudios sobre el Bendectin. Una revisión de 1994 incluía 27 estudios que comparaban a mujeres que tomaban Bendectin frente a otras que no lo tomaban.[11] Descubrieron que las mujeres que habían estado expuestas al Bendectin en el primer trimestre tuvieron hijos con ligeramente *menos* malformaciones congénitas y, estadísticamente, no podían probar que hubiera alguna diferencia entre los dos grupos.

En vista de esta evidencia en extremo alentadora, el medicamento conservó su aprobación de la FDA en Estados Unidos. Sin embargo, la amenaza de demandas acechaba, y el Bendectin nunca regresó al mercado en Estados Unidos.

Esto es particularmente ridículo porque el medicamento en realidad es una combinación de dos sustancias que se venden sin receta médica, vitamina B6 y doxilamina, ambas consideradas seguras en el embarazo. Durante muchos años, las mujeres que querían aprovechar esta combinación tuvieron que «enrollarlos ellas mismas», para tomar juntos estos dos medicamentos. Afortunadamente, en los últimos años, el medicamento Diclegis, que combina estos dos en una sola pastilla, ha salido al mercado. Es la primera línea de defensa para las náuseas inducidas por el embarazo, y es seguro.

Si esto no funciona, hay otros medicamentos más fuertes de receta médica para las náuseas. En general, la evidencia de pruebas en animales y otros estudios a pequeña escala en personas sugieren que estos medicamentos son seguros y, por lo menos, de alguna forma, efectivos. Hay una amplia variedad de opciones, que incluyen metoclopramida, proclorperazina y prometazina (entre otras). Para casos severos, una receta común es Zofran (genérico: ondansetrón), que ha demostrado ser muy eficaz para combatir las náuseas.

El uso de Zofran al principio del embarazo ha sido cuestionado en los últimos años por un estudio muy grande (¡1.8 millones de nacimientos!), que demostró un aumento (muy pequeño) en el riesgo de fisuras orales con el uso de Zofran.[12] Es importante decir que este estudio fue muy tranquilizador, al rechazar un vínculo entre el uso de Zofran y otros defectos de nacimiento. Además, el riesgo de hendiduras orales desaparece a las 10 semanas de embarazo, por lo que el uso del medicamento después de eso se considera más seguro. En general, esto ha llevado a los médicos a ser cautelosos con el uso temprano de Zofran (una precaución similar, por la misma razón, se tiene en cuanto al uso de esteroides).[13]

Esta precaución puede estar justificada, pero es importante no exagerar los riesgos, ni tampoco subestimar la experiencia de las mujeres con náuseas y vómitos significativos.

Conozco a muchas mujeres que tuvieron náuseas bastante fuertes en su primer trimestre. Pero solo sé de una que en realidad tomó medicamentos de receta médica. Al principio atribuí este problema a una renuencia de los médicos a recetar medicamentos, pero al hablar con más mujeres, y con más médicos, de pronto me di cuenta de que tal vez las que nos rehusábamos en este caso éramos *nosotras*.

En algún momento hablé con una mujer en un avión que tenía un hijo de la edad de Penelope. Me dijo que durante su primer trimestre vomitó de 10 a 15 veces al día durante 12 semanas. Le pregunté por qué no probó algún medicamento. Me dijo que ni siquiera le había preguntado a su doctor sobre ellos, y que simplemente no estaba cómoda con la idea de tomar medicinas durante el embarazo.

Definitivamente, es posible que tu doctor se rehúse a recetarte medicamentos, o que primero sugiera que intentes comer platillos menos abundantes. Pero cada vez estoy más convencida de que son las mujeres las que se rehúsan a preguntar, que piensan que deberían sufrir en silencio. No sufras en silencio, al menos pregunta.

HIPERÉMESIS GRAVÍDICA

Muchas mujeres sufren náuseas o vómitos durante el embarazo. Sin embargo, para algunas mujeres (las cifras sugieren que alrededor de 1%), esta condición es mucho más grave.[14] Las náuseas y los vómitos intensos durante el embarazo se diagnostican como hiperémesis gravídica (HG). Las mujeres con esta afección a menudo vomitan muchas veces al día, es posible que no puedan dejar de vomitar y no toleran la comida ni el agua.

Estos vómitos excesivos pueden provocar deshidratación y una condición llamada hipovolemia, que se caracteriza por desmayos, mareos y fatiga, y que puede ser extremadamente grave. Las mujeres con esta afección necesitarán atención de emergencia y líquidos intravenosos para tratar las circunstancias inmediatas, y es probable que necesiten un seguimiento significativo para determinar qué tratamientos (si los hay) podrían funcionar para disminuir sus síntomas.

Este es uno de los casos en el que es probable que los beneficios de un fármaco como Zofran (por ejemplo) superen los riesgos. También es un caso en el que puede ser necesario considerar otras opciones. Algunas mujeres, incluida al menos una amiga mía, informan que el uso de marihuana (generalmente en forma comestible) alivia las náuseas.[15] Anteriormente en el libro sugerí precaución en el uso recreativo de marihuana durante el embarazo, pero dependiendo de la gravedad de las náuseas y vómitos, este puede ser un caso en el que los beneficios superen los riesgos.

Desde la perspectiva del embarazo a largo plazo, la principal preocupación asociada al HG es la falta de aumento de peso suficiente. Las mujeres que aumentan muy poco de peso corren un mayor riesgo de tener bebés muy pequeños, que pueden tener más complicaciones. La buena noticia es que, con el tratamiento adecuado, la HG a menudo se puede controlar y, si al final las mujeres aumentan la cantidad adecuada de peso, no parece haber diferencias en los resultados de los bebés.[16] Sin embargo, esta afección es grave y puede poner en peligro la vida si no se trata adecuadamente.

Recientemente, muchas mujeres que son celebridades, incluida Kate Middleton, han reconocido públicamente que sufrían de HG, lo que ha hecho que esta condición sea más notable. Pero muchas de las que la padecen se ven sorprendidas por esta condición. Todas podemos esperar algo de náuseas durante el primer trimestre, pero la mayoría de nosotras no anticipa este tipo de situación debilitante y médicamente peligrosa. Las mujeres con HG tienen un mayor riesgo de depresión y pueden sufrir una pérdida significativa de ingresos, o incluso perder su trabajo por completo. Puede ser aislante y debilitante de una manera que no sucede con los embarazos menos complicados. Probablemente no ayude el hecho de que las personas esperan que las mujeres embarazadas sientan náuseas, por lo que pueden ser desdeñosas o suponer que están exagerando.

Si este es tu caso, no tienes por qué sufrir sola: existen grupos de apoyo para quienes padecen HG, sobre todo la Fundación HER.

Lo más importante

- Algo de náuseas es normal y es probablemente un buen signo del embarazo.
- Vomitar todos los días durante semanas es más de lo que la persona promedio atraviesa.
- Tratamiento (en orden): *1)* comidas menos abundantes, *2)* vitamina B6 + refresco de jengibre, *3)* vitamina B6 + doxilamina (o doxilamina + piridoxina, con receta médica), *4)* Zofran.

8

Evaluaciones y otros exámenes prenatales

Hay una decisión médica que tomar en el primer trimestre del embarazo: la evaluación prenatal. Para esta, yo estaba preparada. Investigué sobre las pruebas genéticas y me sumergí en la literatura académica sobre este tema durante meses. Aunque mi investigación no era específicamente sobre la evaluación *prenatal*, no pude evitar leer algunos artículos sobre la misma (por razones de trabajo, ¡por supuesto!).

Jesse y yo empezamos a hablar sobre lo que era correcto hacer casi tan pronto como supimos que yo estaba embarazada. El primer fin de semana después de esa conferencia estábamos de vacaciones con mi familia, y yo me pasé una parte razonable del fin de semana frente a la computadora, tratando de llegar al fondo de este tema.

Más que cualquier otra cosa en el embarazo, tomar la decisión adecuada depende de tener un marco correcto para las decisiones, se trata de sopesar correctamente los pros y los contras de diferentes opciones. Por supuesto, esto es en realidad para lo que la economía está diseñada.

Tal vez lo más importante es que tomar esta decisión depende de pensar sobre estos pros y contras *para ti, personalmente*. Yo argumentaría que no hay dos personas que piensen esto de la misma manera, por lo cual pienso que no tiene sentido tener una recomendación «estándar», aquí tiene menos sentido que en cualquier otro tema.

Pero primero veamos los antecedentes.

La meta de toda evaluación prenatal y prueba es la misma: saber si tu bebé tiene alguna anormalidad cromosómica. El ADN humano tiene 23 pares de cromosomas. La mayoría de los problemas de los cromosomas son provocados por tener tres copias de un cromosoma en lugar de la cantidad normal, solo dos. Para la mayoría de los cromosomas, un feto con tres copias no sobrevivirá: tendrás un aborto espontáneo temprano o nunca sabrás que estuviste embarazada.

No obstante, en algunos casos la supervivencia es posible o probable. Por mucho, la más común de estas situaciones es el síndrome de Down, que es provocado por tener tres copias del cromosoma 21. El síndrome de Down se caracteriza por cierto grado de discapacidad intelectual y características faciales distintivas, entre otras cosas. Los otros dos que son comunes son el síndrome de Edwards (tres copias del cromosoma 18) y el síndrome de Patau (tres copias del cromosoma 13). Estos son más graves que el síndrome de Down; los bebés que nacen con estas condiciones rara vez sobreviven el primer año.

El riesgo que corre tu bebé de tener cualquiera de estas afecciones depende de tu edad. Incluí un cuadro de referencia rápida, junto con algunas comparaciones de probabilidades que te podrán parecer más familiares.[1]

Yo tenía 31 años cuando nació Penelope. Esto me puso en un riesgo de más o menos 1 en 700. Esto significa que de 700 mujeres de mi edad que se hubieran embarazado, en promedio, una de ellas tendría un bebé con síndrome de Down. Para cuando mi hijo Finn nació, yo tenía 35. Eso me puso en un riesgo de 1 en 374.

Antes del surgimiento de los exámenes prenatales, las mujeres no podían saber si su bebé tenía una de estas afecciones sino hasta que nacía. Cuando mi madre estuvo embarazada de mí y de mis hermanos, a algunas mujeres les ofrecieron un examen para conocer estos padecimientos (se llamaba amniocentesis) en su segundo trimestre. Esta prueba detecta con precisión el síndrome de Down y las demás anormalidades cromosómicas, pero tiene un leve riesgo de aborto espontáneo. Por la relación entre estos problemas y la edad materna, era común ofrecerles esta prueba solo a mujeres mayores de 35 años.

RIESGO DE SÍNDROME DE DOWN POR EDAD

Edad	Probabilidades de síndrome de Down
20-24	1 en 1 488
25-29	1 en 1 118
30-34	1 en 746
35	1 en 374
36	1 en 289
37	1 en 224
38	1 en 173
39	1 en 136
40	1 en 106
41	1 en 82
42	1 en 63
43	1 en 49
44	1 en 38
45	1 en 30

...Y algunas comparaciones.*

Accidente de automóvil el próximo año: 1 en 50

Tener una auditoría el próximo año: 1 en 200

Lesión con fuegos artificiales: 1 en 19 000

Ganar la lotería: 1 en 80 millones

La amniocentesis todavía se practica. Se le ha sumado otro procedimiento llamado *muestra de vellosidades coriónicas* (CVS, por sus siglas en inglés), que puede realizarse antes en el embarazo, pero

---

* Estas probabilidades se refieren a Estados Unidos. No hay datos suficientes para hacer una equivalencia en México, salvo las probabilidades de ganar la lotería, que son 1 en 1 millón [N. de la T.].

también conlleva cierto riesgo de aborto espontáneo. Además, en los últimos veinte años los médicos han hecho un enorme progreso en las *evaluaciones* prenatales. La versión más antigua de estas evaluaciones —que estaba disponible cuando tuve a Penelope y que todavía se usa— utiliza información de un ultrasonido y un examen de sangre junto con tu edad. La versión más nueva —que apareció más o menos para cuando tuve a Finn— utiliza solo un examen de sangre para secuenciar el ADN fetal.

La ventaja de cualquiera de las dos opciones de evaluación es que no tiene riesgo de aborto espontáneo. La desventaja es que no puede decirte *con seguridad* si tu bebé se verá afectado. Sin importar cuáles sean los resultados, todavía habrá ciertas probabilidades (tal vez muy bajas) de que tu bebé tenga un problema de cromosomas, del cual te enterarás en el parto.

Como le dije a Jesse, teníamos tres opciones:

Opción 1: no hacer nada. Podíamos evitar hacer cualquier tipo de examen. El riesgo de que hubiera un problema de cromosomas se determinaría solo por mi edad, y sabríamos la verdad cuando llegara el bebé.

Opción 2: empezar con las evaluaciones prenatales. La doctora podría hacer los exámenes y, al final, nos informaría sobre algún nuevo riesgo (podría ser más alto o más bajo que la referencia). Después, dependiendo de los resultados, podríamos elegir hacer un diagnóstico invasivo.

Opción 3: saltarnos directo a los diagnósticos invasivos (ya fuera con amniocentesis o un examen de CVS). Esto implicaría un procedimiento con cierto riesgo, pero nos diría con seguridad si nuestro bebé tenía un conjunto normal de cromosomas.

Para nosotros la opción 1 estaba descartada. Como seguramente no resultará nada sorpresivo, por los temas que abordo en este libro, tendemos a querer más información que menos. Puesto que las evaluaciones no invasivas (opción 2) no tienen riesgo para el bebé, sabíamos que haríamos por lo menos eso. Por supuesto, no todos piensan igual. A mí, más de una persona me dijo que sabían que continuarían con el embarazo sin importar los resultados, y no querían arriesgarse a recibir un resultado «malo» que los hiciera preocuparse más de lo necesario. Era un punto de vista muy considerado, aunque no era el nuestro.

Elegiríamos entre la opción 2 y la opción 3. Le expliqué un poco a Jesse cómo funcionaban las pruebas. Si elegíamos la opción no invasiva, al final de las pruebas sabríamos más, pero todavía tendríamos cierto riesgo. Si elegíamos las pruebas invasivas sabríamos con seguridad, pero había cierto riesgo.

«Gracias, esto es útil», me escribió Jesse (estábamos hablando de esto por correo electrónico; te sorprendería lo útil que es para los análisis complejos). «Pero no tengo suficiente información. Si las pruebas no invasivas salen bien, ¿cuál será el riesgo restante? ¿Y cuánto es el riesgo del CVS o la amniocentesis (y en ese caso, ¿cuál de los dos querríamos hacer?). Jesse».

Por supuesto, tenía razón (es raro, pero ocurre de vez en cuando). Para tomar esta decisión necesitábamos conocer esos datos. *De todas formas*, esos puros datos no nos iban a proporcionar suficiente información, porque tendríamos que considerar nuestros sentimientos personales sobre tener un aborto espontáneo o un bebé con una discapacidad. Pero no podíamos siquiera empezar a hablar de este tema sin tener los datos.

Me puse a trabajar.

En mi visita prenatal de las 10 semanas le pregunté a mi doctora. Ella había recomendado la evaluación (la opción no invasiva), así que le hice mi pregunta de una forma simple. Si esa prueba salía bien, ¿cuál sería mi riesgo? Me dijo que sería «muy bajo».

«¿Qué tan bajo?», le pregunté. «¿Uno en mil? ¿Uno en diez mil? ¿Uno en treinta mil?»

«Sí», respondió, «algo así».

Estoy dispuesta a aceptar que tal vez soy un poco más neurótica que las demás personas sobre las cifras exactas, pero esto parecía extremadamente vago: 1 en 1 000, y 1 en 30 000 es muy diferente. Para ponerlo en perspectiva, 1 en 1 000 mujeres embarazadas tiene a sus bebés con una partera y no con un médico; por supuesto, es raro, pero yo estaría dispuesta a apostar que conoces a gente de este grupo. En contraste, 1 en 30 000 es el riesgo de ir a la sala de emergencias este año por una lesión relacionada con una cobija (no, no estoy inventando esto).[2] Yo estaría dispuesta a apostarte que no conoces a nadie a quien le haya ocurrido esto.

Estas pruebas se realizaban en un consultorio distinto al de mi doctora, y contaba con un consultor genético. Seguramente esa persona respondería mejor estas preguntas. En realidad no fue así. Después de recibir un resultado bueno de la prueba, la conclusión final fue que tenía el riesgo de una mujer de 20 años. Eso suena genial, pero ¿qué significa? ¿Una mujer de 20 que también tuvo un resultado bueno? ¿Una mujer de 20 que no se hizo la prueba? Esta respuesta estuvo acompañada de una pequeña gráfica de barras que mostraba cómo mi edad actual de 31 años era mucho más alta que mi «edad genética» de 20 años. No es necesario decir que esto en realidad no me aclaró las dudas. Todavía no tengo idea de lo que significa la «edad genética».

Mi doctora tampoco me explicó mejor el riesgo de un aborto espontáneo por las opciones de los diagnósticos invasivos. Recibí un número concreto (un riesgo de aborto espontáneo de más o menos 1 en 200 por la amniocentesis), pero resultó que ese dato era el mismo que le habían dado a mi madre en 1985. Me era difícil creer que las cosas no habían mejorado.

Me di cuenta de que si quería una respuesta para cualquiera de estas preguntas, tendría que investigar yo misma. Empecé por tratar de averiguar con exactitud cuántas de estas pruebas funcionaban, y después me dediqué a investigar los riesgos de los diagnósticos invasivos.

Al final, esta es una de las pocas etapas del embarazo que tuve que investigar dos veces, primero con Penelope y después con Finn. El proceso fundamental para tomar la decisión no cambió entre los embarazos, pero la tecnología sí lo hizo. Para cuando estaba esperando a Finn, un nuevo examen de sangre había mejorado drásticamente la precisión de las opciones no invasivas de monitoreo. Una vez más, Jesse y yo las platicamos (para entonces ya habíamos dejado de hacerlo por correo electrónico y lo hicimos por medio de un sistema familiar de administración de tareas) y, una vez más, descubrimos que necesitábamos datos. Seguía sin haber una respuesta «correcta» y seguíamos sin poder tener una respuesta al carecer de cifras.

MONITOREO PRENATAL NO INVASIVO

Conceptualmente, el monitoreo prenatal es simple. La meta es encontrar alguna característica del feto o algún otro indicador en la sangre materna que sea más común en los bebés que tienen síndrome de Down u otra anormalidad cromosómica. Entonces se puede utilizar esta característica para brindar más información a los padres sobre las probabilidades de que su bebé esté afectado.

Puede ser más fácil entender la idea básica con un ejemplo que no esté relacionado con el embarazo. Considera el proceso de comprar fruta, el cual tiene mucha menor tensión emocional. En la tienda encuentras una selección de melones, y quieres asegurarte de que el que eliges está maduro. Para saber *con certeza* si uno está particularmente maduro, tendrías que cortarlo para probarlo. Por supuesto, no es posible hacer esto antes de comprarlo.

Lo que es probable que hagas en lugar de eso es tratar de deducir si la fruta está madura observando cosas que puedes ver en el exterior. ¿De qué color es? ¿Cómo huele? La gente tiene toda clase de trucos para hacerlo. Alguien me dijo una vez que puedes descifrarlo basándote en si la fruta es especialmente pesada. Cualquiera que sea tu sistema personal, es la misma teoría. Toma el color. En promedio, los melones que tienen una parte de la cáscara verde tienen menos probabilidades de estar maduros. Si ves un melón que no tiene cáscara verde, piensas, por lo tanto, que es más probable que esté maduro. Un estadístico diría que estás intentando *deducir la verdad* (si está maduro o no) *basándote en una señal* (en este caso, si la cáscara es o no es verde).

Utilizando estas técnicas, eliges el melón que piensas que es más probable que esté maduro y lo compras. Pero sabes que, sin importar lo buenos que sean tus trucos, de todas formas hay cierto riesgo. Hay algunas probabilidades de que cuando llegues a casa y cortes el melón, descubras que no está maduro. Algunos de los melones que se ven maduros no lo están. Por el otro lado, hay algunos melones en el contenedor que la gente no compra porque no se ven maduros —están verdes o no huelen mucho— y sin embargo, en realidad *están* maduros. Estas son dos formas de «error» distintas. En el primer caso, piensas que todo está bien, pero no lo está. En el segundo, piensas que hay un problema, pero no lo hay.

Este ejemplo puede parecer totalmente ajeno —y, según la valencia e importancia emocional, ¡sin duda lo es!—, pero según la estadística, es muy similar a la forma como funciona el monitoreo del primer trimestre. Los doctores quieren identificar a los bebés que están sanos (los melones maduros en el ejemplo de arriba). Han descubierto algunas características que son más comunes entre los bebés sanos o los embarazos sanos (en el ejemplo, que la cáscara no esté verde). Si ven estos signos, es más probable que el bebé esté sano.

Esta descripción básica de un análisis se aplica a cualquier examen de monitoreo. No obstante, hay ciertas diferencias en la manera exacta como trabajan (y su precisión), entre la más reciente prueba de ADN libre fetal, y los viejos ultrasonidos y exámenes de sangre.

ADN LIBRE FETAL

Desde hace décadas se sabe que algunas células fetales circulan en el torrente sanguíneo materno durante el embarazo. Si fuera posible aislar esas células —separarlas de las de la mamá—, esto permitiría la secuenciación genética del feto sin hacer una prueba invasiva. La clave para que la amniocentesis o el examen de CVS sean precisos es que estos procedimientos tengan acceso y examinen las células fetales mismas. Si eso fuera posible sin realizar pruebas invasivas, proporcionaría lo mejor de ambos mundos.

Sin embargo, el progreso en esta área fue obstaculizado por el hecho de que la concentración de células fetales en la sangre materna es extremadamente baja. Esto hizo que fuera difícil, o imposible, obtener bastante sangre para aislar una concentración suficiente de células fetales.

Pero a finales de la década de 1990, los investigadores descubrieron que el ADN libre fetal —el ADN que existe afuera de las células— se mezcla en concentraciones mucho más altas con el ADN libre materno. Cuando el ADN libre se aísla en el plasma materno, de 10% a 20% del mismo tiene origen fetal.[3] Esta concentración más alta ha hecho posible mejorar el monitoreo prenatal.

En principio, si fuera posible simplemente separar el ADN materno y el fetal, sería posible secuenciar el ADN fetal completo mediante este procedimiento. La tecnología todavía no ha avanzado lo suficiente en ese punto, aunque está mejorando. En lugar de ello, este procedimiento trabaja buscando factores en el ADN libre que no estarían ahí si fuera solo el de la mamá.

La manera más simple de ilustrar esto es con el género. Las mujeres tienen dos cromosomas X, los hombres tienen uno X y uno Y. Imagina que ves el ADN libre de la mamá y encuentras un montón de cromosomas Y. Como puedes estar segura de que no son de ella, entonces deben ser del bebé, y por lo tanto, el bebé debe ser niño. De manera contraria, si no ves ningún cromosoma Y, esto aumenta la seguridad de que el bebé sea niña.

Este procedimiento se puede utilizar de una manera similar para probar si hay anormalidades en los cromosomas. Toma por ejemplo el síndrome de Down. Un feto con síndrome de Down tiene tres copias, y no dos, del cromosoma 21. Esto significa que si ves una mezcla de ADN fetal y materno juntos, si el bebé tiene síndrome de Down, el ADN tendrá relativamente más copias del cromosoma 21 que de los otros cromosomas.

Para simplificar esto de alguna manera, la forma como la tecnología trabaja es buscando este tipo de desequilibrios y, si el desequilibrio es bastante notorio, señala que el resultado de la prueba posiblemente indica un problema cromosómico.

Al final te dirán que el resultado de la prueba es positivo, lo que significa que hay alguna evidencia de un problema y se recomienda realizar más exámenes; o que es negativo, lo que significa que se ve un equilibrio en los cromosomas y no se recomienda realizar más pruebas.

Así como con la fruta, estos procedimientos no te pueden establecer *con certeza* si el bebé tiene o no síndrome de Down. Algunas veces el desequilibrio en el recuento de cromosomas no es suficientemente llamativo para señalarlo como una prueba positiva, aun cuando el bebé tenga una anormalidad cromosómica. Esto es lo que se conoce como un *falso negativo*. Y por el otro lado, algunas veces los cromosomas se ven desequilibrados, pero el bebé está bien. Esto es lo que se llama un *falso positivo*.

Una vez que comprendí los principios de base, tomé distancia y pensé en el proceso. Si procedíamos con la prueba, al final del día el resultado sería una recomendación de mi doctor. Si mis pruebas salían bien, me recomendaría que no hiciera nada más. Si no salían bien, me recomendaría hacer más pruebas, un CVS o una amniocentesis. La pregunta clave para mí era cuánta información brinda realmente un resultado «positivo» en comparación de uno «negativo».

Esto hizo más concreto lo que yo tenía que saber. Primero, necesitaba saber qué tan precisas son estas pruebas para detectar los problemas de los cromosomas. Si mi riesgo final estaba por arriba del límite y me decían «¡Todo está bien, no hagas nada!», ¿cuánta confianza tendría yo? ¿Qué porcentaje de bebés con problemas en los cromosomas no detecta esta prueba?

En segundo lugar, necesitaba saber qué probabilidades habría de que el resultado fuera un falso positivo, es decir, que la doctora me dijera que era necesario hacer más pruebas cuando, en realidad, el bebé estaba bien. Mi razonamiento era que si esto era muy común, eso respaldaría el saltarme directo al examen de CVS o la amniocentesis. Si era probable que yo la hiciera de todas formas, ¿por qué atravesar por la angustia de que me dijeran que tenía un resultado «malo», y luego preocuparme durante semanas antes de recibir una respuesta final?

La respuesta a mi primera pregunta es que alrededor de 99% de las trisomías se detectan con este procedimiento. El estudio más grande disponible sobre esto se llevó a cabo en China y se publicó en 2015.[4] En este estudio, 147 000 mujeres se sometieron a esta prueba. Hubo 726 casos de síndrome de Down entre sus hijos, de los cuales la prueba detectó a 720, o aproximadamente 99.1%. Una tasa similar de detección se encuentra en estudios anteriores que se enfocaban en mujeres de alto riesgo,[5] aunque este estudio extenso es especialmente agradable porque muestra tasas de detección similares en una población de bajo riesgo. Un metaanálisis de 2016 hizo eco de estas cifras y encontró que se detectó 99.3% de los casos de síndrome de Down.[6]

Este amplio estudio también respondió mi segunda pregunta sobre la tasa de los falsos positivos. En este caso, a 781 mujeres les dijeron que tenían una evaluación positiva para síndrome de Down, y 720 de estos fueron confirmados por un diagnóstico posterior. Esto significa que 61 mujeres recibieron un falso positivo. Esto se puede convertir en una tasa de falso positivo que mida la cantidad de mujeres con un bebé sano y a las que se les dice que tienen un resultado positivo; en esta población, que es inmensa, la proporción es de 0.05%, o alrededor de 5 mujeres en 10 000. En otras palabras, de 10 000 mujeres a quienes se les hizo la prueba, a 5 de ellas les dirán que la evaluación de su feto resultó positiva en un problema de cromosomas cuando, en realidad, el feto es normal en cuanto a sus cromosomas.

Estos datos me proporcionaron datos relevantes, pero no respondieron completamente la pregunta de Jesse. Lo que él quería saber a final de cuentas era el riesgo; si el resultado de la prueba era bueno, ¿cuáles eran las probabilidades de que hubiera un problema de cromosomas? Para responder esto es necesario combinar estas cifras con el riesgo básico por edad. El siguiente cuadro muestra estos cálculos. La primera columna de números es la estimación del riesgo de síndrome de Down si tienes un resultado de prueba negativo. El segundo es el riesgo si el resultado de la prueba es positivo.

Edad	Probabilidades de síndrome de Down con resultado negativo de la prueba	Probabilidades de síndrome de Down con resultado positivo de la prueba
20-24	1 en 179 830	1 en 1.8
25-29	1 en 135 085	1 en 1.6
30-34	1 en 90 097	1 en 1.4
35	1 en 45 109	1 en 1.2
36	1 en 34 830	1 en 1.15
37	1 en 26 969	1 en 1.12
38	1 en 20 801	1 en 1.09
39	1 en 16 327	1 en 1.07
40	1 en 12 699	1 en 1.06
41	1 en 9 796	1 en 1.04
42	1 en 7 498	1 en 1.03
43	1 en 5 805	1 en 1.03
44	1 en 4 475	1 en 1.02
45	1 en 3 508	1 en 1.01

Dos cosas que me saltan a la vista que puedo rescatar de este cuadro. Primero, las tasas de detección de esta prueba son excelentes. Con un resultado negativo de la prueba, el riesgo restante —aunque no es cero— es muy pequeño. En segundo lugar —y es muy importante tener esto en mente en todo momento— las tasas de falso positivo significan que aunque tengas un resultado positivo de la prueba, para la mayoría de los grupos de edad, las probabilidades reales de tener un bebé con síndrome de Down no son de 100%. Para el grupo de menor edad —mujeres a principios de su década de los 20 años—

las probabilidades de síndrome de Down con un resultado positivo de la prueba son solo de alrededor de 50%. Para mujeres mayores, un resultado positivo en la prueba es muy probable que indique un problema, con un riesgo de cerca de 98 por ciento.

Este cuadro fue el resultado de por lo menos parte de lo que yo necesitaba saber cuando estaba embarazada de Finn. Yo tenía 35 cuando él nació. Con un buen resultado en su prueba, el riesgo restante de tener un problema de cromosomas era aproximadamente de 1 en 45 000. Con un resultado malo en la prueba, aunque no era seguro, las probabilidades de que se viera afectado estaban arriba de 80 por ciento.

ULTRASONIDO + PRUEBA DE SANGRE, EVALUACIÓN DEL PRIMER TRIMESTRE

La tecnología de ADN libre fetal descrita arriba se ha hecho cada vez más común, pero en el caso de muchas mujeres, su seguro no la cubre. En mi caso, yo estaba cubierta solo porque cuando tuve a Finn ya tenía 35 y, por lo tanto, era considerada de «alto riesgo». Si no tienes acceso a esta prueba, es posible que te ofrezcan una tecnología un poco más antigua con ultrasonido y un análisis de sangre que mida tus niveles hormonales.

La lectura más útil que se toma en estas pruebas es una medición de ultrasonido de la cantidad de líquido que hay detrás del cuello del bebé (se llama translucencia nucal, o NT, por sus siglas en inglés). Los fetos que tienen síndrome de Down tienen muchas más probabilidades de presentar bastante líquido atrás del cuello. Los doctores también miden los niveles de dos hormonas en la sangre de la mamá (PAPP-A y GCH). Las mujeres embarazadas cuyo bebé tiene síndrome de Down también tienden a tener niveles hormonales diferentes de aquellas cuyos bebés tienen cromosomas normales. Al comparar tus mediciones y tus niveles hormonales con los de los fetos con y sin síndrome de Down, tu doctor puede conocer la salud de tu bebé.

Los resultados de esta prueba tienen la misma estructura básica que los resultados de las pruebas de ADN libre. Tu evaluación será positiva o negativa; la primera indicará que es necesario realizar más exámenes, y la segunda indica que no se sugiere efectuar más análisis. La gran diferencia entre esta y la tecnología más nueva es la precisión.

Esta prueba detecta aproximadamente 90% de casos de síndrome de Down, frente a 99% de las pruebas más nuevas.[7,8] La tasa de falsos positivos también es mucho más alta, es casi de 6.3% (en comparación con 0.05%). Por cada 100 mujeres que se realizan esta prueba, a 6 de ellas les dirán que su evaluación es positiva y después sabrán que sus lactantes están sanos. Esto es en contraste con 5 en 10 000 en la prueba más nueva. Esto significa que el desempeño general de estas pruebas es peor.

También vale la pena notar que el desempeño de esta prueba varía en gran medida con la edad. Las tasas de detección son mucho más bajas para mujeres más jóvenes (solo casi de 85% para mujeres al final de su década de 20 años), y las tasas de falsos positivos son extremadamente altas para mujeres mayores (casi de 50% para mujeres al inicio de su década de 40 años).*

---

* Una nota técnica: esto ocurre porque tu riesgo final depende, en parte, de tu edad. Para alguien que tiene 45 años, su riesgo de referencia de tener un bebé con síndrome de Down es cerca de 1 en 30. Incluso si los resultados de su prueba se ven muy bien, todavía hay un riesgo bastante alto de que su bebé resulte afectado, solo porque su tasa de referencia es tan alta. Esto significa que a la mayoría de las mujeres de 45 años de edad que realizan esta prueba les dicen que el resultado es positivo, simplemente es algo mecánico. Solo a las mujeres de 45 años con un resultado por completo fantástico se les dice que su resultado es negativo; esto significa que, de hecho, casi todas tienen bebés sanos. Pero, por el otro lado, a muchas mujeres de 45 años con buenos resultados en la prueba les dicen que su resultado es positivo solamente por el riesgo de referencia, por lo que la tasa de falsos positivos es alta. Lo inverso es verdadero para una persona más joven. Puesto que el nivel de referencia es bastante bajo, solo si los resultados de su prueba son bastante malos, se le dirá que haga más exámenes. Pero esto significa que la tasa de detección es más baja porque a algunas mujeres con resultados bastante malos de todas formas se les dice que están bien.

Si te decides por esta opción en lugar de las pruebas más nuevas, algunos doctores te ofrecerán hacer más exámenes en el segundo trimestre, de las 15 a las 18 semanas de embarazo. En este momento se toma más sangre a la mamá y se hacen pruebas de cuatro hormonas adicionales: alfafetoproteína, GCH, estriol no conjugado e inhibina A. Los doctores utilizan estas exactamente de la misma forma en que usan los datos del primer trimestre; de hecho, por lo general combinan ambos resultados. Al considerar todo en conjunto, los doctores pueden detectar un porcentaje todavía mayor de bebés con síndrome de Down, hasta en 97% de los casos.[9]

OTROS PADECIMIENTOS

La mayor parte de la polémica sobre las pruebas prenatales se enfoca en el síndrome de Down, tal vez porque es la anormalidad de cromosomas más común. Sin embargo, este mismo procedimiento de evaluación también es eficaz para detectar la trisomía 18 y la trisomía 13 (los síndromes de Edwards y Patau, respectivamente). Estas afecciones son mucho más raras —la trisomía 18 ocurre en 1 de cada 5 000 nacimientos vivos, y la trisomía en 13 en 1 de cada 10 000—, y ambas son por lo general fatales en el primer año de vida. El riesgo de estos padecimientos también varía según la edad. El riesgo de cualquiera de los dos padecimientos antes de los 25 años es de aproximadamente 1 en 5 500, y en mujeres de 45 años es de 1 en 162.

La prueba para detectar estas enfermedades funciona justo como se describe arriba, pero mejor, pues las tasas de detección son muy buenas (mucho mejores que para el síndrome de Down), y los falsos positivos son raros. Los procedimientos de ADN libre los detectan casi a la perfección, e incluso las pruebas con tecnologías más viejas son bastante eficaces. En un artículo de 2002, dos autores del Reino Unido reportaron que la opción de ultrasonido y examen de sangre pueden detectar 95% de los casos, con una tasa de falsos positivos de 0.3%.[10] Puesto que, para empezar, los riesgos son bajos y el procedimiento de la prueba es tan eficaz, después de una buena evaluación el riesgo restante de tener cualquiera de las dos condiciones es muy, muy, reducido.

Más allá de estas condiciones (algo) comunes, existe una variedad de otros problemas cromosómicos, incluidas las deleciones de pequeñas áreas cromosómicas (a veces llamadas «microdeleciones»). Estas son individualmente raras y, en muchos casos, su impacto práctico no está claro, es decir, podemos detectarlas, pero tenemos poca idea de su verdadera importancia para la salud o de cualquier otro aspecto.

Estos problemas no serán revelados por ninguno de estos tipos de detección; para verlos debes optar por un procedimiento de detección invasivo.

Lo más importante: Parte 1

- Las pruebas de ADN libre fetal (MaterniT21, Harmony y otras) son muy precisas y pueden detectar casi 99% de los casos de síndrome de Down.
- Los falsos positivos son raros, pero llegan a ocurrir.
- Si estas pruebas no están disponibles, las pruebas con ultrasonido y exámenes de sangre del primer trimestre pueden detectar alrededor de 90% de los casos de síndrome de Down, pero con tasas más altas de falsos positivos.

MONITOREO PRENATAL INVASIVO: CVS Y AMNIOCENTESIS

Pasé una gran cantidad de tiempo en ambos embarazos investigando este tema no invasivo, y apenas había llegado a la mitad de las preguntas de Jesse. La otra opción de monitoreo (que podía hacer además de o en lugar de las evaluaciones) era una prueba prenatal invasiva, ya fuera CVS o amniocentesis. Ambos exámenes le permitirían a mi doctora (o con más precisión, a algún laboratorio) secuenciar en realidad el ADN fetal y nos dirían con certeza si los cromosomas se veían normales. Pero ambos implicaban que una aguja atravesara mi útero y, por lo tanto, traían consigo un pequeño riesgo de aborto espontáneo. Aunque yo seguía sin saber qué tan pequeño. Y no sabía mucho sobre cómo se comparaban ambas pruebas.

Los procedimientos consistían en el mismo método básico: el doctor introduce en el útero una aguja y toma una muestra de las células del bebé. Hay dos diferencias: el lugar de donde provienen esas células y en qué etapa del embarazo se realiza el procedimiento.

Dentro del útero, el bebé está rodeado por el saco amniótico lleno de líquido, el cual está lleno de las células del bebé. Para hacer una amniocentesis, el doctor inserta una aguja larga y (muy) delgada en tu barriga, y atraviesa el útero y el saco amniótico (utilizan un anestésico local para adormecerte). Toman un poco del líquido amniótico, separan las células que te pertenecen y analizan directamente los cromosomas del bebé. Este procedimiento se ejecuta por lo general entre las 16 y las 20 semanas del embarazo (hacerlo mucho antes parece aumentar el riesgo de pie equinovaro, por lo que en general se evita).[11]

La amniocentesis existe desde hace décadas. El CVS es más nuevo, se introdujo a principios de la década de 1980, pero su uso se ha incrementado desde entonces. En un examen de CVS, las células se toman de la placenta. Una vez más, el doctor inserta una aguja, ya sea por el abdomen o por el cérvix, y recoge algunas células de la placenta. Como con la amniocentesis, separan las células que pertenecen a la mamá y una vez más, analizan los cromosomas del bebé. El examen de CVS se realiza mucho antes en el embarazo, por lo general entre las 10 y las 12 semanas, antes del final del primer trimestre.

En ambos casos, los riesgos que tiene la mujer embarazada son insignificantes, y la recuperación por lo general toma solo un día o dos. Una vez que se han recolectado las células, los doctores pueden utilizar un procedimiento «rápido» (llamado *hibridación fluorescente in situ*, o técnica FISH, por sus siglas en inglés) para buscar si están presentes los problemas más comunes (trisomía 13 y 18, y síndrome de Down) y para conocer el sexo del bebé. Estos resultados están disponibles un par de días después de la prueba. Un procedimiento más completo (y más preciso) toma de una a dos semanas, en cuyo momento puedes ver el conjunto completo de cromosomas del bebé. Esto es genial (¡la primera secuencia genética del bebé!), pero contiene poca información más allá de lo que te pueden decir después de unos días, porque tener copias extra de cromosomas *que no sean* 13, 18 o 21 es muy poco frecuente.

Estas pruebas son precisas. Cualquiera de las dos mostrará con un grado de seguridad extremadamente alto si tu bebé está sano o no. Los falsos negativos o los falsos positivos son muy poco frecuentes.

Por supuesto, esta precisión es la gran ventaja de estas pruebas en comparación de las otras. En el lado negativo, existe la posibilidad de que puedan provocar un aborto espontáneo. En principio, clavar agujas en el útero definitivamente podría implicar cierto peligro. Muchas veces verás que se citan riesgos bastante altos para estas pruebas (por parte de tu doctor o en los libros conocidos de embarazo). Las cifras en el riesgo de aborto espontáneo por lo general son de 1 en 100 por CVS, y de 1 en 200 por amniocentesis.

Cuando me senté a investigar esto, el hecho más sorprendente fue que los riesgos de cualquiera de estos procedimientos son mucho más bajos que 1 en 100 o 1 en 200. Son tan bajos que es difícil siquiera adjudicarles un número, pero mi mejor cálculo fue de 1 en 800.

Podrías pensar, ¿de dónde vino este número de 1 en 200, si no de la evidencia? ¿Y por qué alguien todavía piensa que la amniocentesis es menos riesgosa, si es tan obvio que no lo es?

La respuesta a la primera pregunta es, básicamente, que los datos históricos son de mala calidad. La proporción de 1 en 200 se basa en un estudio de la década de 1970 que consideraba alrededor de 1 000 mujeres que se sometieron a amniocentesis y 1 000 controles de características similares.[12] En el grupo de amniocentesis, 3.5% de las mujeres tuvieron un aborto espontáneo. En el grupo de control fueron 3.2%. *Esta diferencia no fue estadísticamente significativa y desapareció por completo cuando se corrigió por la edad materna.* En otras palabras, esto significa que el estudio en realidad no mostró *ningún* incremento en el riesgo de aborto espontáneo por amniocentesis. Y sin embargo, nació la cifra de 1 en 200.

Esto fue reforzado por un estudio en la década de 1980 que en cierta forma hizo un mejor trabajo y sugirió un riesgo similar. Pero es difícil aun aprender algo de este estudio, en gran medida porque es viejo.[13]

Los estudios viejos no siempre son inútiles. Algunas cosas no cambian mucho a lo largo de treinta años. Pero otras cosas sí cambian, y la tecnología para realizar estas pruebas definitivamente cae en esa categoría. Los cambios más grandes tienen que ver con el uso del ultrasonido durante estos procedimientos.

El riesgo más significativo de estas pruebas es que por accidente toques al feto con la aguja; un riesgo relacionado es que la aguja atraviese la placenta, lo cual también puede provocar problemas. Lo que solía suceder es que los doctores hacían un ultrasonido antes de empezar y luego adivinaban la mejor manera de llegar a su objetivo. Si el bebé se movía, corrían el riesgo de equivocarse. Hoy los doctores normalmente ven lo que están haciendo todo el tiempo, en el ultrasonido. Esto significa que en esencia no hay riesgo, ni de tocar al bebé ni de atravesar la placenta. Además de esas mejoras, en las últimas décadas la calidad de la tecnología del ultrasonido ha aumentado notoriamente. Una mejor imagen facilita que el doctor vea lo que está haciendo y disminuye los riesgos.

Por fortuna, hay algunos estudios más nuevos de la amniocentesis. Y no es de sorprender que muestren riesgos mucho más bajos. Una prueba muy buena es la FASTER.[14] Este estudio originalmente fue diseñado para evaluar las opciones de las pruebas no invasivas, pero algunas mujeres en el estudio eligieron someterse también a exámenes invasivos.

Los investigadores compararon las tasas de aborto espontáneo en las mujeres de este estudio que se sometieron a una amniocentesis con las que también estaban en el estudio pero que eligieron no realizarse esta prueba. Las probabilidades de pérdida del embarazo antes de las 24 semanas fue de 0.94% en el grupo de control (sin amniocentesis) y de 1% en el grupo de tratamiento (con amniocentesis). La diferencia es muy pequeña —sugeriría un riesgo relacionado con el procedimiento de 1 en 1 600— y no fue significativa, lo que implica que no podemos formular la conclusión de que exista *algún* riesgo adicional para el bebé.

Otros dos estudios recientes utilizaron un diseño similar: compararon a mujeres que se habían sometido a una amniocentesis con mujeres similares que no lo hicieron, y encontraron los mismos resultados. Ninguno de los estudios demostró una diferencia en las tasas de aborto espontáneo entre los grupos que se realizaron la amniocentesis y los que no lo hicieron. Una vez más, no podemos rechazar la afirmación de que *no* hay un aumento en el riesgo por el procedimiento. Si consideramos con seriedad la magnitud de sus estimaciones, sugieren un riesgo relacionado con el procedimiento de alrededor de 1 en 800.[15]

El caso de CVS es un poco más complicado. Este procedimiento ha estado disponible durante mucho menos tiempo, y su ejecución es un poco más compleja. Esto significa que hay un componente sustancial de aprendizaje y que, a lo largo del tiempo, los riesgos de este procedimiento se han reducido conforme se ha hecho más común.

Podemos ver esto en un interesante estudio que se enfoca en comparar estos dos procedimientos en un periodo de veinte años (de 1983 a 2003) en un hospital en California.[16] Resulta claro cuánto ha avanzado la tecnología del examen de CVS. En el periodo inicial del estudio, a mediados de la década de 1980, ¡estimaban que los riesgos del CVS eran aproximadamente 20 veces más altos que con la amniocentesis! Sin embargo, para el periodo de 1998 a 2003, ambas pruebas tenían exactamente el mismo grado de riesgo, al hacer el ajuste por las características de la mamá y por el momento en que se hacía la prueba.

La edición más reciente del libro de texto más conocido de obstetricia utilizado en las escuelas de medicina [en Estados Unidos] hace una revisión de varios artículos que comparan el CVS con la amniocentesis, y concluye que los riesgos son los mismos en ambos casos.[17] Esto situaría el riesgo de aborto espontáneo por CVS también en alrededor de 1 en 800. Este bajo riesgo sería consistente con el único estudio bien diseñado que encontré, que comparaba el CVS con no hacer pruebas, y no encontró una diferencia estadística en las tasas de aborto espontáneo (de hecho, la tasa de abortos espontáneos subsecuente fue más baja para el grupo que se hizo el examen de CVS).[18]

Los datos que han salido a la luz desde que tuve a mis hijos son aún más tranquilizadores. Una revisión de 2019 argumenta que, cuando se comparan mujeres con niveles de riesgos similares, ni la amniocentesis *ni* la muestra de vellosidades coriónicas conllevan ningún riesgo detectable relacionado con el procedimiento.[19]

Sin embargo, existe una precaución en la que pensé más cuando esperaba a Finn. A medida que han mejorado las opciones de detección de ADN fetal libre de células, las pruebas de muestra de vellosidades coriónicas se han vuelto mucho menos comunes. La amniocentesis se usa para muchas cosas, además de la evaluación genética, por lo que todavía se realiza. Pero con la disminución en el uso de las muestras de vellosidades coriónicas, es posible que aumenten los riesgos relacionados con el procedimiento; sabemos por los datos anteriores que las tasas de aborto espontáneo relacionadas con el procedimiento disminuyeron a medida que el procedimiento se volvió más común. Esto no significa que el riesgo sea de 1 en 100 ni nada parecido. Pero si eliges esta opción, los datos sugieren que puede ser mejor encontrar un proveedor que haga esto de manera regular.

> ## Lo más importante: Parte 2
>
> - Las tasas de aborto espontáneo tanto para la amniocentesis como para el CVS son bajas.
> - Una estimación razonable de aborto espontáneo relacionado con el procedimiento de la amniocentesis es de alrededor de 1 en 800, aunque la mayoría de los estudios no son suficientemente amplios para permitirnos rechazar la afirmación de que no existe un riesgo mayor por este procedimiento.
> - La mayoría de los datos sugieren que los riesgos de aborto espontáneo por CVS y amniocentesis son indistinguibles.

LA HORA DE TOMAR UNA DECISIÓN

Armados con todos los datos que necesitábamos, Jesse y yo nos dispusimos por fin a tomar esta decisión. Hicimos esto primero con Penelope, y luego, cuatro años después, con Finn. Entre los partos de los dos niños yo había rebasado el mágico número de 35 y era ya de «edad materna avanzada», lo que significaba, ¡qué interesante!, que el procedimiento recomendado también había cambiado.

Históricamente, las recomendaciones para los exámenes genéticos dependían solo de la edad. A las mujeres mayores de 35 años se les ofrecían pruebas invasivas y a las que eran menores de 35 años no se las ofrecían. Esto se basa, de modo muy amplio, en una comparación de las probabilidades. Una mujer de 35 años de edad tiene un riesgo de casi 1 en 200 de concebir un bebé con algún problema cromosómico. La estimación (histórica) del riesgo de aborto espontáneo por una amniocentesis era de 1 en 200. Así que alguien decidió que el camino correcto para tomar esta decisión era comparar las probabilidades. Arriba de 35, el riesgo de un problema de cromosomas es más alto que el riesgo de aborto espontáneo, por lo que deberías hacerte la prueba. Abajo de 35, el riesgo de aborto espontáneo es más alto, por lo que no deberías hacerla.

Desde una perspectiva de toma de decisiones —caray, desde una perspectiva de lógica básica—, esto es una locura. Por supuesto, una razón es que esos riesgos están equivocados. Los riesgos de realizar pruebas invasivas en la actualidad son mucho menores que 1 en 200. Con la opción de realizar pruebas no invasivas, la gente puede saber mucho más sobre su riesgo de lo que es posible si solamente se basa en la edad. Así que ningún lado de esta «ecuación» es correcto.

Pero si tomamos distancia, hay un problema más profundo. Esta recomendación supone que todos piensan que tener un niño con un problema cromosómico es igual de malo que tener un aborto espontáneo. Esa lógica es suficiente para comparar las probabilidades. Esto no puede ser correcto; podría no ser correcto siquiera para la persona promedio, y definitivamente no es correcto para *todas* las personas. Parece en extremo probable que para algunas mujeres y familias sea preferible tener un niño con síndrome de Down que perder a un bebé sano. Otras mujeres pueden sentir que no están preparadas para lidiar con un niño con necesidades especiales y, para ellas, eso sería peor que un aborto espontáneo. Por todo esto, suponer que estas situaciones son exactamente iguales para todos no parece algo realista.

Cada vez más, las organizaciones profesionales y los libros de texto se están alejando de la recomendación para las mujeres de 35 años. Ahora sugieren que a todas las mujeres se les ofrezca la opción. Pero esto no necesariamente se traduce en una práctica; por lo menos en una encuesta reciente, 92% de los médicos ofrecieron por rutina pruebas invasivas a mujeres mayores de 35 años, y solo a 15% de mujeres menores de 35.[20] Si te ofrecen esta opción, la decisión correcta depende de ti.

Digamos que tienes 31 años y te realizas la prueba de ADN libre fetal. Con un buen resultado, el riesgo del bebé de tener síndrome de Down es casi de 1 en 100 000. El riesgo de aborto espontáneo por la amniocentesis o el examen de CVS es de alrededor de 1 en 800. Lo que necesitas decidir por ti misma es si tener de improviso un bebé con síndrome de Down sería más de 125 veces peor que tener un aborto espontáneo (eso es el resultado de dividir 100 000 entre 800). Si es así, entonces sáltate directo a la prueba invasiva, probablemente CVS, dado el momento. Si no, entonces recurre a la evaluación no invasiva. Por supuesto, no es fácil responder esta pregunta, pero *es* la pregunta que necesitas responder.

Jesse y yo le dedicamos mucho tiempo a esta pregunta (una parte incluso en persona, ya no por correo electrónico). Con Penelope, al final decidí someterme a los exámenes de ultrasonido y saltarme la prueba invasiva. El examen salió bien, nos detuvimos ahí y Penelope nació sana. Al final, no estoy segura de que esta fuera la decisión correcta desde el punto de vista de la decisión, y en un momento más adelante en el embarazo entré en pánico al pensar que debimos haber hecho pruebas más precisas.

Cuando me embaracé de Finn estaba segura de que el examen de CVS era lo que teníamos que hacer, sabía que con este embarazo necesitaba la certeza. En el lenguaje de la teoría de la toma de decisiones mencionado arriba, y en relación con la época en que estuve embarazada de Penelope, nuestras preferencias habían cambiado. El riesgo de aborto espontáneo parecía menos importante ahora que ya teníamos una hija. Y los costos asociados con un niño con necesidades especiales nos parecían mucho más altos.

Pero al final, la asesora genética me convenció de que los riesgos del examen de CVS podrían haber sido altos, dado que se realizaban con muy poca frecuencia en nuestra práctica. Señaló que la prueba de ADN libre fetal era excelente —si recibía un buen resultado en esa prueba, mi riesgo estaría más cerca de 1 en 35 000— y sugirió que esto sería suficiente. Lo pensamos largo y tendido, pero decidimos —y enfatizo que esta es una decisión muy poco común— que de todas formas eso no era suficiente para nosotros, dadas nuestras preferencias.

Al final, después de la prueba de ADN libre, decidí hacerme una amniocentesis en el segundo trimestre. Nuestro razonamiento fue que esta tenía un riesgo muy bajo, y que si la hacíamos muy al principio, todavía tendríamos tiempo de considerar nuestras opciones en el muy poco probable caso de que los resultados mostraran algo diferente al resultado de la prueba de ADN libre. Esto nos parecía bien a nosotros, aunque la asesora genética (y mi madre) pensaron que era muy poco común. Pero así es con las preferencias: no todos tienen las mismas.

9

Los sorprendentes peligros de la jardinería

«Tengo algo que decirte. Hoy noté algo en ti. No quiero que te enojes».

Jesse y yo nos estábamos preparando para dormir. Yo tenía solo casi cuatro meses de embarazo. Jesse se veía incómodo. Me imaginé que debía de tratarse de mi aspecto. ¿Era finalmente hora de empezar a usar pantalones de maternidad en lugar de solo dejarme sin abrochar mis pantalones normales? ¿Ya se me estaba hinchando la cara? Resultó ser peor.

«Tienes una cana».

Mi primer instinto fue arrancármela, y lo hice. Luego entré en pánico. ¿Y si había más? Inmediatamente levanté el teléfono para llamar al salón de belleza. Jesse me recordó sutilmente que *a)* eran las diez de la noche, y *b)* se supone que no puedes usar tinte para cabello en el embarazo. Pero, argumenté, seguro que esa restricción no se aplica en circunstancias tan terribles.

Al final fui demasiado perezosa para hacer una cita (aunque sí monitoreé cuidadosamente alguna futura aparición). Pero sabía que era probable que sucediera de nuevo, y que quizá tendría más canas.

La prohibición del tinte de cabello es solo una de la serie de restricciones que no son tan obvias desde el sentido común. ¿Nada de tintes, de jacuzzis, de jardinería? Puede ser difícil recordarlas todas, y en algunos casos ni siquiera supe que debía *pensar* en preocuparme sino hasta después de haber realizado la actividad. Cuando Penelope tenía alrededor de 7 meses de edad, uno de mis colegas chinos expresó su sorpresa (y horror) cuando supo que yo no había usado un chaleco especial durante el embarazo para proteger a la bebé de la radiación de la computadora. Tal parece que esto es muy común en China; yo ni siquiera había escuchado del tema.

Me burlé del chaleco antirradiactivo. Era obvio que no había evidencias para utilizarlo y, de todas formas, solo era un chaleco de lona. Pero me pregunté, ¿y qué hay de las restricciones que mis doctores sugirieron? ¿Eran solo las versiones estadounidenses del chaleco para proteger de la radiación?

LA ARENA DEL GATO Y LA JARDINERÍA

Cuando estaba embarazada de Penelope, tenía una gata, la Capitana Mittens. No era la gata más agradable, pero la traje al matrimonio y era responsable de cuidarla. Lo que incluía limpiar la caja de arena. Cuando me embaracé recibí un gran número de correos electrónicos (de mi madre, de mi amiga Nancy, etc.) con graves advertencias sobre el gato: «¡No limpies la caja de arena!». Algunas veces venían acompañadas de múltiples signos de admiración.

Mi doctora desdeñaba un poco esta preocupación. Me dijo que si yo ya no quería hacer esa tarea, le podía decir a Jesse que era peligroso, pero que, por ella, estaba bien. Intenté por un breve periodo endilgarle la tarea a Jesse, pero nunca la asumió. Hacía todo para proteger a la bebé, pero como siempre me lo recuerda, Captain no era *su* gato. Él quería saber exactamente por qué era un problema que yo lo hiciera.

La preocupación con la arena del gato es la toxoplasmosis. Si eso suena familiar, así debe ser: viene en el contexto de las restricciones de los alimentos, ya que la fuente más común de la toxoplasmosis es la carne cruda. Recordemos lo que ya dijimos: si ya has estado expuesta a la toxoplasmosis antes del embarazo, no hay razón para preocuparse, pero si estás expuesta por primera vez durante el embarazo, puede ser peligroso para el bebé, ya que provoca un bajo CI, problemas de visión o la muerte.

Aunque la carne cruda es la principal fuente de toxoplasmosis, también es posible contagiarse por las heces de los gatos. Eso es si tu gato ha estado comiendo carne cruda.

A pesar del énfasis en la arena del gato, las circunstancias en las que puedes contagiarte por un gato son bastante específicas. Los gatos se infectan al comer algo (como carne cruda) que les transmite el parásito. La primera vez que están expuestos, excretan huevecillos del parásito en sus heces durante varias semanas, y puedes infectarte al exponerte a ellas. Cuando el gato ya ha estado expuesto una vez, por lo general adquiere inmunidad y no se vuelve a contagiar. Esto significa que estás en riesgo si te expones a un gato la *primera* vez que este queda expuesto al parásito. Si tu gato es viejo, sin importar si se pasa afuera mucho tiempo, lo más probable es que ya se haya contagiado.

Tal vez es por esta razón que la arena de gato no es la principal fuente de infección por toxoplasmosis. De hecho, en muchos estudios no es siquiera una fuente significativa de infección. Por ejemplo, un estudio realizado con mujeres embarazadas en Europa comparó a las que tenían infección por toxoplasmosis con las que no la tenían, y analizó los comportamientos que eran más comunes entre las mujeres que se habían infectado.[1] No descubrieron evidencia alguna de la importancia de los gatos: las mujeres que tenían esta infección no tenían más probabilidades de tener un gato, limpiar una caja de arena, o tener un gato que cazara afuera. Esto podría ser desconcertante, pues sabemos que es *posible* contagiarse de esta enfermedad por las heces de los gatos. No obstante, parece probable que la mayoría de la gente que tiene gatos no los deja cazar afuera o, si lo hacen, sus gatos ya han estado expuestos antes y son inmunes.

La única salvedad es que tendrías que ser más cuidadosa si decides tener un gatito por primera vez cuando estás embarazada, en especial si le das de comer mucha carne cruda. De hecho, un estudio en Estados Unidos encontró que tener tres o más gatitos (aunque no por tener uno o dos) se asociaba con tasas más altas de toxoplasmosis.[2] Imagino la cara de Jesse si cuando yo estaba embarazada le hubiera sugerido que tuviéramos tres (¡o más!) gatitos.

Es un tanto sorprendente que, aunque la arena de los gatos parece tener un pequeño riesgo, hay un peligro significativo de contagiarse de toxoplasmosis por dedicarse a la *jardinería*. Ese estudio que se llevó a cabo en Europa y que fue tranquilizador en cuanto a los gatos, encontró una fuerte relación entre la toxoplasmosis y trabajar con tierra. Esto sugiere que si estás planeando dedicarte a la jardinería mientras estás embarazada, deberías usar guantes, y tal vez considerar usar una mascarilla para evitar inhalar cualquier partícula.

Debí olvidarme de pedirle a Jesse que limpiara la caja con la arena, mejor debí haberlo presionado para que él plantara las flores.

TINTE PARA EL CABELLO

La principal preocupación con el tinte para cabello es que los químicos tóxicos del tinte afectarán al bebé. En dosis muy altas, algunos de los componentes químicos del tinte para cabello pueden aumentar las anomalías congénitas en roedores. También pueden provocar cáncer (una vez más, en ratas). En principio, por supuesto, esta es una preocupación, pero es un poco forzado comparar el efecto de inyectarle directamente a una rata preñada altas dosis de químicos todos los días durante el embarazo y compararlo con tres o cuatro incidentes de exposición tópica (que es lo que sucede cuando te tiñes el cabello).[3]

Los estudios en humanos en general no han demostrado asociación alguna con un incremento en el riesgo de trastornos congénitos. Un par de estudios pequeños han sugerido un vínculo con el cáncer en la niñez, aunque estudios más amplios no lo han confirmado. En general, la evidencia de las ratas no parece tener un vínculo humano.[4]

Además de las anomalías congénitas y del cáncer, un estudio que comparaba a estilistas suecas con el resto de la población sueca mostró un pequeño, pero estadísticamente significativo, aumento en el peso bajo de los bebés que nacieron entre las estilistas.[5] Puesto que las estilistas trabajan con tinte para cabello más de lo que lo hace la persona promedio, este descubrimiento llevó a la preocupación de que posiblemente dosis altas de tinte para cabello afectan el peso del bebé al nacer. Al final, este descubrimiento no fue respaldado por otros estudios, y parece probable que hubieran influido otros factores del oficio en el resultado (por ejemplo, el hecho de que las estilistas pasan todo el tiempo de pie).

Hay un número de estudios detallados sobre este tema, y todos argumentan de forma bastante convincente que no hay razón para preocuparse por el uso del tinte para cabello en cualquier momento del embarazo.[6] De hecho, incluso el Colegio Estadounidense de Obstetras y Ginecólogos sugiere que está bien teñirse después del primer trimestre. Para ser justos, yo creo que tal vez deberías evitar inyectarte tinte para cabello durante el primer trimestre (o en realidad en cualquier momento). Quitarse algunas canas o retocar las raíces es una historia diferente.

CUIDADO DE LA PIEL

No quiero presumir, pero yo fui una adolescente muy precoz desde el punto de vista cutáneo. En cuarto grado, cuando la mayoría de los niños solo soñaban con su primer grano, yo ya tenía la cara llena de ellos. En quinto grado había avanzado a las citas dermatológicas, donde considerábamos a los sospechosos habituales: lavado con peróxido de benzoilo, Retin-A, tetraciclina. Ninguno de ellos funcionó.

Sin embargo, en sexto grado finalmente llegué a lo bueno: Accutane. Recuerdo que mi médico se mostró algo reacio a prescribirlo, por mi edad. Pero lo hizo, y funcionó. En verdad funcionó. Fue horrible, por un lado, recuerdo que la piel de mis labios se descarapelaba, pero también me cambió la vida por completo. Después de unos meses, mi acné desapareció mágicamente, lo que me permitió darme cuenta de que la razón por la que no era popular no era, de hecho, mi acné.

Algo que recuerdo con claridad al tomar Accutane es que venía en un blíster, y en la parte de atrás de cada píldora, cuando la sacaba, había una pequeña imagen de una mujer embarazada con una gran «X». Un recordatorio diario de que no se debe tomar Accutane si se está embarazada.

El Accutane pertenece a una clase de medicamentos llamados retinoides. (Accutane es el nombre de la marca; la molécula es isotretinoína, y también viene en forma genérica). La molécula está estrechamente relacionada con el ácido retinoico, un derivado de la vitamina A que controla el desarrollo del embrión. Quizá por esta razón, la exposición a la isotretinoína durante el embarazo se asocia con defectos de nacimiento.

Esta asociación es muy fuerte y aterradora, y se conoce desde hace mucho tiempo. Un artículo de 1985 publicado en el *New England Journal of Medicine* informó sobre 154 embarazos con exposición a Accutane.[7] De estos, 95 resultaron en abortos electivos. De los 59 restantes, hubo 12 abortos espontáneos y 21 bebés nacieron con defectos de nacimiento graves. Esta es una incidencia extremadamente alta de problemas, y el resultado es que Accutane como medicamento está en la Categoría X del embarazo, y las mujeres que lo toman deben estar en control de la natalidad.

Por otro lado, existen medicamentos para el acné que se consideran seguros durante el embarazo. La opción segura más común es el peróxido de benzoilo (en enjuague o crema), ya sea solo o en combinación con un antibiótico oral (por lo general, eritromicina o clindamicina). Estos dos antibióticos pertenecen a la Categoría B del embarazo, lo que significa que se ha demostrado que son seguros en humanos. El peróxido de benzoilo es de categoría C, lo que significa que la seguridad se ha establecido de manera menos concreta, pero sabemos que se absorbe muy poco en el sistema y se metaboliza por completo. La conclusión es que esta combinación casi siempre es segura.

Luego, a medio camino tenemos un tema más complicado: los retinoides tópicos, es decir, medicamentos que están relacionados (en términos moleculares) con el Accutane, pero que se usan por vía tópica en lugar de ingerirse. Hay dos moléculas de fármacos específicos: tretinoína (marcas: Retin-A, Avita, etc.) y tazaroteno (marcas: Tazorac y Fabior). El tazaroteno pertenece a la categoría X del embarazo, lo que significa que nunca se recetaría. Pero la tretinoína tópica es de categoría C, lo que la hace más factible. Pero ¿es una buena idea usarlos?

¿Por qué esto es un tema complicado? Por un lado, *sabemos* que los retinoides orales son muy, muy peligrosos. Esto, como es natural, llevaría a uno a evitar estos medicamentos en cualquier forma, oral o no. Por otro lado, cuando se usa un medicamento en la piel, se absorbe mucho menos en el torrente sanguíneo que si se toma un medicamento por vía oral, y el cuerpo puede metabolizar la molécula de manera segura en cierta concentración (de todos modos, está presente en algunos niveles). Por lo tanto, es posible que los retinoides sean seguros si se usan por vía tópica.

Al final, todo se reduce a los datos. Lo que tenemos es algo tranquilizador, pero bastante débil, a fin de cuentas. Un metanálisis de 2015 analiza la exposición en el primer trimestre (la mayoría accidental) a estos medicamentos.[8] Incluso agregando múltiples estudios, solo hubo 654 mujeres expuestas, comparadas con 1 375 controles no expuestos.

Este metaanálisis no encontró consecuencias significativas que causaran defectos de nacimiento, aborto espontáneo, muerte fetal o bajo peso al nacer. Sin embargo, en realidad no hay suficientes datos para hacer esta declaración de «sin efectos secundarios» con confianza. Lo que encontraron es que las mujeres que están expuestas a estos medicamentos tienen 20% más de probabilidades de tener un bebé con un defecto congénito importante. Esto es en realidad un efecto bastante grande. Pero no tienen suficientes datos para descartar estadísticamente la posibilidad de que no exista el efecto. Así que solo nos queda decir que los datos son consistentes con el hecho de que no haya consecuencias negativas, pero también consistentes con grandes consecuencias negativas.

Al final, el metaanálisis argumenta que la falta de precisión estadística, combinada con lo que sabemos sobre las formas orales de estos medicamentos, significa que no es una buena idea recetarlos a mujeres embarazadas. Por otro lado, si estás usando Retin-A y quedas embarazada por accidente, no entres en pánico. (Por el contrario, a las mujeres que quedan embarazadas accidentalmente mientras toman Accutane a menudo se les recomienda interrumpir el embarazo).

Si tienes problemas con el acné antes o durante el embarazo, algunas de las opciones aquí se reducirán a tus preferencias. Como muchos aspectos del embarazo, hay una tendencia hacia un enfoque de «precaución a toda costa» y «mejor no te arriesgues». Este enfoque puede hacer que evites *todo* tratamiento: antibióticos, peróxido de benzoilo, etc. Los datos no sugieren que esto sea necesario; algunos tratamientos son seguros. Además, este enfoque ignora el hecho de que el acné puede ser debilitante, doloroso e incómodo.

Este último hecho llevará a algunas mujeres a considerar y usar retinoides tópicos, que son, sinceramente, mucho más efectivos que el lavado con peróxido de benzoilo. Y debo decir que sí es posible encontrar fuentes que se basan en la evidencia anterior para decir que los retinoides tópicos son seguros. No creo que sea una posición insostenible, pero pone mucho peso en un conjunto muy limitado de evidencia.

¿Y qué hay de otros productos? ¿Ácido salicílico? ¿Ácido glicólico? ¿Protector solar? ¿Autobronceadores? La clave para analizarlos es darnos cuenta de que, en realidad, podemos observar su absorción a través de la piel. Es decir, puedes preguntarte (usando evidencia en personas no embarazadas), ¿en qué medida se absorben los ingredientes activos? Si no se absorben, o si no son cantidades significativas, no hay forma de que afecten al bebé.

Un artículo muy útil de 2011 resume la evidencia existente sobre una gran cantidad de productos tópicos, con resultados bastante tranquilizadores.[9] Los productos como el ácido salicílico, el ácido glicólico, los protectores solares y los autobronceadores se absorben a través de la piel solo en cantidades muy leves. La evidencia sugiere que son seguros. El artículo solo da una advertencia: la hidroquinona, un producto para aclarar la piel, se absorbe en concentraciones significativas a través de la piel. Aunque no se ha demostrado que tenga efectos adversos en el feto, la alta tasa de absorción sugiere que se debe tener precaución.

JACUZZIS, TINAS Y YOGA A ALTAS TEMPERATURAS

Cuando estaba por terminar este libro les pedí a mis amigas cercanas sus comentarios de lo que querían saber realmente sobre el embarazo. Mi amiga Katie, que todavía no estaba embarazada, fue categórica: yoga a altas temperaturas. Le dije que el libro ya hablaba del yoga común, pero insistió: «¿qué hay del yoga *caliente*?». ¿Era un error?

Resulta que por lo menos un poco de yoga a altas temperaturas no es bien visto durante el embarazo. Esto es por la misma razón por la que se prohíben los baños muy calientes o los periodos extendidos en un jacuzzi: se ha sugerido que elevar la temperatura de tu cuerpo durante los primeros meses del embarazo puede conducir a trastornos congénitos. Cierta evidencia de esto proviene de un estudio[10] de 2011. Los autores identificaron alrededor de 11 000 bebés con trastornos congénitos y 7 000 sin ellos. Compararon el comportamiento de sus madres durante el embarazo y analizaron si las madres de los bebés con trastornos congénitos podrían haberse bañado en jacuzzis al inicio de su embarazo.

Los autores consideraron 17 trastornos congénitos. En dos de ellos (un problema intestinal llamado gastrosquisis y un defecto del tubo neural llamado anencefalia) encontraron una relación con el uso de jacuzzi. Por sí solo, es un poco difícil formular conclusiones seguras partiendo de esto. Es posible que estos hallazgos solo aparecieran por casualidad porque los autores estaban analizando demasiados resultados. Sin embargo, otros estudios encontraron los mismos efectos en los defectos del tubo neural.[11] Esta conexión está respaldada por estudios en animales, que pueden realizarse en un ambiente más controlado (los investigadores aumentan al azar la temperatura de algunas hembras preñadas).

En conjunto, esto hace que parezca bastante probable que la temperatura elevada en el primer trimestre aumente el riesgo de defectos congénitos, como espina bífida y anencefalia. Esto significa que cualquier cosa que aumente tu temperatura incrementa ese riesgo: fiebre, el uso de un jacuzzi, baños en tina con agua muy caliente y, sí, yoga a altas temperaturas.

Probablemente es importante notar que la preocupación real es en el aumento de la temperatura corporal por arriba de los 38.3 grados Celsius aproximadamente. Los jacuzzis por lo general se regulan a 40 grados, como el Bikram Yoga. Pasar tiempo haciendo ejercicio en un ambiente de 40 grados puede aumentar tu temperatura corporal. Pero un jacuzzi menos caliente o una versión más fresca de yoga a altas temperaturas (algunos solo están a 29 o 32 grados) estaría bien. Además, la preocupación por el defecto del tubo neural se limita al primer trimestre; al final de ese periodo la formación del tubo neural está completa.

Tal vez te preguntarás entonces, ¿y qué pasa con los días muy calurosos? ¿Es lo mismo? No pude encontrar estudios sobre los días muy calurosos y los defectos congénitos, pero hay algunas evidencias de España sobre el efecto del calor en el parto. Los autores encontraron que los días muy calurosos parecían propiciar que las mujeres empezaran antes la labor de parto (por 5 días, más o menos).[12] Es posible que el jacuzzi o el yoga a altas temperaturas tuvieran también este efecto más adelante en el embarazo, aunque no es algo que incluyan en este estudio. Quizá la conclusión es que si en la calle hace 40 grados Celsius y tienes 36 semanas de embarazo, ¡mejor permanece en casa!

¿SEXO SEGURO?

Muchas mujeres se preguntan si es seguro tener relaciones sexuales durante el embarazo. ¿Golpea él al bebé? Resulta que en realidad no necesitamos investigación aquí, es suficiente con entender la mecánica. Cuando estás embarazada, el bebé está dentro de un saco de líquido en el útero, protegido por el cérvix, que está cerrado. Tener relaciones sexuales no lo afectará para nada; si quieres hacerlo, adelante.

Pero dos advertencias. El cérvix es un poco más sensible durante el embarazo, y si tu pareja lo golpea durante la relación sexual, podrías sangrar un poco; esto es normal y no es algo por lo que debas preocuparte en absoluto. Segundo, conforme avanza tu embarazo, la socorrida posición del misionero tampoco va a funcionar. ¡Será necesaria la creatividad!

VIAJAR EN AVIÓN

Antes de que llegara Penelope yo viajaba bastante, principalmente por trabajo. Mi primer vuelo ya embarazada fue cuando tenía cerca de tres días de haber concebido. Mi último viaje fue a las 34 semanas, para el cumpleaños de una amiga. Antes del último viaje tuve que conseguir una nota de mi doctora por temor a que no me dejaran pasar por la puerta de embarque: muchas aerolíneas no te permiten volar después de las 36 semanas. Yo creo que esto es básicamente porque les preocupa que puedas dar a luz en pleno vuelo.

Pero antes de las 36 semanas por lo general no hay restricciones para viajar en avión, ni de tu doctor ni de las aerolíneas. El Colegio Estadounidense de Obstetras y Ginecólogos opina que viajar en avión está bien. Sugieren que uses el cinturón de seguridad y que, si es necesario, pidas una extensión del cinturón (yo apenas me libré de hacerlo en ese último vuelo).

Y, a pesar de esto, la gente se preocupa por la radiación (¡tal vez debí haber viajado con un chaleco puesto!).

Estás expuesta a la radiación cósmica todo el tiempo, pero cuando viajas en avión, los niveles de radiación son más altos que en el suelo porque hay menos atmósfera para protegerte. En general, hay un límite recomendado para la exposición a la radiación a lo largo de tu embarazo (técnicamente, es 1 msv, pero quizá eso no tenga mayor significado para ti de lo que tiene para mí).

Tal vez esto sea muy conservador. Basándonos en fuentes de exposición a la radiación que no proviene de las aerolíneas (por ejemplo, los rayos x), sabemos que puede aumentar el riesgo tanto de aborto espontáneo como de defectos congénitos, pero solo a niveles de exposición aproximadamente 20 veces más altos que el límite recomendado. No obstante, hay alguna evidencia de un riesgo mayor de cánceres en la niñez en niveles más bajos que este. Un grupo de estudios sugirió que la exposición al doble del límite recomendado aumentaría el riesgo de que los hijos tuvieran un cáncer fatal de 1 en 5 000.[13]

A menos que viajes con mucha frecuencia, no es probable que llegues ni al límite más conservador de exposición a la radiación. Un vuelo de Chicago a Boston te daría cerca de 1% del límite. Los vuelos internacionales largos son peores: el viaje más largo disponible proporciona alrededor de 15% del límite. Esto podría parecer mucho (si haces más de tres viajes redondos de Nueva York a Tokio, rebasas el límite), pero vale la pena tener en cuenta que esto es menos de 1% del nivel en el que existe un riesgo real demostrado de defectos congénitos o de aborto espontáneo.[14]

Además, por lo menos un estudio que comparó los resultados de los bebés de las mujeres que viajaron, y los de las mujeres que no lo hicieron durante su embarazo, no encontró diferencias en cuanto a partos prematuros, pérdida fetal, o admisión a la unidad de cuidados intensivos neonatales (UCIN).[15]

Si viajas mucho en avión por tu trabajo —digamos un par de vuelos a la semana— o si eres azafata, es posible que alcances el límite de radiación de 1 mSv. En Europa, las azafatas tienen la restricción de volar en rutas más limitadas durante el embarazo para evitar esto; en Estados Unidos no hay restricciones legales, pero podría ser prudente limitar la exposición hasta cierto punto. Si te preocupan tus vuelos en particular, la página web de la Administración Federal de Aviación [FAA, por sus siglas en inglés] ofrece un método para calcular la exposición a la radiación por cada vuelo, lo que puedes utilizar para calcular tu exposición total.

¿Y qué hay de los escáneres corporales en el aeropuerto? Una vez más, estos trabajan con rayos X, y por lo tanto implican cierta exposición a la radiación. Estos niveles de exposición son bastante pequeños —tal vez del orden de 0.01% del límite de 1 mSv—, por lo que tal vez no sean algo de lo que debas preocuparte. En la práctica, por lo menos por ahora, la mayoría de los aeropuertos tienen detectores normales de metales y escáneres de cuerpo entero, y a las mujeres embarazadas por lo general las dirigen a la opción que no es de rayos X. Si esto te preocupa, siempre puedes optar por una inspección manual. No es agradable, pero no tiene radiación.

Lo más importante

- Cambiar la arena del gato está bien (asegúrate de lavarte las manos después)...
- ...pero hacer jardinería se asocia con un riesgo más alto de toxoplasmosis. Deberías evitarlo.
- ¡Píntate las canas! Las preocupaciones por el tinte de cabello son exageradas.
- Elevar demasiado tu temperatura en el primer trimestre —sea por una fiebre, un jacuzzi o algún tipo de yoga a superal-

tas temperaturas— puede llevar a un incremento del riesgo de defectos del tubo neural, como la espina bífida.

- Está perfectamente bien realizar cierta cantidad de viajes en avión. Si trabajas en un avión podrías considerar un calendario modificado.

PARTE 3

El segundo trimestre

10

¿Comer por dos? Ya quisieras

Cuando estaba escribiendo este libro hablé con muchas mujeres que estaban embarazadas o que lo habían estado —amigas, familia, mi agente, colegas—. Casi sin excepción, lo primero que querían saber era si el libro hablaría del aumento de peso durante el embarazo. Todas tenían alguna historia sobre cómo su doctor les hacía la vida difícil por su peso, más que nada por aumentar demasiado. Incluso una mujer me dijo que cambió a una partera porque su doctor hacía comentarios demasiado frecuentes sobre su aumento de peso.

Hay un mito popular persistente (en el cual creen casi todos los hombres que conozco, así como muchas mujeres que todavía no están embarazadas) que dice que la mujer embarazada come por dos. Las mujeres que se pasan toda la vida a dieta, vigilando cada caloría, llegan al embarazo pensando que será la única vez en la que podrán comer con desenfreno. Y luego se instala la realidad: no solo es que la cantidad de peso que debes aumentar es limitada, sino que alguien literalmente te vigila y comenta sobre tu peso cada dos semanas.

No me pareció que el peso fuera algo tan grave en el primer trimestre —como todas las demás, tenía demasiadas náuseas para comer mucho de cualquier cosa—; pero alrededor de las 12 o 14 semanas empecé a notar que mi tamaño estaba aumentando un poco.

GUÍA DE AUMENTO DE PESO DEL INSTITUTO DE MEDICINA DE ESTADOS UNIDOS

El aumento de peso sugerido en el embarazo —por lo menos de acuerdo con los estándares de tu doctor y del Instituto de Medicina de Estados Unidos— varía según el peso con el que empiezas. Aquí hay una referencia de consulta rápida:

	Aumento de peso sugerido (kilos)
Bajo peso (IMC<18.5)	12.5-18
Peso normal (IMC 18.5-25)	11.5-16
Sobrepeso (IMC 25-30)	7-11.5
Obesidad (IMC>30)	5-9

¿Por qué importa dónde empiezas? Piénsalo de esta manera: si tienes un peso normal y no estás embarazada, los doctores por lo general te sugerirán que conserves tu cantidad de ingesta de alimentos. Agrégale un embarazo a la mezcla y necesitas comer un poco más (no el doble, pero sí como 300 calorías más al día), que asciende a 11.5 a 16 kilogramos en el curso del embarazo.

Si tienes sobrepeso u obesidad y no estás embarazada, los doctores te recomendarían que redujeras la cantidad de calorías para perder peso. Agrégale las mismas 300 calorías del embarazo a eso, y el aumento total en calorías es menor. Esto equivale a ganar menos de 11.5 a 16 kilogramos.

En algún momento tuve que empezar a usar mis pantalones más amplios, pero muy pronto esos ya tampoco me quedaban bien. Empecé a temer ir al doctor, porque sabía que había un riesgo de recibir un largo sermón sobre mi peso. Tal vez solo me sentía así, pero parecía que la consulta común del segundo trimestre implicaba tres minutos de monitoreo real del bebé y por lo menos diez en temas relacionados con el peso: cuánto había aumentado en total, la tasa de aumento, si estaba realmente haciendo ejercicio y demás.

Lo que me pareció más frustrante de esto fue que en realidad estaba tratando de hacer lo correcto. Me pesaba con cuidado todos los jueves en la mañana, antes de comer nada, en una báscula digital calibrada correctamente. Vigilaba lo que comía. Y después de otro sermón, dejé de comer dulces. Incluso hice que Jesse me vigilara y evitara que yo comiera postre. Y, definitivamente, eso es algo que no quieres que tu esposo haga cuando estás embarazada.

Yo sentía que iba bastante bien. Pero las mediciones de la doctora parecían aleatorias, algunas veces estaba de acuerdo conmigo y otras no. Entre las 17 y 20 semanas subí 1.8 kg, de acuerdo con mis mediciones, y nada de acuerdo con la doctora. Después, entre las 20 y 24 semanas aumenté 2.3 kg según mis mediciones, y *4.5 kg* según las de la doctora. Esto condujo a un largo sermón: ¡4.5 kg en cuatro semanas! ¿Por qué me la pasaba sentada frente a la televisión comiendo chocolates todo el día?

Traté de explicarle que esa medición de la semana 20 a la 24 debía estar equivocada, e incluso según sus datos, pues si consideraba todo el periodo de la semana 17 a la 24, yo en realidad iba bien. Mi obstetra escuchó y luego hizo una pequeña nota en mi expediente. Quiero pensar que decía «Medición previa equivocada», pero probablemente era algo más como «Beligerante y se rehúsa a admitir su abuso de galletas».

Después de eso intenté engañar al sistema con mis zapatos. Si me sentía especialmente delgada, no me quitaba los zapatos mientras me pesaban; si no, me los quitaba. Si mi peso era alto, solo decía «¡Ay, creo que hoy me puse los zapatos pesados!». Esto fue sorprendentemente eficaz, aunque tal parece que no debió haber sido siquiera necesario.

Pero hay un asunto más profundo que la medición aleatoria. Nunca recibí una razón clara de por qué debía preocuparme. Después de todo, empecé con buen peso, en el rango normal de IMC. Después aprendí que, a pesar de todo el monitoreo y la preocupación, más de la mitad de las mujeres tienen un aumento de peso mayor que la cantidad recomendada. La mayoría de estas mujeres parece verse bien después, y tienen bebés perfectamente normales. ¿Entonces por qué estaba yo evitando las galletas?

AUMENTO DE PESO Y PESO POSTERIOR: EL TUYO Y EL DE TU BEBÉ

El peso de la mamá después del embarazo

La primera preocupación sobre el peso es que, si lo aumentas, lo tienes que bajar y, a la larga, tener sobrepeso puede ser malo para tu salud. Es cierto que muchas mujeres tienen dificultades para bajar de peso después del embarazo y terminan conservando por lo menos unos cuantos de esos kilos del embarazo.

Un estudio en el Reino Unido descubrió que las mujeres que habían aumentado la cantidad de peso recomendada durante el embarazo terminaron pesando 2 kg de más por seis meses después del parto, y las que habían aumentado más de la cantidad recomendada terminaron casi 8 kg arriba de su peso.[1] Las buenas noticias son que esto puede durar poco tiempo, por lo menos para la mayoría de las mujeres: un estudio más reciente encontró que 90% de las mujeres que empezaron con un peso normal habían regresado a un rango de peso normal hacia los 24 meses después del parto, sin importar cuánto peso habían aumentado durante el embarazo.[2]

No creo que esto necesite gran discusión. ¿Por qué? Bueno, porque en primer lugar, la mayor parte de la investigación no es muy informativa. Retener peso después del embarazo está estrechamente relacionado con tener sobrepeso u obesidad antes del embarazo. Pero esto significa que en los estudios es muy difícil separar el efecto que tiene el peso previo al embarazo en la pérdida de peso posterior, partiendo del efecto que tiene el aumento de peso durante el embarazo en la pérdida posterior de peso.

Lo más importante es que todas intentamos bajar de peso de vez en cuando. Tal vez sabes lo difícil que resulta lograrlo. Si por lo general te va bien bajando de peso, lo más probable es que te pase lo mismo después del bebé. Si no, podría costarte más trabajo. Este es un libro sobre tener un embarazo saludable y un bebé saludable, y no sobre la pérdida de peso. Dejaremos el tema a otro autor, o por lo menos a otro libro.

El peso de tu hijo a lo largo de su vida

Conforme la «epidemia» de obesidad se ha difundido en Estados Unidos, algunos investigadores han empezado a enfocarse en la posibilidad de que las condiciones en el útero contribuyan a la obesidad infantil. No cabe duda de que la obesidad entre jóvenes ha aumentado: alrededor de 20% de niños y adolescentes hoy son obesos, en comparación con menos de 5% en la década de 1960.[3] ¿Es posible que las tasas más elevadas de incremento de peso materno durante el embarazo hayan contribuido a este aumento? Al comer esos hot cakes de más, ¿estás condenando a tu hijo a una vida a dieta?

Es posible.

El principal mecanismo biológico por medio del cual esto podría ocurrir es la resistencia a la insulina. Es posible que el aumento excesivo de peso durante el embarazo pudiera estimular al feto para producir más insulina, lo que daría como resultado que el bebé tuviera un peso mayor al nacer, tolerancia limitada al azúcar, y después aumento de peso. Los investigadores han demostrado que esto en realidad ocurre en ratones, y su teoría es que podría también ocurrir en humanos. Sin embargo, resulta difícil demostrar de manera conclusiva si esto ocurre con las personas. La correlación entre la obesidad infantil y el aumento de peso materno se ve en muchos estudios. No obstante, es en extremo difícil demostrar que *guardan una relación de causa y efecto.*

Seamos claros sobre lo que estamos tratando de deducir aquí. La decisión que estaba tomando cuando estaba embarazada era cuánto

peso aumentar durante el embarazo. No es probable que esta decisión tenga un efecto en algún otro momento de la vida de mi hija.
Definitivamente no cambiará sus genes, pero tampoco es probable
que cambie cualquier otra cosa sobre la manera en que come nuestra
familia después, o cuánto dinero gastamos en comida, o cuánto ejercicio haga. Pero todos estos otros factores tienen efectos inmensos
en la obesidad infantil (y en la edad adulta). Más aún, muchos de
ellos están estrechamente relacionados con el aumento de peso en
el embarazo.

Piénsalo de esta forma: las mujeres con sobrepeso tienen más
probabilidades de aumentar más de la cantidad de peso recomendada durante el embarazo. Y tienen más probabilidades de tener hijos
con sobrepeso. Pero ¿esto es por el aumento de peso? ¿O es porque
los hábitos alimenticios que llevaron a las mujeres a tener sobrepeso
son los mismos que llevaron a sus hijos a tener sobrepeso? ¿O porque
la mamá le transmite su metabolismo a su hija? Todas son expli-
caciones posibles, pero solo la primera es algo que puedes cambiar
durante el embarazo.

Este problema básico hace que sea casi imposible imaginar cómo
podríamos realmente responder esta pregunta sobre el aumento de
peso y la obesidad adelante en la vida. Es seguro que un estudio
aleatorizado sería maravilloso —recomendar a algunas mujeres que
aumente mucho peso y a otras que no aumenten casi nada—, pero
nos vamos a topar una vez más con problemas en nuestra revisión
ética. Sin esto, nuestra mejor apuesta es buscar entre los estudios
para encontrar los mejores, con la salvedad de que nada va a resultar
realmente convincente.

Uno de los mejores artículos sobre el tema proviene de un estudio
muy prolongado que se realizó con 2 500 niños daneses nacidos entre
1959 y 1961.[4] Este estudio comenzó con 4 200 madres, y para cuando
nacieron sus bebés, recolectaron información sobre el peso antes del
embarazo y el aumento de peso durante el embarazo, junto con otras
variables. Los investigadores les dieron seguimiento por lo menos a
algunos de los niños hasta la época actual: el artículo se publicó en

2010 ¡e incluye datos del IMC de los hijos hasta la edad de 42 años! (Un recordatorio: el IMC es el peso en kilogramos dividido entre la altura en metros cuadrados; 18 a 25 es «normal»).

En cada edad que los autores analizaron, el IMC era más alto en la gente cuyas madres habían aumentado más de peso durante el embarazo. En promedio, para cada kilo que subió de peso la mamá, el IMC aumentó alrededor de 0.03, y esto continuó durante la edad adulta. Este estudio es bastante bueno, y la habilidad para seguir a las personas hasta la edad adulta es genial. Por supuesto, no carece de problemas. Por un lado, los rangos de aumento de peso son muy pequeños; el extremo superior del rango en este estudio es de más de 16 kg, y un porcentaje relativamente pequeño de las personas aumentan en ese rango. ¿Qué pasa si subes 36 kg durante el embarazo? No vas a obtener la respuesta aquí. También está el tema obvio: para empezar, hay algunas diferencias entre las mujeres, lo que podría ser lo que produjo estos resultados.

Pero digamos que tomamos estas conclusiones al pie de la letra: parece ser que si subes más de peso, el peso de tu hijo aumentará más adelante. Sin embargo, este efecto es minúsculo. Si aumentas 4.5 kg más que la recomendación durante el embarazo, aumentarías el IMC esperado de tu hijo solo 0.13. Si tu hijo mide 1.67 m, esto es un aumento en peso de 67.6 kg a 68 kg. Para mí, eso es lo mismo que el peso antes y después de desayunar.

Hay otros estudios que muestran resultados similares. El aumento de peso importa, pero los cambios son pequeños. Un kilo o dos aquí o allá.[5, 6, 7]

Al final, yo no estaba especialmente convencida de que ninguno de los estudios sobre este tema demostrara evidencia de causa y efecto. Pero aunque los efectos *fueran* de este tipo, no parecía ser importante. Los efectos eran minúsculos. En la escala de todo lo demás que pudiera hacer para afectar el peso de mi hijo, esto simplemente no era muy significativo.

Lo más importante

- Lo que aumentes tendrás que bajarlo (por lo menos, si quieres regresar a tus condiciones previas al embarazo). La mayoría de las mujeres son capaces de hacer esto, aunque les toma algunos meses (no te presiones).
- Los efectos de tu aumento de peso en el peso posterior del niño son extremadamente pequeños, si es que existen.

Lo que realmente marca la diferencia: aumento de peso y el peso al nacer

Preocuparte por el efecto a largo plazo del aumento de peso en el embarazo tal vez no valga la pena. Pero de todas formas, el peso podría importar en el corto plazo. De hecho, sí importa de una forma significativa: el aumento de peso durante el embarazo se relaciona muy de cerca con el peso de tu bebé al nacer. Mientras más subes de peso, más probable es que tu bebé sea más grande *en relación con el momento de su nacimiento*.

Si todo lo demás es igual, mientras más tiempo pase tu bebé en el útero, más grande será. Un bebé que nazca a las 42 semanas será más grande de lo que habría sido si hubiera nacido a las 37 semanas. Esto es normal, y por lo general está bien: hay un gran rango de peso sano para los bebés, de menos de 2.7 kg a bastante arriba de 4.5 kg.

Lo que más preocupa a los médicos es cuando un bebé es muy pequeño o muy grande en relación con el tiempo que pasa en el útero. Los bebés en cualquiera de estas categorías tienen un riesgo mayor de tener varias complicaciones: problemas para respirar, resistencia a la insulina y problemas del corazón, entre otros. A los bebés que son muy grandes en relación con la cantidad de tiempo que pasan en el útero se les llama *grandes para su edad gestacional* (GEG); a los bebés que son muy pequeños se les llama *pequeños para su edad gestacional* (PEG).

El peso del bebé al nacer se relaciona con el aumento de peso en el embarazo. Si te alejas mucho de los parámetros del aumento de peso, tienes mayores probabilidades de tener un bebé que sea GEG o PEG.

Esto es bien sabido, y lo ha sido durante mucho tiempo. Cuando mi *mormor* (abuela en sueco) estaba embarazada de mi mamá, le dijeron que mantuviera en el mínimo su aumento de peso. Esto haría que el bebé fuera pequeño y que el parto fuera más fácil. Siguió este consejo y mi mamá pesó solo cerca de 2.7 kg al nacer. No es claro si este consejo es muy bueno. También le dijeron que amamantar era solo para los inmigrantes pobres, y como ella era eso, ¡resultó ser una fortuna para mi madre!

También es fácil ver en los datos la conexión entre el aumento de peso y el peso del bebé. En Estados Unidos, el aumento de peso durante el embarazo muchas veces se registra en las actas de nacimiento de los bebés, y los estudios sobre esto demuestran una estrecha relación con el peso al nacer. Te presento un estudio reciente de aproximadamente 500 000 partos en Florida.[8] El estudio dividió a las mujeres según su aumento de peso, y la siguiente gráfica muestra la probabilidad de tener un bebé anormalmente grande o anormalmente pequeño para las mujeres que subieron de peso la cantidad recomendada, 4.5 kg menos y 4.5 kg más.

Aumento de peso, bebés grandes y bebés pequeños

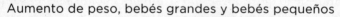

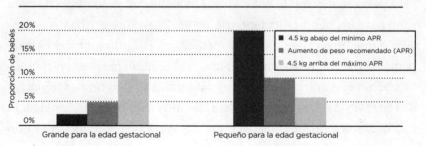

Esta gráfica utiliza los datos de las mujeres con peso normal del estudio, pero el patrón es exactamente el mismo para las mujeres que empezaron con sobrepeso o que estaban bajas de peso.

En comparación con las que aumentan la cantidad recomendada de peso, las mujeres que aumentan menos de lo recomendado tienen menos probabilidades de tener bebés que sean grandes para la edad gestacional, pero tienen más probabilidades de tener bebés que sean pequeños. Por otro lado, las que aumentan más de lo recomendado tienen más probabilidades de tener bebés anormalmente grandes, y menos de tener bebés pequeños.

Estos efectos son grandes. Comencé mi embarazo con un peso de casi 68 kg. Si aumentaba de peso en el rango recomendado (de 11.5 kg a 16 kg), mis probabilidades de tener un bebé anormalmente grande eran de alrededor de 5%, y mis probabilidades de tener un bebé anormalmente pequeño estaban alrededor de 10%. Si aumentaba 4.5 kg *menos* de lo recomendado (¡ja!, no era probable), mi probabilidad de tener un bebé muy grande habría disminuido a la mitad, pero la de tener un hijo muy pequeño se habría duplicado. Por el otro lado, si aumentaba 4.5 kg más, habría tenido solo la mitad de las probabilidades de que mi bebé fuera muy pequeño, pero el doble de que fuera muy grande.

Este estudio —como todos los de este tema— se enfocaba en categorías amplias: aumentar menos de lo recomendado, aumentar la cantidad recomendada o aumentar más de lo recomendado. Podrías pensar que algo mágico sucede por encima o por debajo de los parámetros, aunque sea solo por medio kilo (de hecho, algunos doctores y enfermeras tratan estos parámetros de esa forma). En la biología, la mayoría de las cosas no funcionan así, y el peso en el embarazo no es una excepción. Un aumento de peso de 16.5 kg y de 16 kg son muy, muy similares. *No* es que en el momento en que aumentas 16.5 kg los riesgos cambien al instante.

Aunque 16.5 kg (o 10 kg) no es un número mágico, es difícil evitar llegar a la conclusión de que, en general, el aumento de peso se relaciona con el tamaño del bebé, y que alejarse mucho de las recomendaciones cambia el tamaño del bebé. Pero ¿cuál es el problema? ¿Cuáles son los riesgos de tener bebés demasiado pequeños o demasiado grandes?

Pequeños para la edad gestacional (PEG): los bebés PEG por lo general se definen como aquellos cuyo peso al nacer en relación con el tiempo que pasaron en el útero está en el 10% más bajo; algunos estudios toman una definición más extrema y consideran solo a bebés que están en el 2.5% inferior en cuanto al peso al nacer. Aunque los bebés de este grupo muchas veces están bien, en especial si nacieron a término, tienen muchas más probabilidades de tener complicaciones. Un estudio en Finlandia[9] encontró que 42% de los bebés PEG tenían algunos problemas, como dificultad para respirar, dificultad para regular la glucosa en la sangre y signos neurológicos anormales. Para los bebés prematuros, ser pequeño para la edad gestacional es más serio. Un estudio reciente en Grecia demostró que las tasas de mortalidad son mucho más altas para los bebés PEG que para los que tienen el peso apropiado para su edad gestacional, además de que también tienen riesgo de complicaciones pulmonares serias.[10] Algunos estudios sugieren que los bebés PEG tienen más problemas a largo plazo, incluido un riesgo más alto de diabetes y de una reducción de sus habilidades cognitivas.[11]

Grande para su edad gestacional (GEG): los bebés en el 10% superior en cuanto al peso al nacer se clasifican como grandes para su edad gestacional. Las mujeres con diabetes gestacional muchas veces tienen bebés GEG; la diabetes gestacional provoca su propio grupo de complicaciones. Para las mujeres que no son diabéticas, la complicación más significativa asociada con bebés GEG es la dificultad en el parto, incluida una probabilidad mayor de requerir una cesárea y un mayor riesgo de un parto asistido por otros instrumentos.[12, 13]

En promedio, las complicaciones asociadas con un bebé muy pequeño son mucho más serias que las asociadas con uno muy grande. Si tuvieran que elegir, la mayoría de las mujeres preferiría enfrentar el riesgo de una cesárea que un mayor riesgo de que su bebé presentara problemas para respirar o complicaciones neurológicas. Esto, en sí mismo, tal vez significa que deberías estar más preocupada si aumentas muy poco de peso que demasiado peso.

Esa afirmación solo se basa en las evidencias del tamaño del bebé. ¿Y qué hay de otros resultados? Una preocupación particular es el parto prematuro, el riesgo de que aumentar de más o de menos puede incrementar las probabilidades de tener un bebé prematuro.

La evidencia que existe es contradictoria. En realidad es algo difícil de evaluar, por una simple razón: mientras más tiempo tienes de embarazo, más aumentas de peso. Si das a luz a las 32 semanas, por supuesto que habrás aumentado menos de peso que alguien que hubiera dado a luz a las 40 semanas. ¡Pero esto no es porque un aumento demasiado pequeño de peso se asocie con el parto prematuro! Además, hay condiciones médicas que provocan que aumentes más o menos de peso, las cuales están asociadas con un parto prematuro (por ejemplo, la diabetes gestacional).

Por estos dos problemas, no es de sorprender que sea difícil llegar a una conclusión. En un amplio estudio de alrededor de 33 000 partos en Nueva York,[14] los autores fueron capaces de relacionar el riesgo de tener un parto antes de 37 semanas con la cantidad de peso que se había ganado. Para las mujeres que empezaron con un peso normal, el riesgo de parto prematuro era similar para cualquier aumento de peso entre 10 kg y 20 kg. Sin embargo, las que habían aumentado menos de 10 kg o más de 20 kg tenían una tasa más alta de parto prematuro (aproximadamente de 1.3 a 1.5 veces más alta). Las mujeres con sobrepeso u obesas que subieron más de 20 kg tuvieron una tasa mucho más alta de partos prematuros (70% más alta).

Este estudio señala los riesgos que conlleva un aumento de peso, *ya sea* demasiado reducido o demasiado grande; otros estudios han encontrado que esta relación existe solo para un aumento de peso demasiado reducido.[15, 16] En cualquier caso, el efecto parece ser leve; no es claro si esto debería incrementar mucho nuestras preocupaciones.

ENTONCES, ¿SON CORRECTAS LAS RECOMENDACIONES?

Esta evidencia fue lo suficiente fuerte para convencerme de que el aumento de peso *sí importa,* ya que, en particular, afecta el tamaño del bebé. Pero eso no significa que me convenciera de que la arenga semanal era apropiada. ¿Cómo debía yo pensar en las desventajas de aumentar demasiado de peso? ¿Cómo debía yo compensar eso con el hecho de que, admitámoslo, tenía hambre y me gustan las galletas?

La única cosa abrumadora que obtuve con todo esto fue que no importa mucho. Aumentar unos cuantos kilos, incluso hasta 4.5 kg o 7 kg por encima del límite de peso no es muy importante. Incluso en estudios que han encontrado algunos riesgos por aumentar demasiado de peso, estos efectos son pequeños y no aparecen en mujeres que suben, digamos, 17 kg. En una consulta, la doctora me informó que si continuaba mi actual ritmo de aumento de peso, estaría en 16.5 kg y el límite eran 16 kg, así que debía ponerme límites. Nada, ni la evidencia ni la lógica básica respaldan esto.

Así que solo relájate.

Cuando empezamos a hablar de *mucho* más o *mucho* menos que la recomendación, parece claro que las desventajas de tener un bebé muy pequeño son peores que las de tener un bebé muy grande. Al final, me sorprendió un poco que la doctora hiciera tanto aspaviento en las semanas en las que aumenté demasiado de peso, y no dijera ni una palabra en las semanas en las que no aumenté nada.

Al pensar más en esto me pregunté si estas recomendaciones con las que todo el mundo está tan obsesionado son siquiera *correctas.* Pensé en cómo se hicieron las recomendaciones. Al revisar las cifras con cuidado me quedó claro que estaban hechas con el objetivo de maximizar las probabilidades de tener un bebé «normal para la edad gestacional» (es decir, ni demasiado grande ni demasiado pequeño).

Si yo aumentaba 13.5 kg, justo la mitad de la cantidad recomendada, la probabilidad de tener un bebé demasiado pequeño o demasiado grande era de 15%. Si aumentaba 18 kg, era de 18%. Si aumentaba solo 9 kg, era de 23%. Así que mi mejor apuesta para tener un bebé de tamaño normal era aumentar 13.5 kg.

Pero al pensar en esto solo medio segundo más, esta lógica me pareció equivocada. Las complicaciones asociadas con un bebé muy pequeño son, en promedio, más graves que las asociadas con un bebé muy grande. Pero los parámetros parecían enfocarse en minimizar la cantidad total de bebés demasiado grandes o demasiado pequeños.

Con un aumento de peso de 13.5 kg esperaríamos que 10% de las mujeres tuvieran bebés muy pequeños, y 5% tuvieran bebés muy grandes. Con un aumento de peso de 18 kg, estos números son de 7% y de 11%. Sí, hay un aumento de bebés muy grandes, pero hay una disminución de bebés muy pequeños. Pero puesto que un bebé muy pequeño es más probable que tenga complicaciones, ¿quizá sea eso mejor?* Para poder hacer realmente la recomendación correcta, necesitamos pensar en qué recomendación limita mejor las *complicaciones* reales. Y en este caso en particular, eso bien podría ser un argumento para incrementar el aumento de peso recomendado por lo menos unos kilos.

Entonces, ¿qué pasó conmigo? Al final subí 13.7 kg: de 67.6 kg a 81.3 kg (después de todos los sermones logré ser muy, muy exacta en las mediciones). En realidad me pesaron una última vez cuando llegamos al hospital, supongo que solo para ver si me había dado un atracón de helado después de que me hubieran pesado en el consultorio de la doctora esa misma mañana. Todo lo que puedo decir es que es algo bueno que no intentaran reclamármelo a la mitad de una contracción, ¡después de todo, no me habían dado tiempo de quitarme los zapatos!

* Una razón por la que podría no serlo es si los bebés de tamaño normal son mucho, mucho mejor que cualquier extremo. En este caso podríamos argumentar en favor de enfocarse solo en tener tantos de esos como sea posible. En la práctica, esto probablemente no sea exacto.

Lo más importante sobre el peso

- En promedio, si aumentas más de peso, tu bebé será más grande. Si aumentas menos peso, tu bebé será más pequeño.
- Tanto los bebés muy grandes como los muy pequeños enfrentan riesgos adicionales, aunque los bebés demasiado pequeños enfrentan riesgos mayores. En todo caso, tal vez deberías preocuparte más por si subes demasiado poco de peso que si subes demasiado.
- Pero, más que nada, relájate.

11

Rosa y azul

Muy temprano en el embarazo —tal vez en mi ultrasonido de la séptima semana— recibí un informe sobre la velocidad del pulso de Penelope. En promedio, el ritmo del corazón fetal es mucho más veloz que el de los adultos. Una cifra común estaría en el rango de 120 a 160, más o menos. Penelope estaba en 150, lo que está dentro del extremo más veloz. Mi suegra, Joyce, dijo de inmediato que el bebé era una niña. *Seguro*.

Ella decía que las niñas tienen un ritmo cardiaco fetal más veloz. Su doctor utilizó este sistema para deducir el género de sus dos hijos. Y le atinó ambas veces. Jesse estaba emocionado, realmente quería una niña.

Pasaron muchas semanas entre este primer ultrasonido y cuando supimos que Penelope era niña. Esta vez Jesse encontró un artículo sobre el ritmo cardiaco fetal y el género. Los autores recopilaron datos de 500 mujeres, de las cuales alrededor de la mitad tuvieron niñas, y la otra mitad, niños. El ritmo cardiaco femenino promedio fue de 151.7 y el ritmo cardiaco masculino, de 154.9. Estos no eran significativamente diferentes (si acaso, el ritmo cardiaco de los niños era más *alto*, al contrario de la teoría de Joyce). El artículo concluía: «Al contrario de las creencias que sostienen muchas mujeres embarazadas y sus familias (*te estoy viendo a ti, Joyce*), no hay diferencias significativas entre el ritmo cardiaco masculino y el femenino en el primer trimestre».[1]

Jesse mandó un correo electrónico sobre esto. Joyce no lo creía. «Todo lo que digo es que mi doctor tuvo razón las dos veces. Así que debe haber algo de cierto en eso».

No, insistimos, esta gente utilizó a 500 personas —500 puntos de referencia, en comparación de los dos de Joyce— y demostró que no había conexión. Nunca la pudimos convencer, y no nos ayudó que después resultara que ella tenía razón.

De hecho, a pesar del ritmo cardiaco fetal, hay varias formas de conocer el sexo de tu bebé antes del parto.

Si haces un examen de CVS en el primer trimestre (o una amniocentesis más adelante) puedes conocer el sexo del bebé en ese momento. Puesto que los cromosomas difieren para los niños y las niñas (XY para un niño frente a XX para una niña), esto es parte del mapeo genético.

Si no te haces esta prueba, de todas formas puedes conocer el sexo de tu bebé en un ultrasonido. Para mucha gente (nosotros incluidos) esto ocurrió alrededor de las 20 semanas.

Es en este momento cuando muchos doctores llevan a cabo un ultrasonido de medio trimestre. Para este momento el bebé está suficientemente desarrollado como para que puedas ver toda clase de cosas —si circula bien la sangre por el corazón, el número de dedos de las manos y los pies, la ubicación de sus órganos, y demás... y, por supuesto, los genitales.

Aunque el ultrasonido de las 20 semanas es común, en realidad es posible ver el sexo fetal en un ultrasonido a las 12 semanas, en especial si es niño. Para la semana 15 o 16 ya puedes saber qué es, casi siempre. Por supuesto, ya que conocer el sexo de tu bebé no es una necesidad médica real, la mayoría de los doctores no efectúan un ultrasonido adicional para averiguarlo. Simplemente tendrás que esperar o, si te estás volviendo loca por saberlo, puedes ir a una clínica privada a realizarlo. Yo consideré esto por un momento, cuando mi curiosidad me rebasaba.

Si de verdad, de verdad no puedes esperar, tienes suerte. Durante los últimos años, los investigadores han progresado ampliamente para determinar el sexo fetal por medio de una prueba de sangre materna. En principio, esto se puede hacer en cuanto estás embarazada. La prueba se basa en el hecho de que tu sangre se mezcla con la de tu bebé (una pequeña parte) y, por lo tanto, en cada muestra de la sangre de la mamá hay algunas células fetales.

Si el feto es niño, estas células contienen un cromosoma Y. Tú, como eres la mujer embarazada, definitivamente no tienes ningún cromosoma Y. Para simplificarlo en gran medida, estas pruebas se basan en buscar una señal de un cromosoma Y en la sangre de la mamá. Si encuentran evidencia de alguno, es niño. Si no, es probable que sea niña. Y digo que es «probable» porque la falta de un cromosoma Y podría también explicarse por no haber recolectado ninguna célula del bebé.

Esta tecnología es relativamente nueva, pero es bastante eficaz. En un estudio de 2010, los investigadores recolectaron sangre de 201 mujeres. En 10 casos sus resultados no fueron concluyentes. En 77 el resultado fue «niña», y en 71 de esos casos el bebé fue niña (de los demás casos, 4 terminaron en aborto espontáneo y 2 tenían género desconocido). En 112 casos el resultado fue «niño», y en 105 de esos casos el bebé fue niño (del resto, hubo 5 abortos espontáneos y 2 bebés con género desconocido).[2]

A la fecha, esta prueba no es algo que pedirías que te hicieran solo porque quieres saber cuál es el sexo de tu bebé. Se utiliza más comúnmente con propósitos clínicos. Por ejemplo, las familias en las que hay una enfermedad genética asociada con el cromosoma Y querrían saber en una etapa temprana si su bebé es niño, lo cual requeriría más pruebas. Sin embargo, cada vez hay más interés en comercializar esto, lo que significa que dentro de pocos años tal vez será accesible para aquellos padres que simplemente no puedan esperar para empezar las compras específicas por género.

Jesse y yo nos moríamos por saber cuál era el sexo del bebé. No podíamos imaginar esperar hasta que naciera. Cuando al fin nos dijeron, Jesse estaba tan emocionado por decirles a todos nuestros conocidos que me abandonó en el consultorio del doctor para salir a enviar un texto (el celular no tenía servicio en el consultorio, por el ultrasonido). No todos piensan igual. Las encuestas han encontrado que alrededor de la mitad de las parejas, o un poco más, eligen conocer el sexo del bebé.[3]

Aunque no quieras saber o no planees averiguarlo, es difícil no ponerse a adivinar. Y es todavía más difícil lograr que la gente a tu alrededor deje de ponerse a adivinar. La gente al azar te detiene en la calle para decir cosas como: «Ah, yo sé, debe ser niño, tu barriga está muy alta/baja/grande/pequeña». Ya habíamos desmentido el ritmo cardiaco fetal. ¿Hay algo de verdad en esos cuentos de viejitas?

Busqué con ahínco en la literatura médica, pero tal parece que los doctores tienen mejores cosas que hacer que investigar si la posición de la barriga predice el sexo fetal. No pude encontrar nada, nada que lo confirmara o que lo contradijera. Deduje que esto significaba que ninguna predicción funcionaba del todo bien. Por supuesto, todas funcionan aproximadamente 50% de las veces; puede ser que así fuera como el doctor de Joyce logró atinarle, pues con dos embarazos tenía una probabilidad de 25% de estar en lo correcto ambas veces, ¡incluso adivinando!

Una vez que estás embarazada, es demasiado tarde para tener algún cambio en el sexo del bebé. Puedes conocerlo a inicios del embarazo o más adelante, pero no puedes hacer nada para cambiarlo. Pero podrías preguntarte —y mucha gente lo hace— si podrías hacer algo al respecto antes de la concepción. Tengo una amiga que de verdad quería que su primer bebé fuera niña. Me preguntó en algún momento si habría algo que pudiera hacer para lograrlo.

Si de verdad es importante para ti, la respuesta es sí. Varias tecnologías invasivas pueden aumentar tus probabilidades de tener una niña o un niño. Hay algo llamado *clasificación de espermatozoides*, en donde se clasifican los espermatozoides de tu pareja, y solo algunos de ellos —los que tienen el género correcto— se usan para la inseminación artificial. Esto tiene una tasa de éxito alta, aunque definitivamente no es perfecta. Si estás haciendo fertilización *in vitro*, en principio se puede combinar con algo llamado *diagnóstico gené-*

tico preimplantacional para seleccionar solo embriones masculinos o femeninos.

Pero supongamos que no estás tan interesada en esto como para buscar tecnologías de reproducción asistida para conseguir el género que quieres. También hay un método tradicional —el Método Shettles— que pretende utilizar el momento del coito para obtener el género que quieres. La teoría es la siguiente: los espermatozoides que contienen el cromosoma Y (los que producirían un niño) son nadadores rápidos, pero mueren pronto; los espermatozoides con cromosoma X (los que producirían una niña) son nadadores lentos, pero viven más.

Por lo tanto, si quieres tener una niña deberías tener relaciones sexuales varios días antes de ovular (pero *no* justo el día de la ovulación). De ese modo, cuando ovules, los espermatozoides que producen niños ya se habrán muerto, y los que producen niñas estarán esperando. Si quieres tener un niño, debes tener relaciones sexuales justo en la ovulación. Puesto que los espermatozoides que producen niños son más rápidos, se apurarán para llegar al óvulo y ganar.

No hay evidencia de que esto funcione. En un estudio publicado en 1995 en el *New England Journal of Medicine* los investigadores reportaron sobre un estudio de una cohorte de mujeres a las que les dieron seguimiento durante meses mientras intentaban concebir (también nos referimos a este estudio en el apartado sobre la concepción). No hubo una relación entre el momento de tener relaciones sexuales y la ovulación y el género del bebé.[4] Lo lamento, tendrás que arriesgarte.

Lo más importante

- Si quieres conocer el sexo de tu bebé antes de que nazca, puedes hacerlo con el examen de CVS, amniocentesis o ultrasonido.

- No hay evidencia afirmativa de que el ritmo cardiaco fetal ni algún otro cuento de viejitas haga un buen trabajo para predecir el género.
- No puedes aumentar tus probabilidades de conseguir un género en particular por cambiar el momento en que tienes relaciones sexuales antes de la concepción.

12

Ejercicio y descanso

Entre las mujeres que conozco, el grado de incomodidad que encontraron en sus embarazos era variado (aunque casi ninguna que yo conociera sintió que el segundo trimestre fuera «mágico» o «radiante»). Pero, sin excepción, las dos áreas que todas encontraron problemáticas fueron el ejercicio y el sueño. Mientras tu barriga crece y crece, simplemente es difícil continuar haciendo estas actividades con normalidad. Tengo una amiga a quien vi corriendo cuando tenía 41 semanas de embarazo. Me quito el sombrero, mujer. Yo tuve que dejar de correr a los 5 meses y, al final, hasta caminar en la caminadora era realmente incómodo. Admito haber estado tentada varias veces a dejar de hacer ejercicio. También empecé a preguntarme, conforme mi barriga crecía más y más, si en realidad eso sería un problema. Por un lado, mi doctora me preguntaba cada vez que la veía si todavía estaba haciendo ejercicio, y subrayaba la importancia de hacerlo. Por otro lado, yo sabía que el ejercicio podía exacerbar ciertas afecciones. Me pregunté si tal vez estaba haciendo demasiado, aunque Jesse me asegura que al ver la velocidad a la que iba en la caminadora, no había manera de que yo estuviera haciendo demasiado ejercicio. ¿Entonces qué era? ¿El ejercicio es realmente importante? ¿O peligroso? ¿O ambos?

Empecemos con el hecho más básico: hacer más ejercicio lleva a un aumento de peso ligeramente menor durante el embarazo. Espero que esto no sea una sorpresa. Una razón por la que la mayoría de nosotras hace ejercicio cuando no está embarazada es para mantenerse en forma, o para bajar de peso. Si quemas 300 calorías en la caminadora, son 300 calorías más que puedes comer. Muchas cosas cambian con el embarazo, pero no la regla básica de las calorías que ingieres y las calorías que quemas.

La lógica dicta que esto es cierto y que podemos verlo en estudios aleatorizados. Debido a las preocupaciones sobre el aumento excesivo de peso durante el embarazo, hay varios estudios que intentan alentar a las mujeres a hacer ejercicio, con la esperanza de que permanezcan comparativamente esbeltas. Esto parece funcionar, en promedio. En un artículo de revisión de 2010, los investigadores identificaron 12 estudios aleatorizados de diversos tipos de ejercicio.[1] La mayoría de los estudios implicaban caminar, hacer ejercicio aeróbicoacuático o con bicicleta estacionaria, por lo general tres veces a la semana.

En promedio, las mujeres a las que exhortaron a hacer ejercicio aumentaron cerca de 600 g menos de peso durante su embarazo que las mujeres a las que no se lo recomendaron. Esa cifra es estadísticamente significativa, pero es pequeña. Tal vez no sea una gran sorpresa para quienes hemos intentado bajar de peso haciendo ejercicio. No se pueden quemar tantas calorías al hacer ejercicio, por lo menos no en relación con la ingesta de alimentos. Esto se cumple incluso cuando estás haciendo ejercicio en rangos normales sin estar embarazada, y solo se cumple más para el tipo y la intensidad del ejercicio que la mayoría de nosotras puede realizar al estar embarazada. Al final de mi embarazo me sentía muy bien por seguir caminando durante 30 minutos en la caminadora la mayoría de los días (bueno, algunos). Sin embargo, por la velocidad, esto al final equivalía como a 170 calorías, lo que contiene un plato de cereal que muchas veces comía a las 3:00 a. m.

En principio, hacer ejercicio durante el embarazo podría tener otros beneficios. Un artículo de revisión de 2009[2] resumió todos los estudios aleatorizados existentes de programas de ejercicio que reportaron efectos en *otras* áreas que no fueran el aumento de peso, como el tamaño del bebé, parto prematuro, etc. Este artículo es completo, pero al final su evidencia es decepcionante. De hecho, los autores dicen al inicio: «En general, los estudios son bastante reducidos, y ninguno tiene alta calidad metodológica». En otras palabras, no sabemos mucho.

Lo que aprendemos es que, por lo menos en estos pequeños estudios, el ejercicio no parece tener gran efecto en nada. No cambia los partos prematuros, ni la edad gestacional, ni la tasa de cesáreas, ni el crecimiento fetal. No hay evidencia de alguna diferencia en la puntuación de Apgar, ni en la duración del parto.

Así que no hay muchas razones para empezar a hacer ejercicio. Tampoco hay razones para detenerse. Los mismos estudios aleatorizados que no indican beneficios claros por el ejercicio, tampoco indican desventajas. De hecho, en promedio, cuando comparas a otras mujeres que hacen ejercicio con las que no lo hacen, parece que las primeras tienen embarazos de menor riesgo. Por supuesto, esto casi seguramente se debe a que, para empezar, son más sanas, pero refuerza la postura de que no hay razón para dejar de hacer ejercicio.

En general, hacer ejercicio está bien, pero ¿hay algún tipo de ejercicio que *no deberías* hacer? Definitivamente. Hay algunas complicaciones en el embarazo (placenta previa, por ejemplo) para las que los doctores exhortan a las mujeres a limitar o eliminar el ejercicio. Pero ¿qué hay de las que tenemos suficiente suerte como para tener un embarazo sano y sin complicaciones?

La mayor prohibición son los abdominales para los que te acuestas sobre la espalda. Por lo general los prohíben después de las 20 semanas. ¿Por qué? Por la misma razón por la que no debes acostarte sobre la espalda cuando duermes: la posibilidad de restringir el flujo sanguíneo. Hablaremos más adelante sobre esto. Pero lo más importante es que para la mayoría de las mujeres esto está bien, y sabrás que no está bien para ti cuando te resulte incómodo. Si puedes hacer un abdominal, incluso después de las 20 semanas, hazlo.

Una cosa sí diré, en aras de la ciencia, a las 34 semanas de embarazo intenté hacer un abdominal completo y no tuve suerte para nada.

En algún momento la naturaleza te obliga a hacer esta restricción, te guste o no.

Un segundo tema, también relacionado con los ejercicios abdominales, es algo llamado *diástasis de los rectos abdominales*: separación de los músculos abdominales. Esto ocurre en un alto porcentaje de mujeres embarazadas (sabrás si te ocurre a ti). Por lo general regresa a la normalidad después del embarazo. Una serie de páginas web te dirán que si esto ocurre, deberías dejar de hacer cualquier ejercicio abdominal. En la bibliografía al respecto no encuentro nada que respalde esta afirmación. De hecho, por lo menos un estudio aleatorizado (pero reducido) sugiere que continuar trabajando los abdominales en realidad mejora esta condición, no la empeora.[3] Una vez más, si te sientes cómoda, simplemente continúa.

Entonces, ¿hay *algún* ejercicio que debas evitar? La respuesta, por supuesto, es sí. El ejercicio en el que es posible o probable que ocurra algún traumatismo físico (es decir, tacleadas de futbol americano) probablemente debería evitarse. Tu bebé está bastante bien protegido por el útero, pero el sentido común sugiere que puede haber un límite. Por algunas de las mismas razones, los doctores tienden a recomendar que evites actividades como esquiar o escalar rocas, donde es posible caerse; durante el embarazo, la mayoría de las mujeres tienen ciertos problemas con el equilibrio, lo que hace que las caídas sean más probables. Una caída mientras esquías podría provocar que la placenta se desprendiera, que es una complicación muy grave.

También hay cierta evidencia de que hacer ejercicio muy intenso durante el embarazo podría (muy temporalmente, durante el periodo del ejercicio) comprometer el flujo sanguíneo hacia el bebé. En un estudio en atletas de nivel olímpico, los investigadores descubrieron que cuando las mujeres hacían ejercicio tan intenso, su ritmo cardiaco se elevaba a más de 90% de su máximo y el flujo sanguíneo al bebé disminuía.[4] Si eres atleta en serio, el embarazo podría no ser el momento ideal para intentar lograr tu récord personal en un maratón. Esto quizá no se aplica a la gran mayoría de mujeres como nosotras, que batallamos por llegar a correr de tres a cinco kilómetros unas cuantas veces a la semana.

Una cosa es pensar en continuar tu ejercicio regular durante el embarazo, otra es pensar en *agregar* ejercicios específicos para el embarazo a tu rutina. La idea misma es agotadora. Dicho esto, el trabajo de parto es en principio un ejercicio muy largo a la mitad del cual no puedes renunciar. Así que tal vez deberías estar preparándote específicamente para él. De hecho, el útero se *está* preparando al contraerse y relajarse —esas son las contracciones de Braxton Hicks—. No vas a ser capaz de hacer mucho para ayudar en el proceso, pero hay dos cosas en particular que puedes hacer: ejercicios de Kegel y yoga prenatal.

EJERCICIOS DE KEGEL

Los ejercicios de Kegel tienen un papel importante en el mundo del embarazo. En términos médicos, se llaman ejercicios de suelo pélvico. Te voy a explicar cómo encuentras tus músculos pélvicos, si no es que ya los conoces. Ve a orinar (no debería ser muy difícil, pues estás embarazada). Aprieta los músculos para detener el flujo de orina cuando todavía no hayas terminado. ¿Sientes eso? Esos son los músculos del suelo pélvico (los hombres también los tienen, y los encuentran con el mismo procedimiento). Los ejercicios de Kegel solo consisten en apretar esos músculos repetidamente para fortalecerlos.

Algunas revistas para mujeres te recomiendan que trabajes esos músculos aunque no estés embarazada, para que los puedas utilizar cuando tienes relaciones sexuales. De hecho, este es un «tratamiento» común para la disfunción sexual femenina (es decir, incapacidad para alcanzar el orgasmo), aunque todavía falta la evidencia sólida empírica que demuestre su efectividad.[5] No obstante, resulta que fortalecer estos músculos *durante el embarazo* tiene beneficios.

Casi todas las mujeres experimentan cierta incontinencia urinaria al final del embarazo o después del parto, lo más común es cuando estornudan o tosen. A algunas mujeres les ocurre de modos más intensos —se orinan al reír, durante el ejercicio extenuante, etc.— y eso puede continuar durante periodos largos —incluso años— después del parto. Los Kegel son extremadamente buenos para evitar que ocurra esto.

Existen muchos estudios sobre esto, pero tomemos uno típico, que se desarrolló en Taiwán y se publicó en 2011.[6] Fue un estudio aleatorizado en el que reclutaron a 300 mujeres; a 150 se les pidió que hicieran ejercicios de Kegel, y a las otras 150 las abandonaron a su suerte. El ejercicio particular era bastante sencillo: dos veces al día, las mujeres hacían tres series de ocho ejercicios de Kegel, en los que apretaban y lo sostenían durante seis segundos, con descansos de dos minutos entre cada serie. Esto no es tanto, equivale tal vez 15 o 20 minutos al día en total.

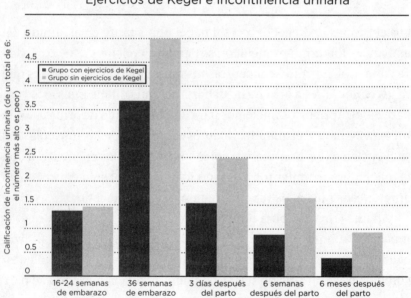

Ejercicios de Kegel e incontinencia urinaria

A las mujeres de este estudio les pidieron que respondieran un cuestionario de seis preguntas en varios momentos durante su embarazo y justo después del mismo. Las preguntas se enfocaban en el control de la orina: por ejemplo, con cuánta frecuencia orinaban, y si les ocurrían pérdidas involuntarias de orina en varios momentos del día. Cada pregunta valía un punto, y la máxima calificación era 6, lo que indicaría síntomas urinarios muy malos. Las calificaciones más bajas eran mejores. La siguiente gráfica muestra las calificaciones de este cuestionario para las mujeres en el grupo de ejercicios de Kegel, y las del grupo de control en varios momentos de su embarazo.

Estas mujeres eran muy similares al inicio de sus embarazos (antes de empezar a hacer los ejercicios), pero surgieron diferencias al final de sus embarazos y continuaron hasta seis meses después del parto. Las mujeres que hacen los ejercicios de Kegel con regularidad tienen muchas menos probabilidades de tener pérdidas involuntarias de orina. Por supuesto, esto es como cualquier otro ejercicio: funciona al tonificar tus músculos. Así que no hay razón para no empezar a hacerlos incluso antes de que te embaraces; estos estudios demuestran cómo ese ejercicio puede beneficiarte aunque empieces ya transcurrida la mitad de tu embarazo.

Este estudio presenta resultados similares a varios estudios más. Un artículo de revisión de 2009 sugiere que las mujeres a las que se exhorta a realizar estos ejercicios tienen menos de la mitad de probabilidades que las mujeres de control de tener alguna pérdida involuntaria de orina al final del embarazo o en el periodo posterior al parto.[7] Esto es en especial cierto para mujeres que tienen a su primer bebé.

Y podría haber más, pues por lo menos un pequeño estudio aleatorizado[8] se enfocó en la experiencia del parto de las mujeres a las que se les aconsejó realizar los ejercicios de Kegel y a las que no se les aconsejó. Las mujeres que realizaron estos ejercicios pasaron menos tiempo pujando (40 minutos en comparación con 45 minutos, en promedio), y solo 22% de las mujeres del grupo que hizo los ejercicios de Kegel pujaron durante más de una hora, a diferencia de 37% de las del grupo que no hizo los ejercicios.

YOGA PRENATAL

Ojalá me gustara el yoga. Me gustaría ser alguien a quien le gustara el yoga. En la universidad me inscribí para tomar clases en el gimnasio durante un semestre. Fui a una clase. Jesse todavía me pregunta si voy a regresar a tomar las que me faltaron. Fui a yoga a altas temperaturas una vez, me desmayé durante la clase y nunca regresé. Cuando tuve mi primer iPhone compré una aplicación de yoga. La usé —adivinaste— una vez, cuando me quedé afuera de mi casa, con la puerta cerrada, mientras esperaba que alguien llegara para dejarme entrar. En principio, me gusta la idea del yoga, pero en realidad odio hacerlo.

Estaba muy molesta por mi aversión al yoga durante el embarazo, porque hay evidencia real de que el yoga prenatal es benéfico en varios sentidos. Esta área no está muy bien investigada, los estudios tienden a ser pequeños, y muchos de los resultados tienen que ver con cosas como «autorrealización», que tal vez sea muy importante, pero extremadamente difícil de cuantificar. Además, parece que a las personas que llevan a cabo estos estudios les gusta mucho el yoga, por lo que hay una sensación de que tal vez sus inclinaciones sesgan los resultados. Por el otro lado, hay algunos resultados positivos concretos, y la ventaja de un estudio aleatorizado es que es bastante difícil de manipular.

Un estudio de aproximadamente 90 mujeres en Taiwán mostró que a las que se asignó al azar para llevar a cabo un programa de yoga de 12 semanas tuvieron una disminución (de 43% a 38%) en la incomodidad de las últimas dos semanas del embarazo.[9] Una intervención similar en Tailandia se enfocó en 74 mujeres, y midió el dolor en el trabajo de parto y la duración del mismo.[10] En este estudio, las mujeres del grupo de yoga informaron que habían tenido menos dolor en varios momentos distintos del trabajo de parto, y una primera etapa del trabajo de parto mucho más breve (es decir, antes de pujar). Los efectos en la duración del trabajo de parto en realidad fueron inmensos en este estudio: 2 ½ horas más corto para el grupo de yoga.

Ambos estudios fueron reducidos, y no hay muchos más en los que se pueda confiar, por lo que es difícil tener mucha certidumbre en estas conclusiones. Tampoco es claro por qué esto podría funcionar. ¿Más flexibilidad? ¿Abrir la pelvis? Quién sabe. Por la razón que sea, la opinión sobre el yoga es positiva. Tan positiva, de hecho, que incluso consideré intentarla. Una vez.

Lo más importante

- El ejercicio en general durante el embarazo está bien. No hacer ejercicio durante el embarazo también está bien. Normalmente, deberías sentirte cómoda para continuar haciendo lo que ya estás haciendo.
- Los ejercicios de Kegel previenen la pérdida involuntaria de orina y es bastante probable que mejoren tu habilidad para pujar en el trabajo de parto. Hazlos.
- Definitivamente vale la pena intentar el yoga prenatal. Aunque los estudios no son extensos, muestran varios efectos importantes. Y si no ocurriera ninguno de estos, tal vez mejorarás tu autorrealización.

INSOMNIO

Hasta donde puedo decir, dormir normalmente durante el embarazo es casi imposible. A pesar de las almohadas para el cuerpo, las cobijas extra y, en casos extremos, el exilio del esposo al cuarto de visitas, al final es casi imposible atravesar la noche de un hilo. Una vez recibí un texto de mi amiga Heather a las 3:58 a. m., cuando ella tenía 29 semanas de embarazo: «Ya tengo listos varios borreguitos de peluche. ¿A qué dios debo sacrificar estas cosas para poder dormir un poco?».

Para colmo, para cuando llegas a las 20 semanas de embarazo, tu posición para dormir está significativamente restringida. En mi visita de las 20 semanas, mi obstetra me lo recordó: ya no puedes seguir durmiendo sobre la espalda, y lo ideal es que permanezcas del lado izquierdo. Intenté seguir esta regla, pero hacía que todo fuera mucho más difícil. Me despertaba varias veces al final del embarazo para descubrir que mi pierna izquierda estaba completamente dormida (por lo menos *ella* sí estaba descansando un poco).

En mi estado normal, cuando no estaba embarazada, yo trataba el insomnio con doxilamina o paracetamol con clorhidrato de difenhidramina. Y nunca dormía de lado. ¿Estaba realmente ayudando a mi bebé al acostarme, incómoda, y evitar medicamentos?

Auxiliares para el sueño: el medicamento más comúnmente utilizado y que se vende sin receta médica es la doxilamina. Si te funciona bien, tómalo. Es un medicamento de categoría B en el embarazo, lo que significa que se utiliza ampliamente y que no hay evidencias de riesgo para tu bebé (más sobre las categorías de los medicamentos en el siguiente capítulo).

La doxilamina no le funciona a todos. ¿Se puede tomar algo más fuerte? Una opción obvia es zolpidem. La evidencia en cuanto a lo seguro que es tomar zolpidem es buena, pero no tan innegable como la de la doxilamina. Varios estudios en humanos han demostrado que el uso ocasional de zolpidem es seguro.[11] Una precaución aquí es que por lo menos hay un estudio, en Taiwán, que demostró que las mujeres a las que les había recetado zolpidem durante un largo tiempo durante el embarazo, tenían más probabilidades de tener partos prematuros y bebés con peso bajo al nacer.[12]

Los auxiliares para el sueño son una cosa, pero qué pasa con una pregunta más básica: ¿Cómo puedo acostarme cómodamente? Hay una regla de la sabiduría popular: se supone que no debe dormir boca arriba. La teoría es que, a medida que el útero crece (más allá de las 20 semanas), puede comprimir un vaso sanguíneo importante. Esto disminuye la presión arterial de la madre y puede reducir el flujo de sangre a la placenta y al bebé. Esto es algo que sabemos por la fisiología. La pregunta más relevante para ti es si hay alguna evidencia de que esto realmente conlleva riesgos para el bebé. Si te despiertas boca arriba, ¿deberías preocuparte?

Resulta que, en general, la evidencia sugiere que no.

Hay varias maneras de tratar de resolver esto. Lo primero es cuestionar la biología básica. Si hay un mecanismo biológico claro (en este caso, el flujo sanguíneo reducido), podríamos probar para ver qué tan importante es. ¿Qué tan restringido se ve en realidad el flujo sanguíneo?

En un estudio muy bueno al respecto, los investigadores hicieron que las mujeres se acostaran boca arriba y midieron el flujo de sangre al útero.[13] Descubrieron que al acostarse no hubo un efecto negativo particular en el flujo de sangre. Un par de mujeres en ese estudio se sintieron incómodas, pero se sintieron mejor cuando cambiaron de posición. Los autores concluyen que algunas mujeres pueden sentirse incómodas durmiendo boca arriba, pero si tú no eres una de ellas, deberías sentirte bien al respecto.

Esta investigación se incluyó en un artículo de revisión sobre el tema.[14] Su conclusión, que creo que es clara y sucinta, es la siguiente:

Aconsejar a las mujeres que duerman o se acuesten exclusivamente sobre el lado izquierdo no es práctico y es irrelevante para la gran mayoría de las pacientes. En cambio, se les debe decir a las mujeres que una pequeña minoría de mujeres embarazadas se sienten débiles cuando se acuestan sobre su espalda. Las mujeres pueden determinar fácilmente si acostarse tiene este efecto en ellas, y la mayoría adoptará una posición cómoda, que tal vez será una posición supina izquierda o una variante de esta... Como encontrar una posición cómoda en la cama al final del embarazo no es fácil, los médicos deben abstenerse de dar consejos poco prácticos.

Cuando estaba tomando esta decisión, cuando estaba embarazada de Penelope, la mayor parte de la evidencia coincidía en que la recomendación de no dormir boca arriba no tenía sentido. Pero entre el nacimiento de Penelope y el de Finn, salió un estudio que demostraba un vínculo entre la posición materna para dormir y la muerte fetal.[15]

El método usado en este estudio es sencillo. Los investigadores identificaron a las mujeres que habían tenido un mortinato reciente y las entrevistaron sobre sus comportamientos durante el embarazo. También hablaron con algunas mujeres que tenían bebés sanos. La idea era buscar qué comportamientos diferían en los dos grupos, para saber cuáles comportamientos podrían haber contribuido a los mortinatos.

Resulta que dormir boca arriba o sobre el lado derecho se asoció con una mayor tasa de muerte fetal. El efecto es grande: la tasa de muerte fetal fue aproximadamente el doble para las mujeres que dormían boca arriba que para las que dormían sobre el lado izquierdo. Este estudio no es perfecto; el tamaño de la muestra es pequeño y los investigadores estaban probando muchas teorías diferentes, no solo la posición para dormir.

Lo que resulta más importante es que el método subyacente en este estudio es un enfoque de «casos y controles»: encontrar casos en los que sucedió algo malo y luego identificar un conjunto de controles sin este resultado. Las mujeres que tuvieron muerte fetal en esta muestra fueron identificadas y se les preguntó acerca de sus comportamientos durante el embarazo. Este tipo de enfoque retrospectivo puede generar un sesgo de recuerdo, en el que, por ejemplo, las madres en duelo informan en exceso comportamientos no recomendados a la hora de dormir, tal vez por querer buscar una explicación a su pérdida.

A pesar de la naturaleza problemática del enfoque, este estudio fue grande y atrajo mucha atención. Era difícil saber qué pensar. Luego, en 2019 salió un nuevo estudio que no presentaba esta preocupación.[16] La innovación clave en este estudio fue que era prospectivo. Los investigadores reclutaron a 8 706 mujeres embarazadas y les hicieron completar cuestionarios en el primer trimestre y principios del tercer trimestre sobre su posición para dormir. Luego observaron lo que sucedió y codificaron si hubo «resultados adversos» en los embarazos. Esto incluyó mortinatos, pero también bebés que eran pequeños para la edad gestacional o que tenían otros problemas.

Los autores no encontraron asociación entre los resultados adversos y la posición para dormir, ya fuera en la primera visita al principio del embarazo o en la tercera visita a la mitad del embarazo. Desafortunadamente, hubo algunos mortinatos, así como muchas otras complicaciones menos graves, pero no parecían estar relacionadas con la posición para dormir.

Si juntamos esto con la evidencia en la parte inicial de esta sección sobre los cambios mínimos en el flujo sanguíneo, y con el artículo de revisión antes mencionado, la mayor parte de la evidencia parece rechazar un vínculo entre la posición para dormir y la muerte fetal u otros resultados negativos. Parece probable que la relación que vemos entre los datos de casos y los controles sea un efecto de la notificación. Al final, si dormir boca arriba es cómodo para ti (siendo realistas, para la mayoría de las mujeres se vuelve incómodo a la larga), la mayor parte de la información disponible sugiere que está bien hacerlo.

Para mí, una de las cosas más irritantes sobre el insomnio era cuando la gente me decía cosas como: «Si crees que estás cansada ahora, ¡espera a que nazca el bebé!». Y, por desgracia, es cierto: por muy poco que duermas al final del embarazo, lo más probable es que duermas todavía menos una vez que nazca el bebé. Pero hay un lado positivo: cuando finalmente tienes la oportunidad de dormir, no habrá ninguno de esos dolores y molestias que te mantuvieron despierta durante el embarazo. La calidad del sueño mejora mucho, aunque la cantidad no se incremente.

Lo más importante

- Puedes tomar doxilamina. El zolpidem probablemente también sea seguro, pero la evidencia es un poco más contradictoria.
- Las restricciones de dormir boca abajo no están sustentadas por evidencia real y contundente.

13

Cuán seguros son los fármacos

Tengo suerte de ser generalmente sana (mi madre disfruta al tomar el crédito de esto, diciendo que se debe a su política de exponerme a muchos gérmenes de niña). No me resfrío muy seguido y nunca me da gripe. Hace unos cuantos años a Jesse le dio neumonía, y yo nunca tosí siquiera. Sin embargo, sí tengo una debilidad: las infecciones en las vías urinarias. Si alguna vez has tenido una de esas, sabrás por qué es un problema serio. Es como una combinación de una gripe intestinal y una patada en la entrepierna.

Yo había oído que estas eran más comunes durante el embarazo, lo que me aterrorizaba, pero al final logré evitar enfermarme hasta que tenía casi seis meses de embarazo. Y entonces, al visitar a mi familia en Navidad, me desperté a las 3:00 a. m. con la familiar sensación de incomodidad, sabiendo que empeoraría si no lo atendía pronto.

Resulta que yo llevo conmigo dos medicamentos para tratar eso, ciprofloxacino y nitrofurantoína. Pero estas me las habían recetado antes del embarazo. ¿Podría tomarlas estando embarazada? ¿Alguna era mejor que la otra? Me acurruqué, incómoda, en el sillón con mi computadora portátil, y localicé rápidamente una página web que me decía la clasificación de la FDA de estos medicamentos (www. safefetus.com). Parecía que la nitrofurantoína era una mejor apuesta, pero la página decía que «no había estudios adecuados y controlados de manera correcta realizados en humanos» para ninguno de los medicamentos. Al final me di por vencida y le mandé un mensaje a mi doctora, quien me aseguró (adormilada) que tomar nitrofurantoína estaba bien.

A la mañana siguiente, cuando me sentía mejor y tuve oportunidad de investigar un poco más, me di cuenta de la razón por la que mi obstetra me recomendó una y no la otra. La nitrofurantoína es un medicamento clasificado por la FDA en la categoría B, lo que significa que aunque no hay estudios bien controlados en humanos, los estudios en animales han demostrado que no tienen riesgo para un feto. En contraste, el ciprofloxacino es un medicamento de categoría C. Esto significa que tampoco hay estudios en humanos, y que ya sea que *1)* los estudios en animales han mostrado problemas para el feto, o que *2)* no ha habido estudios en animales.

Cuando investigué un poco más, parecía que básicamente todo en Estados Unidos era categoría C (aproximadamente 70%), lo que significa que la actitud de la FDA hacia la mayoría de los medicamentos es ambigua. Más aún, los medicamentos que la FDA recomienda evitar no siempre son los que uno esperaría. Mi intuición era que, mientras más fuerte era el medicamento, más peligroso sería para el feto. Pero hay recomendaciones firmes en contra de tomar Advil, y mucho menos firmes para la hidrocodona.

Por supuesto, idealmente nunca tendrías que tomar medicamentos durante el embarazo, pero para la mayoría de nosotras eso no es realista. En primer lugar, si tienes algo como una infección en el riñón, es muy peligroso dejarla sin tratar. Inclusive en los casos en los que el medicamento podría parecer opcional —dolor de espalda, migrañas crónicas o incluso antidepresivos— no tomar un medicamento puede provocar sus propios problemas. Antes de tomar una decisión hacia un lado o el otro, es importante entender un poco más sobre las posibles desventajas.

Al pensar en este tema me pareció útil empezar con un poco de biología básica. Así como cuando pensé acerca de las restricciones en la dieta, tener un marco general en el que pudiera pensar sobre medicamentos era más útil que pensar en cada medicamento en sí mismo. Sin conocimientos sobre biología, ¿cómo se suponía que debía empezar a pensar en por qué un medicamento sería peor que otro?

Tu bebé se desarrolla en el útero y está conectado a ti por medio de la placenta. La placenta en realidad es un órgano increíblemente peculiar, el cual todavía está siendo estudiado por los científicos para comprenderlo mejor. Entre sus increíbles propiedades puede contener tanto la sangre de la mamá como la del bebé, y se las arregla para mantenerlas separadas mientras que al mismo tiempo transfiere nutrientes de la mamá al bebé, y productos de desecho del bebé de regreso a la mamá (para su eliminación).

Hace no mucho tiempo los médicos pensaban que la placenta era una barrera impenetrable. No importaba qué medicamentos u otras sustancias ingirieran las mujeres embarazadas, porque nada podía afectar al bebé. ¡Uno se pregunta cómo, según esta teoría, el bebé lograba nutrirse!

Ahora sabemos que esta idea está muy equivocada. Prácticamente cualquier medicamento que tomes —de venta libre, de receta médica o ilegal— podría llegar al bebé. La mayoría de los medicamentos pasan por un proceso llamado *difusión pasiva*, una forma elegante de decir que simplemente se absorben y pasan. Si un fármaco no atraviesa la placenta, y por lo tanto no llega al bebé, podemos prácticamente descartar la posibilidad de que represente un problema. Hay dos tipos de medicamentos, a unos la placenta no los absorbe y por lo tanto no pasan a través de ella o lo hacen solo en cantidades mínimas, los medicamentos que son demasiado «grandes», y los medicamentos que la placenta almacena o procesa.

Los fármacos que tienen moléculas realmente grandes no pasan hasta el feto a través de la placenta. Un ejemplo de esto es la heparina, un diluyente de la sangre. La molécula de la heparina es tan grande y pesada que literalmente no «cabe» a través de la placenta. Piensa en la placenta como un tamiz y en la heparina como un grano de arena demasiado grande. Este asunto de ser demasiado grande también puede ocurrir con medicamentos que se adhieren a otras sustancias, y con este proceso se *vuelven* demasiado grandes para atravesar la placenta. Este es el caso de la gliburida o glibenclamida, un fármaco utilizado en general para tratar la diabetes tipo 2.[1] En algún momento, entre la ingestión y su llegada a la placenta, la glibenclamida se une con una molécula grande de proteína y juntas son demasiado grandes para atravesar la placenta. Obviamente, esta es una característica muy atractiva de estos fármacos (por lo menos en lo que se refiere al embarazo): no hay transferencia a través de la placenta, no hay un efecto directo en el bebé.

La otra razón por la que los fármacos podrían no atravesarla es que algunos de ellos pueden quedarse atrapados en la placenta. Por razones que todavía en realidad no se comprenden, para un pequeño número de fármacos la placenta actúa como un «depósito». Simplemente recolecta los fármacos y nunca los deja pasar. Esto es interesante, pero tal vez no sea tan relevante para la mayoría de los lectores de este libro. Uno de los medicamentos más comunes con esta característica es la buprenorfina, que se utiliza para tratar el síndrome de abstinencia de la heroína. Si resulta que eres adicta a la heroína, la buprenorfina podría ser una mejor opción que la metadona. Si no, tal vez ni siquiera surja el tema.

Estas categorías son excepciones. En la mayoría de los casos —en medicamentos como analgésicos, antibióticos o antidepresivos— el bebé consume por lo menos una parte de lo que tú tomas. Eso *puede* resultar problemático, pero no es *necesariamente* un problema. En realidad depende del fármaco. Ahí es donde entra el sistema de clasificación de la FDA.

TIPOS DE MEDICAMENTOS

Históricamente, la FDA divide los medicamentos que las mujeres embarazadas podrían tomar en cinco categorías: A, B, C, D y X. Los medicamentos de la categoría A son los más seguros, y los de la categoría X son los más peligrosos. Aunque los medicamentos por lo general indican a cuál pertenecen, la FDA ha empezado a exigir más detalles sobre el razonamiento que hay detrás de estas clasificaciones, lo que es bienvenido.

Las categorías A, B y C son fármacos para los cuales no hay evidencias contundentes de que causen daño a bebés humanos. La diferencia está en la calidad de la evidencia en las personas y en los resultados de experimentos en animales. Las categorías D y X son fármacos que están contraindicados en mujeres embarazadas porque algunos estudios han demostrado que dañan a los bebés. La categoría D contiene medicamentos para los que, aunque hay evidencias de que dañan a los bebés, *podría* haber una razón para tomarlos, dependiendo del beneficio para la madre. Los fármacos de la clase X son aquellos que absolutamente no deben ser tomados durante el embarazo bajo ninguna circunstancia.

No hay realmente tanta información como yo hubiera querido sobre los fármacos. La FDA es ambigua sobre la mayoría de los medicamentos simplemente porque es difícil llevar a cabo experimentos en mujeres embarazadas (eso es algo bueno en general, aunque no para deducir los peligros de los medicamentos). Las evidencias que provienen de animales son útiles, pero limitadas. La mayoría de nuestros datos provienen de evidencias no experimentales. Algunas mujeres toman el medicamento porque tienen que hacerlo o por accidente, y los investigadores observan si hay algún efecto secundario en el bebé.

Así que, con la reserva de que este es un caso con una tremenda incertidumbre, veamos estas categorías:

Categoría A: «Estudios adecuados y bien controlados en mujeres embarazadas no han logrado demostrar un riesgo en el feto en cualquier trimestre del embarazo».

Fue casi imposible encontrar un ejemplo de medicamento de la categoría A. Obviamente, la FDA tiene una norma muy alta (léase demencial) para lo que es un estudio bien controlado. ¡La mayoría de las vitaminas que contienen mis vitaminas prenatales no son siquiera de categoría A! El único ejemplo que pude encontrar fue el ácido fólico. La seguridad de este ácido ha sido respaldada en un gran número de estudios aleatorizados sobre la complementación con ácido fólico. Pero más que esto, el ácido fólico en realidad *previene* las anomalías congénitas. Un artículo de revisión publicado en 2010 resumió estas evidencias en ensayos aleatorizados: las mujeres que tomaron complementos de ácido fólico tuvieron cerca de 70% menos probabilidades de tener un hijo con una anomalía congénita del tubo neural (como espina bífida).[2] Pueden no solo ser anomalías congénitas: un gran estudio reciente en Noruega sugirió que las mujeres que tomaron ácido fólico antes de la concepción y durante el inicio del embarazo tuvieron niños con tasas de autismo mucho menores.[3] En otras palabras, esto no solo es seguro, sino que se recomienda ampliamente.

No todos los medicamentos de la categoría A tienen necesariamente beneficios, pero si resulta que te topas con alguno, puedes estar segura de que es muy, pero muy seguro.

Categoría B: «Estudios adecuados, bien controlados en mujeres embarazadas no han demostrado un incremento del riesgo de anormalidades fetales a pesar de tener resultados desfavorables en animales. O, ante la ausencia de estudios adecuados en humanos, los estudios en animales no muestran un riesgo fetal».

La categoría B es ligeramente más común que la categoría A. Un medicamento puede ser clasificado como B incluso sin grandes estudios aleatorizados en humanos, siempre y cuando haya algunos estudios buenos en humanos o no se haya mostrado riesgo en animales. Los medicamentos de la categoría B por lo general tienen una amplia evidencia en humanos. Por ejemplo, la mayoría de lo que contienen tus vitaminas prenatales están en la categoría B: muchos millones de mujeres los han tomado durante años y no hay evidencias de efectos adversos. Sin embargo, puesto que no hay ensayos aleatorizados (porque *retirar* las vitaminas prenatales al azar no sería ético), estas sustancias técnicamente no pueden estar en la lista de la categoría A.

Además de las vitaminas prenatales, el fármaco más común de la categoría B es **Tylenol** (o con más precisión, el ingrediente activo, **paracetamol** o **acetaminofén**). Este es el analgésico que se utiliza de manera más generalizada durante el embarazo;* parece probable que la mayoría de las mujeres embarazadas lo toman en algún momento.

Aunque no hay ensayos aleatorizados en mujeres embarazadas, la evidencia sobre la seguridad del Tylenol es amplia, razón por la que merece la clasificación en la categoría B.[4] En primer lugar, los estudios experimentales en animales (ratones y ratas) no muestran efectos, incluso en el equivalente para una rata de la dosis máxima para humanos. En segundo lugar, hay amplios estudios observacionales en humanos que no muestran que haya riesgo.

Entre los más amplios, uno en Dinamarca estudió a más de 100 000 mujeres. La mitad de ellas dijeron que habían tomado paracetamol (acetaminofén) en algún momento durante el embarazo, y 30% lo hicieron en el primer trimestre (cuando los médicos se preocupan más por las anomalías congénitas). Las tasas de anomalías congénitas entre las mujeres expuestas no fueron más altas que las de las mujeres que no tomaron el analgésico. Este estudio tampoco encontró efecto alguno por la exposición en la tasa de aborto espontáneo, muerte fetal o bajo peso al nacer.[5] Hay un número de estudios más pequeños que muestran resultados similares. La única demostración de daño por Tylenol ocurrió entre mujeres que tomaron una sobredosis intencional (e incluso esto es difícil de interpretar, porque la mayoría de ellas también tomaron una sobredosis de algo más).

Con todas estas evidencias, no es de sorprender que el Tylenol tenga una valoración favorable por parte de la FDA; tal vez es sorprendente que no sea la más favorable. De hecho, en la mayoría de los demás países, el paracetamol entra dentro de la categoría A. En Estados Unidos las clasificaciones son mucho más estrictas. Como resultado, pocos medicamentos llegan a la categoría B. Lo que nos lleva a la inmensa y turbia categoría C.

Categoría C: «Con ausencia de estudios adecuados y bien controlados en humanos; los estudios en animales han demostrado un

* En Estados Unidos [N. de la T.].

riesgo en el feto o no hay estudios en animales. Existe la posibilidad de daño fetal si el medicamento se administra durante el embarazo, pero los beneficios potenciales podrían compensar el riesgo».

En palabras sencillas, los medicamentos se caracterizan como de categoría C si no hay una evidencia real de riesgo, pero tampoco hay datos en humanos a gran escala. Esto incluye los medicamentos de los cuales hay evidencia de daño en estudios con animales, y los que no tienen estudios en animales. Incluye medicamentos que tienen algunos pequeños estudios en humanos, y de los que no existen estudios en humanos.

Un medicamento podría tener algunos cuantos estudios en personas que demuestran que todo está bien, y también algunos estudios no aleatorizados en animales que demuestran que todo está bien. Un segundo medicamento podría no tener estudios en humanos y tener estudios en animales que han demostrado daño fetal. ¡Y ambos estarían en la categoría C! Cuando tuve la infección en vías urinarias (IVU), no podía descifrar dónde caía el ciprofloxacino en el espectro de la categoría C. Es importante la diferencia entre evidencia de daño y de ninguna evidencia.

Personas que son más inteligentes que yo han notado que la categoría C es menos útil de lo que podría ser, y ha habido cierta presión para que la FDA cambie su categorización. Pero por ahora esto es lo que nos toca. Si tu doctor quiere recetarte un medicamento de categoría C, tienes que presionarlo para que te informe sobre la calidad de la evidencia o buscarla tú misma.

Un fármaco de categoría C que se receta con frecuencia durante el embarazo es la **hidrocodona**. Probablemente te la receten si el paracetamol no es un analgésico suficientemente fuerte.

La evidencia de la hidrocodona y el embarazo es limitada. Una búsqueda en resúmenes médicos de «hidrocodona y embarazo» produce ocho resultados; una búsqueda similar de paracetamol o acetaminofén produce más de 400. Más aún, muchos de los estudios existentes son más viejos y tienen muestras de tamaño reducido. Uno de los pocos estudios que aparece en la búsqueda es de 1996, e informa sobre solo 118 mujeres: este estudio no encontró un incremento en el riesgo de anomalías congénitas entre mujeres expuestas a la hidrocodona.[6] De hecho, hasta hace poco esta era tal vez la mejor evidencia disponible de la exposición a la hidrocodona en mujeres embarazadas.

Después, a principios de 2011 se publicó un nuevo estudio, el cual analizaba este tema en una muestra mucho más grande (17 500 niños con malformaciones congénitas y 6 700 niños de control). Los autores de este estudio encontraron que utilizar opioides en el primer trimestre del embarazo se asociaba con un aumento en el riesgo de defectos de corazón y espina bífida. Su grupo de datos todavía no es suficientemente grande como para destacar la hidrocodona en relación con otros medicamentos similares (la codeína, por ejemplo). Además, puesto que estas anomalías congénitas no son comunes, todos los resultados son estadísticamente débiles.[7]

A pesar de todo, esto brinda nuevas evidencias sobre los (posibles) daños de la hidrocodona, las cuales con el tiempo se incorporarán al sistema de clasificación de la FDA (mi apuesta es que la hidrocodona permanecerá en la categoría C hasta que surjan más evidencias que apunten hacia a un lado u otro). Esto es parte de lo que es engañoso de la categoría C: conforme evolucionen las evidencias, los medicamentos podrían parecer más o menos riesgosos, pero seguir en la misma categoría. Como estás embarazada ahora, y no en algún momento en el futuro, tendrás que tomar estas decisiones lo mejor que puedas con evidencias limitadas.

Y no todas van a tomar la misma decisión, aunque tengan las mismas evidencias. Cuando Heather, mi amiga insomne, me preguntó por el zolpidem (categoría C), le mandé mi resumen de evidencias del capítulo anterior: un par de estudios que sugerían que estaba bien, y uno pequeño que indicaba un riesgo en el bebé de peso bajo al nacer cuando se usa de modo crónico. Lo resumí así: «Esto me sugiere que está bien tomarlo ocasionalmente». Heather no estuvo de acuerdo, argumentó que ella ya estaba preocupada de que su hijo fuera pequeño, y que no se sentiría bien al tomarlo, debido al inquietante estudio.

Por supuesto, ese es el valor de la evidencia en comparación con las reglas generales. Las reglas suponen que todos tomarán la misma decisión ante la misma evidencia; demostrar a la gente las evidencias mismas le permite tomar las decisiones que le funcionan.

Categoría D: «Los estudios en humanos o los datos por investigación o por marcado posterior de datos han demostrado riesgo fetal. Sin embargo, los beneficios potenciales podrían compensar el riesgo».

En realidad no conviene tomar un medicamento de la categoría D, a menos que tengas que hacerlo. Estos son fármacos para los que los estudios han señalado algún riesgo demostrado para el feto. Por lo general esos riesgos son *relativamente* menores; si algo tiene un riesgo mayor, por lo general se sitúa en la categoría X. Para los medicamentos de la categoría D, tú y tu doctor pueden sopesar la necesidad del medicamento frente al riesgo de aquellos efectos relativamente menores.

Considera un ejemplo: la tetraciclina es un antibiótico (que además de los usos normales antibióticos, también es útil para tratar el acné). Cuando empezó a usarse este medicamento, en 1964, un artículo publicado en el *Journal of the American Medical Association* implicaba a la tetraciclina en el cambio de color de los dientes y tal vez en otros problemas en los huesos.[8] Este estudio es viejo, y es muy reducido, es de solo 9 niños. Dicho esto, 7 de los 9 niños tuvieron un cambio de color en los dientes. Además, hay motivos para pensar que el fármaco pudo haber tenido este efecto con base en estudios realizados en adultos.

Este estudio de 9 personas quizá sea el responsable en gran medida de su clasificación en la categoría D. Una vez que algún medicamento cae en la categoría D (o peor, en la X), se deja de recetar, y por lo tanto es difícil reunir incluso información observacional. La razón por la que este medicamento es categoría D, y no X, es que uno puede imaginar una situación (digamos, que este es el único antibiótico disponible) en la que podrías querer tomar el fármaco incluso con el riesgo de tener dientes amarillos.

Categoría X: «Estudios en animales o humanos, o informes de investigación o de marcado posterior, han demostrado evidencia positiva de anormalidades fetales o riesgos que claramente superan cualquier beneficio potencial para el paciente».

Los medicamentos de la categoría X se contraindican firmemente durante el embarazo. No debes tomarlos. Los resultados negativos para el bebé son serios y probables, y los beneficios de estos medicamentos durante el embarazo no los superan. El ejemplo citado con más frecuencia es la isotretinoína, un medicamento del cual ya hablé en el capítulo 9. Este tratamiento para el acné puede causar serios defectos de nacimiento y no debe tomarse durante el embarazo.

Los medicamentos pueden estar en la categoría X solo porque no tienen razón en el embarazo. Los anticonceptivos orales son medicamentos de categoría X, pero no porque sean dañinos para el bebé.[9] Esto tiene relevancia para una respuesta a la exposición accidental a los mismos. Después de una exposición accidental a la isotretinoína, muchas mujeres eligieron interrumpir un embarazo, sabiendo que es muy alto el riesgo de que hubiera malformaciones congénitas que afectaran la vida del bebé. Una respuesta similar a la exposición a una píldora anticonceptiva no se justifica. Aunque debes dejar de tomarlas cuando te embarazas (¿como para qué las tomarías?), no están implicadas en defectos de nacimiento.

Es bastante claro que está bien tomar cualquier medicamento de las categorías A y B. Cualquiera de las categorías D y X debería evitarse, a menos que sea verdaderamente necesario. El problema es la categoría C, en la que todos los fármacos son un poco diferentes en cuanto a la calidad de la evidencia. Esto nos deja con pocas opciones que no sean intentar leer las evidencias reales para cada medicamento que pudiéramos desear tomar. En el mejor de los casos, esto consume mucho tiempo, y en el peor de los casos es imposible. Tomaría el resto de este libro (¡y sería muy aburrido!) resumir las evidencias de todos los fármacos más utilizados.

Pero armada con el conocimiento sobre las clasificaciones de los medicamentos, puedes por lo menos estar un poco más informada cuando le preguntas a tus médicos sobre los fármacos que te recetan. Deberían ser capaces de evaluar los estudios sobre los riesgos, o por lo menos dirigirte en la dirección correcta. Asimismo, en un apéndice al final de este libro brindo una referencia de consulta rápida sobre medicamentos para una variedad de afecciones comunes. De esta forma, si te despiertas a la mitad de la noche con dolor de espalda, con una migraña o una reacción alérgica, ¡no tendrás que pasar tanto tiempo en tu computadora portátil como yo!

Una nota final. Algunas veces en realidad *deseas* que algún medicamento pase al bebé. Un ejemplo son los antirretrovirales para tratar el VIH. Los investigadores están trabajando en buscar maneras de hacer que esto ocurra utilizando moléculas que transfieran medicamentos activamente a través de la placenta. A la larga, esto podría utilizarse para tratar enfermedades en fetos ¡incluso antes de que nazcan! Por el momento, esto está más en el reino de la ciencia ficción que en la realidad, pero presenta un futuro emocionante.

Lo más importante

- Puedes sentirte cómoda tomando cualquier fármaco de las categorías A y B en el embarazo.
- Deberías evitar cualquier fármaco de las categorías D y X. Las excepciones serían los medicamentos de la categoría D para tratar enfermedades muy serias, pero esto es territorio de los médicos.
- Para los medicamentos de la categoría C, intenta obtener una mejor idea a partir de las evidencias de seguridad para tomarlos (ya sea de tu doctor o del apéndice de este libro).

PARTE 4

El tercer trimestre

14

Nacimiento prematuro (y los peligros del reposo en cama)

Hubo un momento a la mitad de mi embarazo en el que me preocupaba por el bebé todo el tiempo. Cuando estaba en casa de mis padres para la Navidad, alrededor de las 22 o 23 semanas, hubo un día en el que no sentí a Penelope moverse. Me dicen que esto es común —en esa etapa son tan pequeños que si se colocan en una posición extraña, podrías no sentirlos—, pero era difícil no asustarme. Bebí jugo, comí galletas. Nada.

Puesto que en general soy una persona nerviosa, en casa teníamos una máquina (llamada Doppler) que puedes utilizar para escuchar el latido del bebé. Es una versión mucho más barata de la que utiliza tu doctor. Yo ya la había utilizado algunas veces en situaciones similares. Pero estábamos en casa de mis papás y no la había llevado.

No es de sorprender que el Walgreens de Hamden, Connecticut, no tenga un Doppler como este, así que compré un estetoscopio. Rápidamente aprendí que es necesaria cierta práctica para ser capaz de escuchar al bebé con uno de esos —me costó mucho trabajo alcanzar a escuchar mi propio latido—.

Penelope estaba bien. Al final del día cambió de posición y tuve la reconfortante sensación cuando me golpeó en la vejiga tan fuerte como pudo.

Tuve algunos días como este antes de que Penelope estuviera suficientemente grande para poder sentir todo lo que hacía. Al final, lo que temía era que ocurriera algo en el útero y que se muriera (me cuesta mucho trabajo escribir esto, incluso ahora, sabiendo que nació bien). Esto puede ocurrir, aunque, afortunadamente, es raro. Y tal vez de manera paradójica, para mí este miedo empeoró al saber que para la semana 25 o 26 existe una probabilidad de supervivencia afuera del útero mayor de 50 por ciento.

Por el otro lado, también estaba preocupada de que Penelope llegara demasiado temprano. El parto prematuro (definido como antes de las 37 semanas) es en realidad bastante común en Estados Unidos: ocurre en casi 12% de los embarazos. No tenía ningún factor de riesgo particular (no tenía mellizos ni trillizos, por ejemplo), pero conocía a mujeres que habían empezado la labor de parto inesperadamente antes de tiempo, sin tener ningún signo que las previniera.

Al final, como siempre, encontré consuelo en los datos y en la información sobre qué hacer si mi trabajo de parto empezaba demasiado pronto.

Un parto prematuro es el que ocurre entre las semanas 22 y 36 de embarazo. El hecho de que inicie a las 22 semanas es poco creíble. Para la década de 1960, los bebés que nacían de manera prematura, aunque fuera con pocas semanas de adelanto, con frecuencia morían. Entre los ejemplos más famosos de esto es el hijo de John F. Kennedy, Patrick, que nació aproximadamente a las 34 semanas y media, pesó casi 2.2 kg, pero murió dos días después por enfermedad respiratoria. En esa época no era una sorpresa. Cómo han cambiado las cosas: en 2005, 98.9% de los bebés nacidos en esa edad gestacional y con ese peso sobrevivieron su primer año.[1]

Muchos de los avances en supervivencia se han debido a mejoras en la ventilación mecánica. Los pulmones son de los últimos órganos que se desarrollan (tal vez porque no son muy útiles cuando vives en agua), por lo que los bebés que nacen a las 36 semanas pueden tener problemas serios para respirar. Se pueden utilizar respiradores mecánicos hasta que el bebé sea capaz de respirar por sí mismo.

Este y otros avances han llevado a grandes mejoras en la supervivencia para los lactantes prematuros tardíos (los nacidos entre las semanas 34 y la 36) y también aumenta la capacidad para salvar a bebés muy prematuros. En este punto, la supervivencia es posible (aunque no probable) a las semanas 22 o 23 de gestación.

La prematuridad, en especial la extrema, tiene algunos efectos a largo plazo. Los bebés nacidos prematuramente tienen más probabilidades de enfermarse de niños, en promedio tienen un CI más bajo y muchas veces tienen problemas de visión o auditivos. En un estudio de niños de 5 años nacidos antes de las 30 semanas de gestación, 75% de ellos tenían por lo menos una discapacidad (frente a 27% de los niños nacidos después de las 37 semanas). Sus coeficientes intelectuales también eran, en promedio, entre 5 y 14 puntos más bajos.[2] La prematuridad moderada (de las semanas 32 a 36 de gestación) también ha tenido un efecto en el CI en algunos estudios, pero estos tienden a ser menores, y las discapacidades graves son menos comunes.[3]

Al acercarme a las semanas 22, 23 y 25 de embarazo, las dos cosas clave que quería saber eran: primero, cuáles eran las probabilidades de tener un bebé en cada una de esas semanas, y segundo, si llegaba antes de tiempo, ¿cuál era la probabilidad de que sobreviviera? Los archivos de los detalles sobre la natalidad (Natality Detail Files) brindan información sobre cada nacimiento en Estados Unidos, desde la semana gestacional hasta el momento del parto, así como la probabilidad de muerte en el primer año de vida. El cuadro de la página siguiente tiene la respuesta (está basado en datos de 2005).

Hay dos elementos que inspiran mucha confianza en estos datos. Primero, aunque los partos muy prematuros ocurren, es raro. Hasta las 34 semanas, las probabilidades de tener un bebé en cualquier semana es menor que 1 en 100. Antes de las 30 semanas, las probabilidades de que ocurra en cualquier semana es menor que 1 en 500. En segundo lugar, aunque las tasas de supervivencia son bajas para los bebés nacidos antes de tiempo, no son tan bajas como podrías haber esperado. Más de la mitad de los bebés nacidos a las 24 semanas sobrevivirán el primer año —24 semanas son solo cinco meses y medio de embarazo—. Para cuando llegas a las 28 semanas, que todavía son solo seis meses y medio de embarazo, la tasa de supervivencia es casi de 95%. Estas estadísticas han mejorado mucho incluso desde principios de la década de 1980, cuando la supervivencia a las 28 semanas era solo de alrededor de 80%.

Semanas de gestación completadas	Porcentaje de nacimientos	Probabilidad de muerte en el primer año
22	0.05%	76.50%
23	0.07%	56.20%
24	0.10%	33.75%
25	0.11%	22.18%
26	0.13%	14.24%
27	0.15%	10.17%
28	0.19%	5.60%
29	0.24%	4.17%
30	0.33%	3.16%
31	0.43%	2.58%
32	0.59%	1.82%
33	0.88%	1.47%
34	1.51%	1.09%
35	2.34%	0.77%
36	4.15%	0.56%
37+	88.72%	0.22%

A pesar de estas estadísticas bastante reconfortantes, es mejor no tener a tu bebé de manera prematura. Hay algunas condiciones específicas que pueden provocar el trabajo de parto prematuro (algunas de las cuales se tratan en el siguiente capítulo). El trabajo de parto prematuro también puede ocurrir sin ninguna razón aparente y, desafortunadamente, la medicina moderna no ha hecho un gran progreso para prevenir o detener un parto, una vez que este empieza.[4] Lo que los médicos pueden hacer es darte uno de un grupo de medicamentos tocolíticos (uno común es el sulfato de magnesio). Estos fármacos reducirán las contracciones y por lo general pueden retrasar el parto por uno o dos días (algunas veces más tiempo). ¿Cuál es el objetivo de retrasarlo solo un par de días? Dos cosas: la ubicación y los esteroides.

Un determinante muy importante para la supervivencia entre lactantes muy prematuros es la calidad del cuidado que reciben y los tipos de intervenciones que hay disponibles para ellos. Esto, a su vez, depende del «nivel» de la unidad de cuidados intensivos neonatales (UCIN) del hospital en el que la madre dé a luz. Los niveles de UCIN varían de 1 (que es básicamente solo una guardería para bebés sanos) a 4 (el nivel más alto; en algunos estados de Estados Unidos esto se llama 3C). Las UCIN más avanzadas tienen la capacidad de hacer todo tipo de cirugías neonatales. Cuentan con ventiladores y pueden muchas veces conectar a los bebés a un equipo cardiopulmonar, el cual reproduce la función de esos dos órganos mientras continúan desarrollándose.

Los bebés muy prematuros no tienen probabilidades de sobrevivir sin estas intervenciones. Los bebés que nacen de manera muy prematura en hospitales que no tienen estas capacidades por lo general se transfieren a hospitales más avanzados una vez que están estables, pero, si es posible, es mejor que nazcan en uno de ellos desde el principio. Si el parto puede retrasarse por unos días, muchas veces es posible transferir a la mamá (mientras está embarazada) a un hospital más avanzado. Esto significa que el bebé tendrá el mejor cuidado posible desde el principio.

Además de la ubicación, la otra intervención que marca ampliamente la diferencia en la supervivencia es la administración de esteroides. Las inyecciones de esteroides administradas a la mamá aceleran el desarrollo pulmonar fetal.[5] Incluso 24 horas de este tratamiento pueden lograr una gran diferencia: una revisión reciente de ensayos aleatorizados muestra que el resultado de los esteroides fue una disminución de 30% de muerte fetal. Retrasar el parto incluso un día o dos permite a los doctores administrar estos medicamentos durante suficiente tiempo para marcar una diferencia.[6]

Los bebés se consideran a *término temprano* a la semana 37, y a *término completo* a la semana 39 de embarazo. Después de la semana

37, la mayoría de los lactantes no necesitan cuidado adicional después de nacer. Por supuesto, hacer una distinción precisa entre prematuro a la semana 36 y media, y término a la semana 37, es artificial, y es mejor para tu bebé nacer en la semana 39 o en la 40 en lugar de en la 37. Pero estas diferencias son pequeñas; la mortalidad infantil en Estados Unidos para bebés no prematuros es solo de 2 en 1 000 partos.

REPOSO EN CAMA

En esta exposición del parto prematuro, el tratamiento con esteroides y el nivel de la UCIN, tal vez notaste que no surgió el tema del reposo en cama. Por un lado, fue una omisión de mi parte. El reposo en cama se receta con gran frecuencia para el trabajo prematuro de parto. También es común recetarlo para diversas situaciones específicas —preeclampsia, por ejemplo, o insuficiencia cervical— que pueden llevar a un parto prematuro. Tal vez hasta 20% de las mujeres estarán en reposo en cama durante una parte de su embarazo.

El reposo en cama es una de esas soluciones que es muy atractiva, por lo menos en parte, porque parece tan lógica. Parece que si solo te acuestas y dejas de hacer alboroto, eso ayudará al bebé a permanecer adentro. También es probable que, si conoces a alguien que haya estado en reposo en cama, le haya dado resultado. Muchas mujeres a las que ponen en reposo en cama terminan teniendo a su bebé en una fecha normal. Pero, y no hay manera de enfatizar esto lo suficiente, **esa no es evidencia de que funcione.** *No sabes qué habría pasado si esas mujeres hubieran realizado sus actividades normales.*

De hecho, no hay evidencias convincentes que sugieran que el reposo en cama sea eficaz para prevenir el parto prematuro.

Hay algunas evidencias sobre esto que provienen de ensayos aleatorizados controlados. En un estudio de 1 200 mujeres con embarazos de bebé único y amenaza de parto prematuro, a 400 de ellas se les recetó reposo en cama y a las otras 800 no. El reposo en cama no fue eficaz para prevenir el parto prematuro (7.9% del grupo de reposo en cama y 8.5% del grupo de control tuvieron sus bebés prematuramente).[7] Hay más evidencias aleatorizadas para múltiples gestaciones y, una vez más, no hay evidencias de que las mujeres a las que se puso en reposo en cama tuvieran menos partos prematuros o mejores resultados en general.[8]

También hay muchos artículos de revisión sobre este tema que analizan otros tipos de evidencias no aleatorizadas. Casi todos sugieren que no hay evidencia de que esto sea eficaz. Y citando a uno que fue publicado en 2011: «No ha habido complicaciones en el embarazo para las que la literatura demuestre de manera consistente un beneficio por el reposo en cama antes del parto».[9] Aquí hay otra: «La investigación indica, sin embargo, que el tratamiento de reposo en cama no es eficaz para prevenir el parto prematuro y la restricción de crecimiento fetal, ni para aumentar la edad gestacional en el parto ni el peso del lactante al nacer».[10] De hecho, el último artículo se titula «Falta de evidencia para recetar reposo en cama antes del parto».

Todos están de acuerdo en que sería mejor tener más evidencias aleatorizadas, con estudios más amplios. Pero en este momento simplemente no tenemos evidencias que sugieran que el reposo en cama funciona para mejorar los resultados en los bebés.

Esto no sería tan importante si no fuera porque el reposo en cama en realidad tiene algunas consecuencias negativas importantes. El reposo absoluto en cama se define como una o dos horas de actividad al día, con el resto del tiempo en cama. Nada de trabajo, nada de correr persiguiendo a tu niño pequeño, nada de preparar el cuarto para el bebé, nada de preparar la cena, nada de ejercicio, nada de nada. Esto tiene desventajas serias para el resto de la familia y, para las mujeres que trabajan, en su trabajo. Los estudios citan la tensión financiera en familias cuando se pone a las mujeres en reposo en cama, incluso si no trabajan, por la necesidad de contratar a alguien más para que ayude en la casa.

E incluso si ignoras estos factores, el reposo en cama conlleva en realidad riesgos médicos: pérdida de hueso, atrofia muscular, pérdida de peso y, en algunos estudios, la reducción del peso del bebé al nacer.[11] Hay alguna sugerencia de que incrementa el riesgo de coágulos sanguíneos (para evitar esto, las mujeres que están en reposo en cama algunas veces deben usar medias de compresión).

Por lo general, cuando consideramos un tratamiento médico que no tiene beneficios demostrados, pero sí riesgos importantes demostrados, pensamos que es una mala idea. De hecho, ese es el amplio consenso en la literatura médica. El American College of Obstetricians and Gynecologists se opone a ello y, todavía más sorprendente, parece que muchos doctores *saben* que esta es una pérdida de tiempo. Un artículo de 2009 que reportó sobre una encuesta entre obstetras practicantes dice que más de la mitad de ellos dijeron que el reposo en cama no tiene beneficios, o que estos son mínimos, para cualquiera de estas situaciones.[12] Sin embargo, 90% de estos doctores informó que había recetado reposo en cama para algunas de estas situaciones. ¡Incluso aunque no creyeran que funcionaría!

¿Qué?

Parecería que este es uno de esos asuntos en los que la recomendación convencional ha persistido a pesar de las evidencias que sugieren que no solo no es eficaz, sino que es dañino. Puede haber situaciones extraordinarias en las que el reposo en cama sea una buena idea, pero la literatura médica no ha encontrado ninguna. Si tu doctor lo sugiere, casi con certeza deberías ponerlo en duda. ¿Piensa de verdad que ayudará, a pesar de toda la evidencia de lo contrario?

Lo más importante

- La supervivencia afuera del útero es posible (aunque no probable) a la semana 22. La supervivencia aumenta mucho con la gestación continuada después de este punto. Para la semana 28, más de 90% de los bebés sobrevive, y para la 34, el 99%.
- Retrasar el nacimiento después del inicio del trabajo de parto es difícil, pero por lo general se puede lograr por pocos días.

Retrasar incluso un día o dos puede tener un gran efecto en la supervivencia, pues permite que la madre se transporte a un hospital más avanzado, y da tiempo para aplicar inyecciones de esteroides para mejorar la función pulmonar del bebé.

- No hay evidencias de que el reposo en cama prevenga el trabajo de parto. Evítalo.

15

Embarazo de alto riesgo

Cuando llegué a las 28 semanas de embarazo, las citas con mi doctora empezaron a ocurrir cada dos semanas (y luego, poco después, cada semana). Casi estábamos solo enfocadas en discutir cuán gorda me estaba poniendo (¡tan gorda!). Pero también noté alrededor de este tiempo que la doctora ponía más atención en cómo crecía mi barriga, escuchaba con más detenimiento el latido del corazón del bebé y hacía preguntas más inquisitivas sobre si tenía alguna contracción.

Hay una razón para esto: con frecuencia, durante el tercer trimestre del embarazo empiezan a surgir problemas.

Debo admitir que me molestaba el aumento de citas con la doctora. Un problema era que la cita en el consultorio de mi obstetra siempre se retrasaba. En realidad, una vez me fui sin ver a la doctora después de haber esperado durante una hora. Les expliqué que me tenía que ir, que tenía una junta (lo cual era cierto). En verdad se sorprendieron, y la recepcionista insistía: «¡Pero si todos esperan a la doctora!».

Y quizá parte del monitoreo excesivo era innecesario.

Pero en su mayoría, incluso yo, la paciente más gruñona del mundo, tenía que estar muy agradecida por el perfeccionamiento en la tecnología médica en los últimos 50, o incluso 30 años. Los médicos tienen más habilidad para detectar problemas, y también son mejores para resolverlos. Yo tuve un «problema» con mi embarazo: incompatibilidad al Rh. Esto ahora es tan tratable que es posible que ni siquiera sepas que te están dando un tratamiento para resolverlo (solo es otra más de las numerosas inyecciones). Pero apenas en 1960 era un factor importante de anemia, insuficiencia cardiaca y muerte en lactantes.

Todavía puede haber muchos de estos problemas del embarazo, pero ha habido progreso, y este continúa.

Si resulta que tienes alguna afección de alto riesgo en el embarazo, tu doctor va a ser tu mejor recurso. Los tratamientos tienden a ser muy específicos para cada persona, tanto para ti como para las especificidades de tu bebé. Por esta razón, me preguntaba si esa información debía aparecer en este libro. No tengo ningún dominio especial de este tema. Todo lo que tengo es un libro de texto introductorio de obstetricia y algunos amigos afables a los que les hago preguntas.[1]

Pero luego mis amigas empezaron a presentar estas afecciones aquí y allá, y comenzaron a preguntarme sobre ellas. Me di cuenta de que en muchos de los casos les diagnosticaban estos problemas y no les explicaban a las personas ni lo básico sobre ellos. A las 32 semanas le dijeron a mi amiga Daphna: «Tu bebé se ve un poco pequeño. No es algo para preocuparse, pero vamos a empezar a hacer ultrasonidos cada semana para ver qué pasa».

Tal vez mis amigas y yo somos un poco obsesivas. Pero sin duda, si requieres ultrasonidos cada semana es algo preocupante. O, por lo menos, algo sobre lo cual debes investigar más. Después de la conversación con su doctor, Daphna pasó horas en la computadora, tratando de descifrar las consecuencias de la restricción del crecimiento intrauterino. ¿Estaba preocupada? Bueno, francamente sí.

Es difícil aceptar un diagnóstico anónimo y un tratamiento estándar sin saber un poco más de lo qué está ocurriendo, y cuán preocupada deberías estar. La siguiente gráfica está lejos de estar completa, es solo un punto de partida. Como podrías esperar, uno de los tratamientos que comúnmente se sugiere para ciertas situaciones como esta es el reposo en cama. La misma historia del capítulo anterior: cuestiónalo y evítalo.

¿PASARÁ OTRA VEZ?

En relación con todas estas complicaciones, si ocurren en un primer embarazo, una pregunta natural es si es probable que vuelvan a ocurrir en embarazos posteriores. Desafortunadamente, por lo general la respuesta es sí. Esto se debe a dos razones. Primero, hay algunas características observables en la gente que se relacionan con sus riesgos. Por ejemplo, las mujeres con sobrepeso tienen un riesgo más alto de tener muchas de estas complicaciones (diabetes gestacional, hipertensión). Si tienes sobrepeso en un embarazo, es probable que tengas sobrepeso en otro.

Pero más allá de esto, parecería que estos riesgos se vinculan con alguna característica genética o fisiológica de ciertas mujeres en particular. Esto significa que si una vez tienes una complicación, eso es un indicador de que eres el tipo de mujer que tiene un riesgo más alto de padecerla. En algunos casos, como con la insuficiencia cervical, es prácticamente una certidumbre: si tienes esto con un bebé, lo tendrás con el siguiente. En otras, como la preeclampsia, tu riesgo aumenta si ya te ocurrió antes, pero de ningún modo es una certeza.

PLACENTA PREVIA
La placenta cubre el cérvix parcial o completamente
Posibles consecuencias
- Sangrado vaginal con potencial de pérdida significativa de sangre
- Parto prematuro

Manejo o tratamiento posibles
- Necesidad de parto por cesárea
- La mayoría se resuelve por sí misma
- Ultrasonido de seguimiento después del diagnóstico inicial para confirmarlo

- Si el padecimiento continúa hasta el término, parto por cesárea por lo general entre las semanas 36 y 37

DESPRENDIMIENTO DE PLACENTA

La placenta se desprende, parcial o completamente, de la pared del útero

Posibles consecuencias

- Contracciones dolorosas y sangrado vaginal con potencial pérdida significativa de sangre
- Parto prematuro
- Restricción del crecimiento fetal
- Necesidad de parto por cesárea

Manejo o tratamiento posibles

- Si es a término completo, el tratamiento es el parto
- Si no es a término, el manejo varía con el grado de desprendimiento
- Si hay preocupación por la condición fetal o materna, el parto puede estar indicado aunque el bebé sea prematuro

DIABETES GESTACIONAL

Diabetes diagnosticada durante el embarazo

Posibles consecuencias

- Posibilidad de un bebé muy grande, que lleva a:
  - Riesgos obstétricos: necesidad de instrumentos o cesárea
  - Riesgos fetales/neonatales: muerte fetal, hombros atorados en el parto, problemas metabólicos

Manejo o tratamiento posibles

- Monitoreo de glucosa y control con modificación de dieta y ejercicio, o con medicamentos, si fuera necesario

ALOINMUNIZACIÓN RH

El bebé tiene un tipo de sangre positivo, la mamá tiene negativo

Posibles consecuencias

- Si el cuerpo materno se expone a Rh(D) positivo de los glóbulos rojos del feto, se producen anticuerpos que pueden atravesar la placenta y marcar los glóbulos rojos del feto para destruirlos
- Puede resultar en anemia fetal y neonatal severa, y en hiperbilirrubinemia

Manejo o tratamiento posibles

- Inyección de RhoGAM a las 28 semanas y después del parto, un triunfo sencillo de la medicina moderna

INSUFICIENCIA CERVICAL

Dilatación indolora del cérvix

Posibles consecuencias

- Puede provocar un aborto espontáneo en el segundo trimestre o un parto muy prematuro

Manejo o tratamiento posibles

- Monitoreo de la longitud cervical, tratamiento de progesterona o necesidad de cerclaje, colocar un punto de sutura en el cérvix para mantenerlo cerrado

RESTRICCIÓN DEL CRECIMIENTO FETAL

Un feto que es pequeño y no llega a su propio potencial de crecimiento. Los factores de riesgo pueden incluir tabaquismo, desnutrición, problemas de la placenta o problemas fetales intrínsecos

Posibles consecuencias

- Peso muy bajo al nacer, parto prematuro, muerte fetal o neonatal, problemas metabólicos y de respiración

Manejo o tratamiento posibles

- Evaluación continua del crecimiento fetal, del comportamiento, del líquido amniótico y del flujo sanguíneo en los vasos fetales
- Podría ser necesario un parto anticipado cuando el bebé estaría mejor afuera del útero que dentro de él

PREECLAMPSIA, ECLAMPSIA, SÍNDROME HELLP

Disfunciones relacionadas que traen consigo presión arterial alta, con un incremento en la cantidad de proteína en la orina. Ocurre después de las 20 semanas del embarazo. Los posibles síntomas podrían incluir dolor de cabeza, alteraciones visuales, dolor abdominal y aumento repentino de peso

Posibles consecuencias

- La eclampsia es una complicación de la preeclampsia que conlleva convulsiones
- HELLP es una complicación que resulta en hemólisis (la destrucción de los glóbulos rojos), aumento de las enzimas hepáticas (disfunción hepática) y un número bajo de plaquetas
- Muerte de la madre o del bebé si no se atiende

Manejo o tratamiento posibles

- La evaluación incluye la valoración de la presión arterial, el análisis de sangre, la recolección de orina para medición de proteína y el monitoreo de la calidad de bienestar del bebé, así como de su crecimiento
- Se utilizan el sulfato de magnesio +/- medicamentos para la presión arterial para evitar convulsiones o embolia
- El tratamiento es el parto para expulsar al bebé y la placenta
- Puede ser necesario un parto prematuro en casos muy graves

PLACENTA ACCRETA

La invasión anormal de la placenta hacia la pared del útero. Hay un riesgo incrementado de tener esto si tienes placenta previa o si has tenido antes partos por cesárea.

Posibles consecuencias
- Hemorragia masiva en el parto, en especial si no se diagnosticó antes del mismo

Manejo o tratamiento posibles
- Parto por cesárea, seguido inmediatamente de histerectomía

Notas para este cuadro: 2, 3, 4, 5, 6, 7, 8, 9, 10, 11, 12, 13

16

Voy a estar embarazada para siempre, ¿verdad?

En algún momento, felizmente dejas de preocuparte por tener un bebé prematuro. Casi de inmediato cambias a la preocupación opuesta: que el bebé no llegue nunca.

Mi mamá me dijo que el final del embarazo es tan incómodo para que uno tenga menos miedo del parto. No estoy segura de si hay una buena razón científica detrás de este argumento, pero tiene razón. Para la semana 37 o la 38 me sentía cada día más incómoda. Hacia el final, lo único que podía hacer era bajar las escaleras en la mañana balanceándome, servirme una taza de café y regresar a ver la TV. Cuando iba al trabajo, la gente pasaba por mi oficina para mirarme con lástima, y preguntaba: «¿No hay bebé todavía?».

Cerca de este momento muchas mujeres se convencen de que estarán embarazadas «para siempre». Esto se intensifica mientras la fecha prevista va y viene. De hecho, sin intervención, la mayoría de las mujeres (en particular con el primer bebé) seguirían embarazadas después de las 40 semanas. Al menos, de acuerdo con un estudio, sin ninguna intervención la mujer promedio que está embarazada de su primer bebé empieza el trabajo de parto *ocho días* completos después de su «fecha prevista».[1] Las buenas noticias son que no estarás embarazada para siempre. Incluso sin inducción médica (que definitivamente es algo que ocurrirá a las 42 semanas), el bebé tarde o temprano va a salir.*

---

* En 1945, la revista *Time* publicó un reporte sobre una mujer que decía que había estado embarazada durante 53 semanas antes de dar a luz a un bebé de 3.145 kg. Sin embargo,

Yo tenía mucha curiosidad sobre cuándo ocurría este «tarde o temprano». Jesse tenía programado dar clases hasta prácticamente el momento de mi fecha prevista. En un momento dado me preguntó si sería bueno pedirle a alguien que se encargara de su clase, y si así era, quería saber durante cuántas semanas. ¿Cuáles eran las probabilidades de trabajo de parto en la semana 38?

Si te estás preguntando esto desde el momento estratégico del inicio del embarazo, como nosotros, lo que quieres saber es qué porcentaje de bebés nace por semana. Le mandé a Jesse la siguiente gráfica, que muestra la proporción de mujeres (solo aquellas con embarazos de bebé único, es decir, no de mellizos, los cuales tienden a nacer antes) que dan a luz por semana de embarazo. Esto está basado en todos los partos que ocurrieron en Estados Unidos en 2008 (el último año con datos disponibles), así que es bastante preciso.[2]

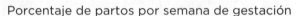

Porcentaje de partos por semana de gestación

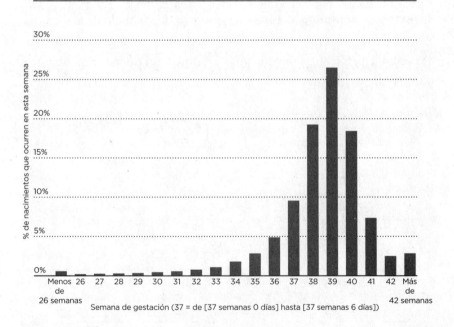

parece probable que esta mujer hubiera tenido un aborto espontáneo y volviera a concebir. Como en ese momento su esposo estaba peleando en la Segunda Guerra Mundial, uno puede imaginar cómo podría haber sido conveniente un embarazo de 53 semanas.

Lo más probable es que des a luz en la semana 39 de embarazo: cerca de 30% de los bebés nacen en esta semana. La siguiente semana más común es la 38 (18%), seguida por la semana 40 (17%). Alrededor de 70% de los bebés nacen antes de su fecha prevista. Esto incluye todos los partos; tanto los primerizos como los que no se inducen tienden a ser un poco después.

Creo que esta gráfica circuló más que cualquier otro dato de los que produje durante mi embarazo. Todas querían planear algo. En nuestro caso, Jesse empleó a un colega para que estuviera pendiente para hacerse cargo de su clase, pero no fue necesario. Penelope esperó hasta dos días después de que su papá entregara las calificaciones para hacer su aparición.

Pero conforme me acerqué al final del embarazo, este panorama no era muy correcto. Si llegas a tu fecha prevista sin bebé, difícilmente es útil saber que tenías una probabilidad de 70% de ya haber dado a luz. ¡Obviamente eso no pasó! Una mejor forma de formular la pregunta: sentada ahí, todavía embarazada, al inicio de la semana 38, ¿cuáles son las probabilidades de que seas mamá para el inicio de la semana 39? Resulta que los mismos datos, un poco reorganizados, también te lo pueden decir.

Semana de embarazo	Probabilidad de parto esta semana si todavía estás embarazada al inicio de la semana
Semana 35	3%
Semana 36	5%
Semana 37	11%
Semana 38	25%
Semana 39	46%
Semana 40 (primera semana después de la fecha prevista)	59%
Semana 41	58%
Semana 42 (incluida la inducción)	prácticamente 100%

Si llegas a la fecha prevista sin bebé, hay 60% de probabilidades de que tengas a tu bebé en los próximos 7 días. Si no has dado a luz para la semana 41, hay aproximadamente 60% de probabilidades de que empieces la labor de parto de manera espontánea. A la semana 42, la mayoría de doctores inducirá el parto.

Esto es solo un promedio. Alrededor de este momento, las visitas al doctor aumentan por lo menos a una vez a la semana —algunas veces, a dos por semana—. Mi doctora, por lo menos, también empezó con el tacto vaginal. La idea detrás de estos controles es darse cuenta de si estás progresando hacia el trabajo de parto. Normalmente, tu cérvix o cuello del útero está cerrado. En el momento previo al trabajo de parto y, más que nada, durante el trabajo de parto, el cérvix se abre hasta 10 centímetros.

También presenta otros cambios: se *ablanda*, se *acorta* y se *adelgaza*. Al mismo tiempo, el bebé se mueve hacia abajo en tu pelvis. Este movimiento del bebé (*encajamiento*) por lo general ocurre unos cuantos días o semanas (o incluso un par de meses) antes del parto (también puede ocurrir durante el trabajo de parto). Para algunas personas, la apertura, el ablandamiento y el adelgazamiento del cérvix también comienza a ocurrir en los días o semanas previos al inicio del trabajo de parto.

Esto es lo que el doctor busca identificar en los tactos vaginales. Reportará cualquier progreso —algo como «¡Ya tienes un centímetro de dilatación!»—. Podrías pensar que ese es un buen signo de que pronto empezarás el trabajo de parto. Después de todo, estos tactos vaginales son dolorosos, así que esperarías que por lo menos ganaras algo con la información.

El estado del cérvix tiene cierto poder predictivo, en especial en tu fecha prevista o después. Pero si esperas algún tipo de bola de cristal, piénsalo una vez más. Bastantes mujeres empiezan el trabajo de parto sin signos en los tactos vaginales. Por otro lado, mi cuñada caminó durante semanas con su segundo niño mientras tenía 3 cm de dilatación. Le decían una y otra vez «¡Este fin de semana!». No fue muy útil, pero tampoco era tan inusual.

En la práctica, aunque es más probable que tu doctor te hable sobre la dilatación, la longitud cervical (*borramiento*) es tal vez un mejor indicador del inicio del trabajo de parto.[3] Tu doctor lo mide al mismo tiempo que mide si estás dilatada, por lo que es razonable preguntárselo si está haciendo un tacto vaginal. Por lo general se da como porcentaje (por ejemplo: «Tienes un borramiento de 50%»), lo que señala cuánto has avanzado entre la situación normal sin embarazo (0% de borramiento) y lo que ocurrirá en el parto (100% de borramiento).

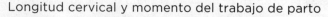

Longitud cervical y momento del trabajo de parto

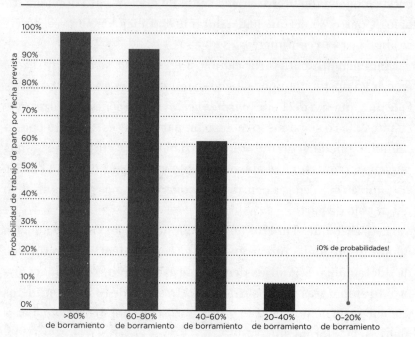

Los datos más precisos que pude encontrar sobre el tema provienen de un estudio en el Reino Unido que midió este borramiento por ultrasonido a las 37 semanas, y después registró las probabilidades de empezar el trabajo de parto por fecha prevista.[4] La siguiente gráfica muestra los resultados. Para las mujeres que tenían más de 60% de borramiento (eso significa que se ha acortado aproximadamente a la

VOY A ESTAR EMBARAZADA PARA SIEMPRE, ¿VERDAD?

mitad de lo que le falta) a las 37 semanas, casi todas (algo así como 98%) empezaron el trabajo de parto antes de su fecha prevista. Por otro lado, para las mujeres que tenían menos de 40% de borramiento, casi ninguna de ellas (menos de 10%) empezó trabajo de parto antes de su fecha prevista.

Podrías decidir (algunas mujeres lo hacen) que quieres saltarte los tactos vaginales. Algunas personas dicen que a fin de cuentas el bebé va a salir de alguna forma u otra, así que ¿cuál es el valor de esta información? Pero puede ser muy útil. Cuando mi amiga Heather estaba esperando su segundo bebé, su plan era traer a su mamá en avión para que le ayudara a cuidar al bebé número uno mientras ella y su esposo estaban en el hospital.

A las 37 semanas, ella tenía 1 cm de dilatación y 80% de borramiento. Vio esta gráfica y adelantó 10 días el vuelo de su mamá. Apenas a tiempo: su mamá llegó un jueves en la tarde y el bebé le siguió, el sábado en la noche. ¡La evidencia en acción!

Además de la longitud del cuello del útero en sí mismo, también hay una medición más completa de cuánto has progresado, llamado la escala de Bishop. Este es un número (entre 0 y 13) que toma en consideración varias características del cérvix (su posición, su grado de borramiento y el grado de dilatación), así como la posición del bebé (muy arriba o bastante abajo). Una puntuación de Bishop alta implica que estás avanzada. También indica una probabilidad alta de parto vaginal; por lo general una calificación de 6 o más se considera bastante avanzada.

En cuanto al tiempo que falta para el trabajo de parto, no es claro que esto sea mucho mejor que solo conocer la cantidad de borramiento, pero algunos estudios han demostrado que combinar las dos mediciones es especialmente útil.[5] Si tienes curiosidad, tu doctor debería ser capaz de comunicarte esta calificación cuando hace su tacto vaginal.

Podrías preguntarte, si estas mediciones son buenas para predecir el inicio del trabajo de parto después de llegar a término, ¿tal vez también se podrían utilizar para predecir (y evitar) los bebés prematuros? En la práctica, tanto la longitud cervical como una puntuación general de Bishop predicen el trabajo de parto prematuro,[6] pero su poder predictivo es más débil. A menos que tengas riesgo de parto prematuro (por ejemplo, que tengas un embarazo de mellizos o que hayas tenido un bebé prematuro antes), no es probable que te hagan un tacto vaginal antes de la semana 37, así que tal vez sea algo dudoso.

Una nota final. Tanto la escala de Bishop como la longitud del cérvix por sí solas son muy predictivas del resultado de un trabajo de parto inducido: mientras más lista estás, más probable es que la inducción lleve a un parto vaginal (frente a una cesárea).[7] Esta es otra razón para poner atención en ellas. Si acabas considerando una inducción médica pero quieres evitar una cesárea, pueden darte una buena idea de los riesgos.

Lo más importante

- Nadie ha estado embarazada para siempre.
- La mayoría de los bebés llegan una semana antes o después de la fecha probable.
- Los tactos vaginales predicen el inicio del trabajo de parto (aunque no con gran perfección); pregunta por el borramiento además de la dilatación para tener un panorama más completo.

PARTE 5

Trabajo de parto y alumbramiento

17

Datos sobre el trabajo de parto

Si lo comparamos con el embarazo total, el trabajo de parto es bastante corto. Sin embargo, ocupa un gran porcentaje de la atención. Es evidente por qué. El trabajo de parto es definitivamente la parte más «médica» del embarazo, implica una gran cantidad de decisiones (de tu parte y también de tu médico) y, en verdad, da un poco de miedo.

La mayoría de la gente tiene una idea general sobre cómo funciona el trabajo de parto. Y de no ser así, puede informarse al respecto incluso en la clase prenatal más básica. Jesse y yo fuimos a solo un día de «preparación» para el trabajo de parto en el hospital donde tuve a Penelope. El resumen del trabajo de parto fue del siguiente modo: primero el bebé está adentro, luego entras en trabajo de parto, se abre el cuello uterino y después el bebé está afuera. ¡Listo! También hubo una demostración visual con una muñeca y un suéter de cuello alto.

Esta descripción es, desde luego, básicamente correcta, y puedes sentir que es suficiente. Una pareja en nuestra clase prenatal estaba más preocupada de si podrían poner las huellas de sus hijos directamente en su libro de bebé que por los detalles de lo que ocurría entre «el momento en que el bebé está adentro» y «el momento en que el bebé está afuera». Pero, como siempre, yo quería más detalles.

El parto ocurre en tres etapas. Al principio, tu bebé todavía está en el útero y el cuello uterino en la parte inferior del útero está cerrado. Al final, tanto el bebé como la placenta han salido y el útero comienza a contraerse de nuevo al tamaño que tenía antes del embarazo. La siguiente línea de tiempo da una idea aproximada de las tres etapas.

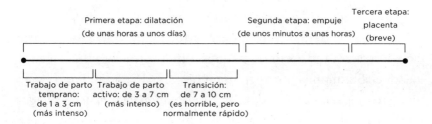

La primera etapa del trabajo de parto es la parte de la «dilatación»: el cuello uterino pasa de estar cerrado a estar 10 cm abierto. Esta etapa es, por mucho, la más larga (puede incluso durar varios días) y se divide en tres partes: trabajo de parto temprano, trabajo de parto activo y transición. El parto prematuro es el periodo en el que se pasa de un cuello uterino cerrado a una dilatación de unos 3 cm. Esta etapa del trabajo de parto tiende a ser comparativamente fácil, con contracciones leves y poco frecuentes. Muchas mujeres pasan por parte de esta etapa del trabajo de parto durante un periodo de días, o incluso semanas, a menudo sin saberlo.

Después de esto pasamos al trabajo de parto activo, que es más intenso y, por lo general, no es posible ignorarlo. Durante este periodo, el cuello uterino se dilata de 3 a 7 cm. El trabajo de parto activo puede ser lento o rápido, según la mujer, y por lo general implica contracciones más frecuentes. La parte final de la primera etapa se llama transición, y es el periodo en el que el cuello uterino completa la dilatación de 7 a 10 cm. Para la mayoría de las mujeres, este es el periodo más difícil del trabajo de parto. Las contracciones pueden ocurrir cada 2 minutos y durar 90 segundos, lo que deja poco espacio para descansar entre ellas. Por el lado positivo, la transición tiende a ser corta.

Vale la pena señalar que las líneas entre estas etapas son algo borrosas, y algunos obstetras prefieren simplemente separar el trabajo de parto en «trabajo de parto temprano» y «trabajo de parto activo» (es decir, sin hacer una distinción clara entre trabajo de parto activo y transición). Lo que parece ser cierto en general es que el trabajo de parto se vuelve más doloroso a medida que avanza.

Una vez que esté completamente dilatada, es hora de la segunda etapa: pujar. Esto tiende a ser más corto, aunque hay mucha variación. Puede ser tan corto como unos minutos (más común en aquellas que son mamás por segunda o tercera vez) o tan largo como unas cuantas horas. Esta etapa termina cuando llega el bebé. Puedes pensar que esto significa que ha terminado, pero después del bebé todavía se tiene que expulsar la placenta. Esto por lo general ocurre inmediatamente después de dar a luz al bebé, y con toda la emoción y las hormonas, puede ser un poco borroso. También puede ser en verdad doloroso: el médico a veces presionará el abdomen para sacar la placenta, pero esto termina rápidamente.

Esta es una descripción básica del trabajo de parto: es lo que verás en casi todos los libros sobre el embarazo, y es lo que tu médico te dirá. Para mí, faltaban dos piezas cruciales de información. Primero, quería entender un poco más sobre el tiempo. Parecía bastante vago decir «unas cuantas horas» o «podría ser casi como un día», etc. Entendía que había mucha variación entre las mujeres, pero eso no significaba que no pudiera obtener más detalles.

La primera parte del trabajo de parto (0 a 3 cm) puede llevar mucho tiempo. En realidad no hay una predicción muy precisa. Muchas mujeres dilatan hasta este nivel durante un periodo de semanas, a menudo sin darse cuenta. No hay predicción exacta del tiempo y no tiene sentido preocuparse por eso aquí.

Una vez que empiece el trabajo de parto activo, y sabrás que así es porque tus contracciones se volverán más regulares y dolorosas, el momento es un poco más predecible (aunque solo un poco). La historia estándar, la que se analiza en los libros de texto de obstetricia, por ejemplo, es que el trabajo de parto debe progresar a una velocidad de al menos 1 centímetro por hora. La opinión general es que la mayoría de las mujeres irán más rápido que esto y, de hecho, deberías empezar a preocuparte si progresaras más lentamente.

Entonces, podríamos esperar que el trabajo de parto activo tome 6 horas o menos. Cuando leí esto por primera vez, me pareció sorprendente, ya que casi todas las mujeres que conocía habían estado en trabajo de parto por más tiempo.

Cuando lo investigué un poco más a fondo, esta información comenzó a parecerme un poco desactualizada. La fuente de esta cifra es un estudio de 500 mujeres publicado en 1955.[1] No hay ninguna razón en particular para pensar que las mujeres lo hacen más lentamente ahora que en la década de 1950, pero la gestión del trabajo de parto ha cambiado, al igual que nuestra capacidad para analizar datos. Quizás valdría la pena revisar estos números, ¿no?

De hecho, en un artículo de 2002, un grupo de investigadores en Hawái hicieron exactamente eso: estudiaron los trabajos de parto de 1 300 mujeres y actualizaron las conclusiones anteriores.[2] Sus hallazgos fueron sorprendentes: que el trabajo de parto a menudo era mucho más lento que la curva «estándar», y mucho más variable. El mismo grupo de investigadores siguió con un estudio en 2010 en el que tenían una muestra aún más grande, casi 60 000 mujeres, y pudieron profundizar no solo en el momento promedio del trabajo de parto, sino también en el *rango normal*.[3]

Lo que encontraron, principalmente, fue una variación entre las mujeres. Por ejemplo, para una mujer *promedio* que tiene su primer bebé, pasar de 5 a 6 cm de dilatación le toma alrededor de 48 minutos. Entonces, eso está dentro del rango de «1 cm por hora». ¡Pero para una mujer en el percentil 95, esta dilatación de 1 cm lleva 3.2 horas! Se definió que todas las mujeres de este estudio tenían trabajos de parto «normales», por lo que la parte superior de este rango todavía no indica (en su opinión) problema alguno.

Existe una variación similar a lo largo de todo el periodo de dilatación. El trabajo de parto avanza más rápido a medida que este progresa: la dilatación de 9 a 10 cm toma un promedio de 30 minutos, pero el extremo superior del rango sigue siendo de casi 2 horas. Las mujeres que ya han tenido un bebé progresan más rápido, pero aún con una gran variación.

Estos autores también observan el momento en la segunda etapa, el empuje, y continúan encontrando una amplia variación. Para las mujeres que no tienen una epidural, la etapa de pujar toma un promedio de alrededor de 36 minutos, pero el extremo superior del rango es de más de 2 horas (para mi suerte, ahí estaba yo). Para las mujeres con epidural, estos números son más altos, pero sigue habiendo una enorme variación.

El mensaje principal de este artículo es que el trabajo de parto puede ser bastante lento y seguir siendo «normal», y que, en opinión de los investigadores, los médicos deberían evitar decir tan a menudo que el trabajo de parto se ha «paralizado». La consideración anterior de «1 cm por hora» puede ser más o menos correcta en promedio, pero es perfectamente normal que la dilatación tarde mucho más que eso.

Todo esto se enfoca en el trabajo de parto espontáneo, es decir, el trabajo de parto que comienza por sí solo. En los capítulos siguientes analizo el tema de la inducción del parto y las cesáreas.

Lo más importante

- La primera etapa del trabajo de parto se divide en trabajo de parto temprano (dilatación de 1 a 3 cm), trabajo de parto activo (4 a 6 cm) y transición (7 a 10 cm);; la segunda etapa consiste en pujar, y la tercera etapa es el parto placentario.
- Los tiempos del trabajo de parto varían mucho. Después de que comienza el trabajo de parto activo, el tiempo de dilatación promedio es de aproximadamente 1 cm por hora (para los primeros nacimientos), pero existe una gran variedad de rangos «normales».

18

Inducción del parto

Mi obstetra comenzó a hablar sobre la inducción del parto alrededor de la semana 39 de embarazo. No fue insistente al respecto, pero quería iniciar un diálogo sobre cuándo lo programaríamos. ¿Unos días después de la fecha programada de parto?

Le dije que no me interesaba y eso fue todo por el momento. Ella me dijo que podíamos retomar el tema cuando tuviera unos días de retraso (afortunadamente, Penelope ya había llegado para entonces). De hecho, mi obstetra fue bastante indulgente respecto a esto; me dijo que me dejaría ir a las 42 semanas, siempre y cuando el bebé pareciera estar bien.

Antes de hablar más sobre esta elección, y de si tomé la decisión correcta, es útil tener una breve introducción a la inducción. Hay dos formas en que se puede inducir el parto. Si tu cuello uterino comienza a ablandarse y dilatarse por sí solo, la inducción se realiza con pitocina, una versión sintética de la hormona natural oxitocina, que inicia las contracciones. Si tu cuello uterino no está listo por sí solo, los médicos a menudo comenzarán con un medicamento de prostaglandina (el misoprostol, por ejemplo) o con un aparato llamado catéter con globo. El fármaco ablanda el cuello uterino, y el globo lo estira. Es probable que se combine con pitocina.[1]

Independientemente de cómo lo haga, es muy probable que la inducción médica tenga éxito y que, una vez realizada, tengas a tu bebé.

La inducción médica es cada vez más un procedimiento de rutina, pero no siempre fue así. Hace no tanto tiempo los doctores estaban un tanto reacios a inducir el parto hasta una etapa tardía. En 1990 (el primer año en que se registra esto en los datos de Estados Unidos), menos de 10% de los nacimientos siguieron la inducción médica del parto. Para 2008, esto había crecido a 25%. De hecho, las inducciones realizadas antes de la fecha de parto han cambiado la duración del embarazo en Estados Unidos. En 1980, 55% de los nacimientos ocurrieron en la fecha de parto establecida o después de ella; para 2008, esta cifra había bajado a solo 33 por ciento.

Sin embargo, incluso mientras la tendencia se inclinaba a más inducciones de parto, se plantearon algunas preocupaciones, como que la inducción de parto acarreaba un mayor riesgo de cesárea. Las personas repetían las preocupaciones sobre la «cascada de intervenciones»: primero hay una inducción; entonces, cuando no funciona, le sigue de inmediato una cesárea. Las correlaciones en los datos sin duda apoyarían esta afirmación: las mujeres que tienen un parto inducido son más propensas a tener cesáreas, pero esta relación no es necesariamente de causa y efecto. La inducción del trabajo de parto es más común para las mujeres con otros riesgos, y bien podrían ser esos otros riesgos los que elevan la tasa de cesárea.

Para responder bien a la pregunta de si una inducción deriva en más cesáreas, necesitamos una prueba controlada aleatorizada, idealmente, a gran escala y bien administrada. Eso fue lo que obtuvimos con la prueba ARRIVE, cuyos resultados se publicaron en el *New England Journal of Medicine* en 2018.[2] La idea en este estudio fue evaluar si una inducción planificada a las 39 semanas de embarazo llevaba a diferentes (mejores o peores) resultados para la mamá y su bebé.

El estudio incluyó alrededor de 6 000 mujeres de bajo riesgo que tendrían a su primer hijo. La mitad de las mujeres se eligieron al azar para el grupo de tratamiento de «inducción a las 39 semanas», y la otra mitad para el grupo de «manejo expectante». En el segundo grupo, las mujeres no fueron inducidas a las 39 semanas y entraron en labor de parto por su cuenta, o bien, fueron inducidas más tarde en el embarazo (por lo general a las 41 semanas).

Como es común en estos casos, el estudio no forzó a las mujeres a tomar estas decisiones. Se les asignó a un grupo y se les aconsejó apegarse a su tratamiento asignado, pero no de modo obligatorio. En la práctica, el cumplimiento fue muy alto.

El estudio se centró en los resultados de los bebés y en las tasas de cesárea. En el lado de los infantes, los investigadores no encontraron diferencias entre los grupos en resultados adversos; básicamente, a los bebés les fue bien en los dos tratamientos. En el caso de las tasas de cesárea, en realidad encontraron lo contrario de lo que la gente había sugerido. Este fue un resultado sorprendente: las madres en el grupo de inducción de 39 semanas en realidad tuvieron tasas de cesárea más bajas (18.6% en comparación con 22.2%) que aquellas que estaban en el grupo de manejo expectante.

Este resultado recibió mucha atención y, creo, ha acelerado el movimiento hacia las inducciones. Los médicos y los pacientes que pudieron haber visto la inducción temprana con cierta reticencia debido a la percepción de una mayor tasa de cesárea, ahora ven la inducción temprana como una forma de reducir esta posibilidad. Al momento en que esto fue escrito, no tenemos datos suficientes para saber cuántas mujeres más están sometiéndose a la inducción a las 39 semanas, pero es bastante obvio (en términos anecdóticos) que esto se ha vuelto más común.

Este es un excelente estudio y, en mi opinión, es apropiado que esto cambie algunas elecciones. Estaba muy preocupada por la inducción durante mis embarazos, y creo que si estos datos hubieran estado disponibles en ese momento, habría estado un poco más tranquila.

Sin embargo, no leo esto, diciendo que *todas* las mujeres embarazadas deben ser inducidas a las 39 semanas. Una de las razones es que los hospitales incluidos en este ensayo tenían tasas de cesárea generalmente bajas, y la población eran mujeres de bajo riesgo. Creo que necesitamos más pruebas para determinar con confianza si esto es cierto.

Pero la preferencia es un asunto aún más importante que esto. En mi caso, de verdad quería (si era posible) dar a luz en casa, permanecer allí el mayor tiempo posible y no recibir una inyección epidural (les contaré sobre esto más adelante en el libro, y lo reconozco, ¡no es la decisión que todas tomarían!). Pero estas preferencias no son realmente compatibles con tener una inducción de parto (la evidencia sugiere que las inducciones son mucho más propensas a involucrar epidurales, quizá debido a las contracciones más dolorosas experimentadas con Pitocina).[3] Obviamente, si la inducción fuera más segura para mí o para el bebé, pediría que la realizaran. Pero mi preferencia era no inducir, y esa preferencia no se ve alterada por los datos.

Mi impresión es que los datos respaldan la inducción a las 39 semanas, pero no con la suficiente fuerza como para redirigir las preferencias en la otra dirección. Si deseas inducir a las 39 semanas, estos datos parecen indicar que la «cascada de las intervenciones» está fuera de proporción. Si no quieres inducir, yo no interpreto que estos datos digan que tienes que hacerlo.

Dos notas finales sobre esto. Primero, las inducciones «exitosas» pueden ser muy, muy lentas. Cuando hablo con obstetras sobre estos problemas, a menudo dicen que una de las principales razones por las que las inducciones terminan en una cesárea es la impaciencia de los padres y los proveedores. «Les digo que traigan un libro grande», me informó un doctor. Esta es una advertencia para que te prepares para un largo recorrido, y también un tema para abordar con tu obstetra antes de comenzar.

En segundo lugar, se podría caer en la tentación de concluir de esto que, si la inducción es una buena idea a las 39 semanas, tal vez también esté bien a la 37 o a la 38. Este no es el caso. Es cierto que los bebés que vienen por sí solos a las 37 semanas les va prácticamente igual que a aquellos que llegan por su cuenta a las 40 semanas (una medida de esto es el porcentaje de bebés con puntajes bajos de Apgar: 9 en 1 000 a las 37 semanas, y 8 en 1 000 a las 40 semanas). Pero esto es solo entre los bebés que llegan por su cuenta. Entre los nacimientos inducidos, a los bebés nacidos a las 37 semanas les va *peor* que aquellos a las 40.

Algunos bebés están listos a las 37 semanas, pero eso no significa que todos los bebés lo estén. Reconociendo esto, en 2014, el Colegio Americano de Obstetras y Ginecólogos reclasificó el periodo de las semanas 37 y 38 de embarazo como «término temprano» en lugar de «término completo», y argumentó que las inducciones en este periodo solo deberían hacerse si fuera médicamente necesario.

Toda esta discusión se centra en las inducciones «electivas». Pero hay una serie de situaciones en las que se utiliza la inducción por razones no electivas. La mayoría de los médicos insistirán en inducir el trabajo si tu embarazo alcanza las 41 o 42 semanas, ya que existe una evidencia razonable de que seguir embarazada más allá de las 41 semanas es más riesgoso para el bebé.[4] Si tu fuente se rompe, la labor de parto a menudo comienza por sí sola, pero si no lo hace, la inducción limita el riesgo de una infección al bebé. Y si tienes complicaciones graves que hacen que continuar con el embarazo sea arriesgado —la preeclampsia, por ejemplo—, puede que la inducción sea necesaria.

Todas estas son buenas razones para inducir. Pero también hay algunas situaciones en las que la inducción se usa con regularidad y en las que probablemente *no* sea necesaria. En particular, al menos algunas inducciones son el resultado de la evidencia de que un bebé no está «tolerando» el embarazo. Esto se mide de dos maneras: niveles de líquido amniótico y algo llamado «test no estresante».

Hay buenas razones para utilizar estas pruebas. Saber más sobre cómo le va al bebé dentro del útero literalmente puede salvar vidas. Para embarazos de alto riesgo, el monitoreo continuo es muy útil, y somos afortunadas de tenerlo. Dicho esto, estas pruebas son, en el mejor de los casos, bastante toscas. En especial para las mujeres de bajo riesgo, a veces parecen causar más daño que bien.

Mientras me acercaba al final del embarazo, seguí escuchando sobre mujeres que fueron sometidas a inducción después de estas pruebas, y para quienes la inducción parecía haber sido innecesaria. El fluido parecía ser el mayor problema; al menos tres amigas que se embarazaron un año antes o después que yo se indujeron debido al bajo líquido amniótico. Y en todos estos casos, aquel asunto fue una total sorpresa. Fueron a su visita de rutina, y de repente les dijeron que necesitaban una inducción de inmediato, sin tiempo para procesar lo que había sucedido o de pensar si era la decisión correcta.

No es que quisiera evitar las pruebas. Una enseñanza fundamental de la economía dicta que más información es mejor que menos. Pero quería asegurarme de que las entendiera lo suficientemente bien como para que no las fallara por la razón equivocada.

MONITOREO DEL LÍQUIDO AMNIÓTICO

Dentro de tu útero, tu bebé nada en una gran piscina de líquido amniótico. Si los niveles de la piscina bajan demasiado, puedes desarrollar una condición llamada oligohidramnios (¡fácil de recordar!), que en términos simples significa un nivel bajo de líquido amniótico. El peligro es que si el nivel de fluido baja demasiado, el cordón umbilical puede comprimirse. Piensa en esto como si fuera una piscina: a medida que el agua es más baja, es más probable que estés presionada contra la orilla en lugar de estar flotando. Si el cordón está atrapado entre el bebé y un lado del útero, es más difícil que la sangre fluya a través de este. Niveles bajos de líquido también pueden indicar que la placenta no está haciendo su trabajo de manera correcta, lo que podría apuntar a otros problemas.

Esta es una preocupación real y significativa. Los bebés nacidos de las madres con lecturas de líquido consistentemente bajas tienen más probabilidades de necesitar tiempo en la UCIN y sus tasas de mortalidad son más altas.[5] El líquido bajo también puede ser un indicador de otros problemas, como la restricción del crecimiento fetal. Si tienes una lectura de baja de líquido, es motivo suficiente para hacer otras pruebas (como el test no estresante que describiré en un momento) para asegurarse de que no está sucediendo nada más con el bebé. Si hay otras señales de que el bebé está teniendo problemas, por lo general se recomienda inducir el trabajo de parto.

No todas las lecturas de líquido bajas indican un problema. El líquido bajo en ausencia de cualquier otro problema se llama oligohidramnios aislado. Este sería un caso donde todo lo demás sobre el bebé se vea normal —buen tamaño en el ultrasonido, buena movilidad en un test no estresante— y el único problema sea un nivel bajo de fluido. Es común que los médicos induzcan el trabajo de parto en este caso, en especial si estás a término completo o cerca de este.[6] Tal como sucedió con mis amigas: el líquido bajo a término resulta en inducción.

Y a pesar de esta práctica común, hay pocas pruebas que sugieran que estas lecturas aisladas de líquidos bajos justifican la inducción.[7] En la medida en que *hay* evidencia, sugiere que a los bebés les va igual de bien con el «manejo expectante». Un pequeño estudio aleatorizado (54 mujeres) comparó a las mujeres inducidas por una lectura aislada de líquido bajo con aquellas que con una lectura de líquido bajo que no fueron inducidas, y no encontraron diferencias en lo que sucedió con sus bebés.[8] Un segundo estudio aleatorizó a varias mujeres en la exploración médica de este problema y luego monitoreó el crecimiento de sus bebés. Encontraron que el aumento en las exploraciones en efecto identificó más casos de este «problema», pero que los bebés con lecturas aisladas de líquidos bajos no eran diferentes en cuanto a crecimiento y resultado, de aquellos que tenían líquidos normales.[9]

Sin embargo, un tercer artículo sobre la detección de este problema antes de las 37 semanas de embarazo argumentaba que los bebés con este problema tenían más complicaciones, *¡pero más que nada porque sus madres eran sometidas a la inducción en una etapa temprana!* Cuando los autores se limitaron a mujeres que fueron diagnosticadas con este problema, pero eligieron no inducir, sus bebés se veían similares a los que no tenían el problema.[10]

Saber todo esto no hizo que frenara mi paranoia para nada. Ahora estaba *convencida* de que esta era una mala idea, pero me preocupaba no poder hacer nada al respecto. Una pareja que conozco terminó por inducir en esta situación, aunque el padre era doctor e investigador médico, y era consciente de los datos al respecto.

Siempre estoy preparada para una pelea (¡en especial con evidencia en mi favor!), pero parecía que la mejor opción era evitar tener un nivel bajo de líquido en primer lugar. Resulta que hay algunas formas de conseguirlo.

La primera es asegurarse de que tu médico mida el fluido de la manera más confiable. Los niveles de líquido se miden en un ultrasonido. La tecnología de ultrasonido toma algunas mediciones y las utiliza para calcular la cantidad de líquido que hay. Pueden informar la cantidad de líquido de dos maneras: como volumen total de líquidos (también llamado ILA), o como la profundidad del «bolsillo vertical máximo».

Una vez más, imagina que tu útero es como una piscina, esta vez con un extremo profundo y un extremo poco profundo. El volumen total de líquidos mide la cantidad de agua en la piscina; el bolsillo vertical máximo mide la profundidad del agua en la parte más profunda del extremo profundo.

En cuestión de mediciones, la medida de bolsillo vertical máximo es mucho mejor. Captura el mismo número de situaciones verdaderamente problemáticas, pero es mucho mejor para *no* identificar casos en los que no haya nada mal.[11] Conduce a menos inducciones y menos cesáreas. Es fácil ver por qué: tu bebé puede elegir en qué parte del útero le gusta pasar el rato, así que, siempre y cuando haya suficiente agua en el extremo profundo de la piscina, la verdad no es tan importante qué tan alta esté el agua en la parte poco profunda. Aunque es más común que los técnicos de ultrasonido midan la cantidad total de líquido, tiene sentido presionarlos para que tomen ambas mediciones.

La segunda solución, aún más fácil, es la hidratación. Varios ensayos aleatorios han demostrado que cuando las mujeres beben dos litros de agua antes de su ultrasonido aumenta de manera drástica sus niveles de líquidos.[12] Es una cantidad bastante grande de agua, y seguro que vas a tener ganas de ir al baño después, ¡pero no es una intervención complicada!

Finalmente, si tus lecturas se van a los extremos, es posible que desees insistir en repetir la medición en lugar de aceptar una inducción inmediata. Cuando mi amiga Jane ingresó en su fecha de parto, tuvo una lectura extremadamente baja, y al día siguiente, otra más. El médico programó una inducción, pero Jane insistió en una medición más el día antes de la inducción. La tercera medición mostró que el nivel de líquido era mayor, por lo que cancelaron la inducción por el momento.

TEST NO ESTRESANTE

A pesar de mis miedos, o quizá debido a ellos, pasé la prueba de líquidos en mi fecha de parto sin incidentes. Había obligado a Jesse a venir conmigo al médico, por si acaso tuviéramos que pelear (con el obstetra, no el uno con el otro). Después de la prueba de líquidos, le dije que podía irse.

«¿Estás segura?», me preguntó. Le dije que se fuera. Había una segunda prueba, pero no conocía a nadie que la hubiera fallado, así que no estaba preocupada.

Después de que se fue me llevaron a una sala de examen y conectaron el test no estresante (NST, por sus siglas en inglés). Es bastante simple: te ponen en un monitor fetal durante un periodo prolongado (alrededor de unos veinte minutos). La intención es asegurarse de que el bebé sigue moviéndose de un lado al otro y manteniéndose ocupado.

Esta es básicamente una versión más elegante del sistema de la generación de nuestras madres en el que las mujeres contaban los movimientos de su bebé. El NST mide de manera continua la frecuencia cardiaca fetal. Los bebés que se andan moviendo deben mostrar variación en su frecuencia cardiaca con el tiempo. Es similar a como funcionaría esto en los adultos. Si solo estás acostada, tu ritmo cardiaco es bastante constante; cuando empiezas a moverte, se acelera. Cuando los médicos analizan el NST, buscan estas aceleraciones de frecuencia cardiaca para indicar que el bebé está activo.

El único problema con esta prueba es que no funciona muy bien (o, mejor dicho, no funciona para nada) cuando el bebé está dormido.

Que en realidad es bastante tiempo. Alrededor de 30% de los NST son lo que se llama «no reactivos», lo que significa que, aunque puedes escuchar el latido del corazón a la perfección, no está cambiando mucho.

Si tu bebé falla esta prueba, podría ser porque está durmiendo (no hay ningún problema con esto) o porque está en aprietos (con esto sí hay problema). Una forma sencilla de aumentar la precisión de estas pruebas es hacerlas por la noche, cuando los bebés tienen más probabilidades de estar despiertos (como seguramente te habrás dado cuenta al despertarte a las 4:00 a. m., cuando tu bebé decide lanzar una fiesta en tu útero). Pero la mayoría de los doctores no programan visitas a esa hora.

Como un porcentaje tan grande de bebés fallan estas pruebas porque están durmiendo, los médicos por lo general harán una serie de cosas para tratar de despertar al bebé antes de que comiencen a preocuparse. Una de las más efectivas de estas «intervenciones» es muy simple: aplaudir.[13] En un estudio de 485 mujeres a quienes les aplicaron tests no estresantes, 143 de ellas inicialmente «fallaron». Para estas mujeres, el investigador luego aplaudió con fuerza de 3 a 5 veces justo por encima del abdomen. Esto llamó la atención de la mayoría de los bebés: 92% de las mujeres que en un inicio fallaron tenían un resultado de prueba normal después de los aplausos.

Muchos médicos también sugerirán azúcar. Muy sabrosa, pero la evidencia sugiere que es completamente ineficaz.[14] Aplaudir es una mejor apuesta.

También puedes tener tu propio enfoque. A pesar de mis palabras de convicción a Jesse, a Penelope no le estaba yendo muy bien en cuanto a su movimiento la primera vez que nos conectaron. Me dejaron allí durante diez minutos, luego veinte, luego treinta. De vez en cuando alguien entraba, miraba el monitor y hacía alguna mueca de preocupación.

Sabía que no nos estaba yendo de maravilla, así que tuve una plática larga y seria con Penelope. Le dije que si no se despertaba, iba a fallar la primera prueba en toda su vida. La amenaza del fracaso es una motivación real para las mujeres Oster: se despertó de inmediato. Por supuesto, el aplauso podría haber sido más fácil, y quizás menos dañino psicológicamente.

Una nota final: si tu bebé no responde a los aplausos y a otros intentos de despertarlo, definitivamente es momento de tomar medidas. Los NST que en verdad son no reactivos a menudo se asocian con sufrimiento fetal. En el estudio del aplauso, de las 11 mujeres que no respondieron a los aplausos, 5 de ellas respondieron después de recibir oxígeno. Pero de los 6 bebés restantes que en verdad no respondieron, la mitad de ellos realmente estaba en peligro y habrían estado en problemas sin una cesárea de emergencia.

En conclusión

- La evidencia más reciente sugiere que la inducción de parto a las 39 semanas no incrementa las tasas de cesárea, aunque probablemente sí incrementa el uso de una epidural.
- El monitoreo prenatal del feto es una buena idea, pero ten cuidado con los falsos positivos.
- Monitoreo de líquidos:
  - Mantente hidratada.
  - Pídele al técnico que mida el bolsillo vertical máximo en el fluido en lugar del volumen total.
- Test no estresante:
  - Solo sigue aplaudiendo.

LA «INDUCCIÓN» CASERA

En algún lugar entre los extremos de no hacer nada y la inducción médica radica el reino de los métodos de inducción naturales que puedes hacer por tu cuenta. El internet está lleno de estos: hay mujeres que sugieren de todo, desde hierbas, caminar y hasta tener sexo. Una de las razones por las que las mujeres intentan estos remedios, por supuesto, es porque están cansadas de estar embarazadas. Pero también ofrecen el potencial de evitar una inducción médica. A medida que la fecha de parto viene y va, algunas mujeres, como yo, comienzan a preocuparse de que su médico quiera inducir, y les gustaría probar algo, cualquier cosa, para que el trabajo de parto venga por su cuenta.

Los métodos aquí descritos en realidad no deberían llamarse «inducción», en el sentido de que no necesariamente conducen al trabajo de parto. Son más como «estímulo para el trabajo de parto». En realidad, en su mayoría, no hay evidencia de que siquiera hagan eso. Por otro lado, tampoco hay pruebas de que provoquen daño real, y si hacer *algo* te hace sentir mejor, no pierdes nada al intentarlo. Aquí hay un resumen rápido de las principales opciones sacadas de foros en línea.*

Té de hoja de frambuesa roja: no hay mucha teoría detrás de esta opción, excepto que las personas lo han estado usando durante mucho tiempo. Este simple hecho podría ser razón suficiente para convencerse, pero ya que todas las mujeres embarazadas a la larga entran en parto, cualquier cosa que se les recomiende que tomen muchas veces parecerá que funciona.

La evidencia que hay al respecto no sugiere mucho efecto en el tiempo de inicio del trabajo de parto.[15] Al menos un estudio evaluó su papel en acortar el tiempo de trabajo y tampoco encontró ningún efecto.[16] Es poco probable que tomarte una tacita de té caliente te haga daño, pero si eso es lo que quieres, bien podrías tomarte una taza de té negro.

Aceite de onagra: esta alternativa destaca porque de hecho me la recomendó un obstetra en mi consulta. La idea es que tomes este

---

* Hay algunas cosas que se quedaron fuera aquí, como comer berenjena y comida picante, y agitar una vara de carbón sobre tu vientre (¡de verdad!). ¡Algunas personas intentarán lo que sea! No hay evidencia real sobre estas otras cosas, de una manera u otra.

aceite en forma de pastilla o lo uses como un supositorio vaginal. A pesar de que cuenta con el sello aprobatorio de algunos doctores, en realidad no está respaldado por evidencia. De hecho, un pequeño estudio demostró que no tiene efecto alguno en la duración del trabajo de parto y, en su lugar, *aumenta* el riesgo de que tu fuente se rompa antes y que necesiten instrumentos para ayudar a sacar a tu bebé.[17]

Sexo: la mayoría de las mujeres no se sienten como su yo más sexy a las 40 semanas de embarazo. Pero si el sexo es lo que se necesita para hacer que las cosas se muevan, tal vez eso te ayude a calentar el horno. De hecho, la idea de que el sexo podría desencadenar el trabajo de parto está respaldada por la ciencia: el semen contiene un químico que incita la dilatación cervical.

En la práctica, aunque hay alguna evidencia sobre esto, no es del todo concluyente. En estudios no aleatorios, las personas que tuvieron relaciones sexuales al final del embarazo también tuvieron menos probabilidades de necesitar una inducción médica para su trabajo de parto.[18] Sin embargo, por lo menos un estudio aleatorizado (a la mitad de las parejas se les aconsejaba tener sexo, a la otra mitad no) sugirió que el efecto fue nulo. De nuevo, hacerlo no va a matarte, pero probablemente tampoco va a acelerar las cosas.[19]

Acupuntura: un artículo de revisión de 2009 describió dos estudios aleatorios que sugieren que la acupuntura era efectiva para promover el trabajo de parto. Aunque ambos estudios tenían tamaños de muestras pequeños, juntos sugirieron que las mujeres que recibieron acupuntura tuvieron aproximadamente 1.5 veces más probabilidades de entrar en trabajo de parto por su cuenta.[20]

Esto es alentador, pero estudios más recientes han cuestionado esta conclusión. Un ensayo comparó la acupuntura de inducción de trabajo con la acupuntura «falsa» (es decir, la que se hace en los puntos erróneos del cuerpo) y concluyó que un porcentaje similar de mujeres entró en trabajo de parto después de los dos tratamientos.[21] Un estudio un poco más grande (300 mujeres, también aleatorizadas) confirmó la conclusión de «efecto nulo».[22]

Estimulación de pezones: por fin, algo que podría funcionar. La estimulación mamaria provoca que tu útero se contraiga, y hay evidencia de que esto puede inducir el trabajo de parto. Un artículo de revisión informó sobre cuatro estudios que realizaron en mujeres embarazadas a término completo y aleatorizadas en grupos de «estimulación de senos» o «no estimulación de senos» a fin de registrar si habían entrado en trabajo de parto tres días después.[23]

Del grupo de estimulación de senos, 37% entró en parto en tres días, ¡en comparación con solo 6% del grupo sin estimulación! Este es un efecto grande, y fue muy consistente en todos los estudios. También hubo cierta reducción en el riesgo de hemorragia posparto, una importante complicación posterior al parto.

Suena genial: no hay agujas, puedes hacerlo en casa, tiene otros beneficios, ¡y funciona para inducir el trabajo de parto! El único inconveniente es que consume mucho tiempo. Se pidió a las mujeres en estos estudios que masajearan sus senos durante al menos una hora al día durante tres días. En dos casos, fue una hora *tres veces al día*. Puedes usar una bomba de leche, pero eso sigue siendo mucho tiempo. Por otro lado, para mí al menos, los últimos días de embarazo los gasté principalmente en el sofá viendo la televisión. Tal vez podría haber aprovechado mejor ese tiempo.

Despegamiento/barrido de membrana: el despegamiento de membrana no es algo que puedas hacer por tu cuenta. Sin embargo, lo he puesto en la categoría de inducción natural del trabajo de parto porque está destinada a aumentar la posibilidad de que entres en trabajo de parto de manera espontánea.

Tu médico puede hacer esto al realizar una revisión cervical. Durante el examen, el médico pone su dedo a través del cuello uterino y se separa las membranas (la bolsa de agua que sostiene al bebé) de la pared del útero. Se llama «barrido», ya que hacen esto barriendo su dedo en un círculo.

Y funciona. Las mujeres que se sometieron a este procedimiento tienen más probabilidades (aproximadamente 25% más) de entrar en trabajo de parto dentro de los 2 días siguientes. Tenían menos probabilidades de estar embarazadas a las 41 o 42 semanas. Este procedimiento incluso funciona en mujeres cuyo cuello uterino fue «desfavorable» (es decir, no dilatado o borrado), quienes tienen menos probabilidades de entrar en trabajo de parto por su cuenta sin él.[24] No parece haber muchas desventajas: no aumenta las tasas de cesárea, por ejemplo, y tiene resultados similares para los bebés (aunque hay que mencionar que este procedimiento es doloroso).

Lo más importante

- Té, aceite y sexo: todas son igual de infructuosas para iniciar el trabajo de parto.
- La evidencia de la acupuntura es contradictoria.
- La estimulación de pezones funciona y también el despegamiento de membranas (pero no intentes hacer este último en casa).

19

La cesárea

La primera cesárea, también llamada sección cesárea, «exitosa» (es decir, en la que sobrevivió la madre) fue presuntamente llevada a cabo por un castrador de cerdos llamado Jacob Nufer a inicios del siglo XVI. Los historiadores han cuestionado este hecho, como te puedes imaginar, y ciertamente en el periodo premoderno la tasa de mortalidad del parto por cesárea fue en extremo alta.

Esto ya no es cierto. El nacimiento por cesárea en el mundo desarrollado es por lo general muy seguro y, como si estuviera compensando el tiempo perdido, también cada vez más común. Alrededor de 30% de los nacimientos en Estados Unidos son por cesárea. Las cesáreas se producen por una variedad de razones. Una pequeña parte, quizá 10% de ellas, o alrededor de 3% de todos los nacimientos, es «electivo», en el sentido de que las mujeres simplemente los eligen sobre el parto vaginal sin una razón médica.[1] El 90% restante se realiza por razones médicas, ya sea por condiciones antes de nacimiento que hacen del parto vaginal una peor opción, o por condiciones durante el parto que llevan a los doctores a concluir que una cesárea es necesaria.

Dependiendo de con quién hables, obtendrás puntos de vista sobre la cesárea que van desde «De verdad es una mejor manera de hacerlo», hasta «Debe evitarse a toda costa y, si tienes una, es un fracaso de parto». La verdad, insuficiente, se encuentra en algún lugar entre esos dos polos. Pero para ver por qué, debemos ir a los datos.

Primero, hay que tener bien claro que una cesárea es una cirugía abdominal de alto impacto. La recuperación varía de una mujer a otra, pero la recuperación es más lenta en promedio que la de un parto vaginal. En algún momento estaba comparando experiencias con una amiga que tuvo una cesárea de emergencia cuando su trabajo de parto «se estancó». Estábamos hablando de los primeros momentos en casa con nuestros bebés. Dijo que lo primero que hizo fue abrir la computadora y ordenar otra mesa para cambiar pañales, ya que no podría subir y bajar las escaleras. Lo primero que Jesse y yo hicimos fue tomar una caminata a la cafetería. De hecho, yo conduje de vuelta a casa al salir del hospital.

En el corto plazo, entonces, las mecánicas básicas nos dicen que la recuperación de una cesárea será (en expectativa) más lenta. Pero la noticia es mucho mejor a largo plazo. Si nos fijamos en uno o dos años después del nacimiento, no hay evidencia de diferencias en la recuperación. En todo caso, los datos favorecen ligeramente las cesáreas.

La perspectiva más completa de esto proviene de un metanálisis de 2018 que analizó los datos sobre casi 30 millones de mujeres.[2] Al estudiar la recuperación materna, los investigadores analizan una serie de resultados: incontinencia urinaria y fecal, prolapso de órganos pélvicos, dolor pélvico y sexo doloroso. Para la mayoría de estas variables, la cesárea y los grupos de nacimientos vaginales no eran estadísticamente diferentes.

Los investigadores encontraron diferencias significativas en dos cosas: la tasa de incontinencia urinaria y el riesgo de prolapso de órganos pélvicos. Ambos sucedieron a una tasa más alta entre las mujeres que dieron a luz a sus bebés por vía vaginal. (Desde un punto de vista biológico, esto es posible, ya que ambas complicaciones se relacionan con el traumatismo muscular vaginal). Las diferencias son pequeñas y estas condiciones son (en cierta medida) tratables, por lo que esto no representa una razón sólida para estar en favor de una cesárea, pero tampoco hay nada en estos datos para difamarla.

También podemos buscar datos sobre resultados para bebés y niños. Obviamente, en los casos en que se necesita una cesárea para proteger la salud del bebé y de la madre, entonces hay beneficios. Pero cuando se hace por otras razones, puede que no sea obvio por qué el método de dar a luz importaría. Y, de hecho, algunos de los mejores datos sobre esto, que provienen de un ensayo aleatorio para evaluar el mejor método de parto para los bebés que vienen de nalgas, no muestra diferencias de desarrollo a largo plazo por el método de parto.[3]

Sin embargo, en los últimos años ha habido una gran cantidad de polémica sobre el microbioma (tu colección personal de microbios y bacterias) y su papel en la salud. Las personas han especulado que el método de entrega podría afectar el microbioma infantil y, por lo tanto, tener efectos a largo plazo en enfermedades como el asma y la obesidad. En particular, se piensa que la transmisión a través del canal vaginal es una manera en la que los bebés adquieren buenas bacterias para sembrar su propio microbioma.

No hay evidencia directa sobre la siembra de microbiomas vaginales. Lo que sí tenemos, y podemos ver en ese mismo metaanálisis que informaba sobre las madres, es la tasa de asma y obesidad entre los niños basándose en el método de nacimiento. Esa evidencia apunta a (pequeños) aumentos en el asma y la obesidad entre los niños nacidos por cesárea.

La especulación del microbioma es interesante, pero esta evidencia es problemática. Los datos utilizados aquí son en gran medida observacionales, así que quien se somete a una cesárea no es aleatorio. Y la elección del método de parto se asocia con muchas otras diferencias entre todas las madres, incluyendo su propio peso, condiciones médicas (al menos en Estados Unidos), y el sueldo y la educación. Dado que estos factores también están asociados con el asma y la obesidad, es difícil sacar conclusiones firmes de esto. Hay formas más sencillas de mejorar tu microbioma, como tomar probióticos.

Esta polémica es en gran parte favorable a la cesárea, pero hay un área en la que parece que conlleva riesgos significativos, y eso es en futuros embarazos. Si tienes una cesárea en un nacimiento o, en especial, en más de uno, se incrementan los riesgos de las complicaciones placentarias en los embarazos posteriores. Esto incluye la placenta previa (cuando la placenta cubre completa o parcialmente la vagina), la placenta acreta (cuando la placenta crece en la pared uterina) y el desprendimiento prematuro de placenta (cuando la placenta se separa de la pared del útero). Estas últimas complicaciones son raras, pero muy graves, y se elevan de manera significativa después de las cesáreas.

También hay algunas pruebasa (y, de nuevo, esto proviene de ese metaanálisis de 2018) de que otras complicaciones del embarazo, como el embarazo ectópico, el aborto involuntario y la muerte fetal, son más comunes después de las cesáreas.

Puede que te preocupes de que esta relación sea ocasionada por otras diferencias en las madres que hayan tenido una cesárea, pero en este caso, la relación de causa y efecto es más convincente, ya que existe una razón biológica más clara para la relación (la lesión en el útero contribuye a un mayor riesgo más adelante).

Vale la pena recalcar que todas estas complicaciones son muy raras, por lo que el aumento absoluto de riesgo es muy pequeño. Pero los riesgos sí parecen elevarse.

Tras escuchar todo esto, podemos comenzar con la pregunta más fácil: ¿es una buena idea tener una cesárea electiva? Es decir, si se te da una opción, ¿deberías tomarla? Para la mayoría de las mujeres la respuesta probablemente será no. Sobre todo si quieres más niños después. El tiempo de recuperación más largo en el corto plazo y las complicaciones que se incrementan para embarazos futuros se combinan para desaconsejar su práctica.

Una pregunta más compleja sería: ¿cuándo se considera que la cesárea es una buena idea? En muchos casos, las cesáreas son procedimientos necesarios que pueden salvar vidas. Por lo tanto, si hay una amenaza para la madre o el bebé, se debe realizar una cesárea. Pero también sabemos que se realizan cesáreas que tal vez no eran necesarias; casos en los que, por ejemplo, más paciencia con un trabajo de parto lento habría llevado a un parto vaginal exitoso. Si comparamos la tasa actual en Estados Unidos, con la que recomienda la OMS, de 10% a 15% de los nacimientos, parece que algunas cesáreas no serían necesarias. ¿Cuáles? Es difícil saberlo. Si esperas evitar una cesárea, lo mejor que puedes hacer es elegir un proveedor con una tasa baja. Hay mucha variación, incluso dentro de un hospital.

Sin embargo, hay al menos dos situaciones en las que es más probable que se sugiera una cesárea planificada: si tu bebé está en posición de nalgas y si has tenido una cesárea antes. ¿Esta recomendación se basa en alguna evidencia?

Podemos empezar con la cuestión de los bebés que vienen de nalgas. La mayoría de los bebés salen con la cabeza primero; esta es la forma en que están diseñadas las cosas. Para que esto suceda, por supuesto, tienen que estar volteados de cabeza al inicio del trabajo de parto. Decir que un bebé «viene de nalgas» significa que está en alguna otra posición. De hecho, hay una variedad de la presentación de nalgas. Algunos bebés tienen su trasero hacia abajo y sus piernas estiradas hacia arriba (en buceo esto se llamaría una posición de «Pike»; para un feto se conoce como «nalgas francas»). Otros vienen con las piernas cruzadas. Otros tienen solo una pierna hacia abajo. En este caso (llamado «nalgas incompletas»), si tu fuente se rompe, a veces puedes sentir un pie que sale hacia tu vagina. Nos contaron sobre esto en nuestra clase de parto, y eso, más que cualquier otra cosa, asustó bastante a Jesse. (Tal vez no tenga que decírtelo, pero si esto te sucede, llama al 911 de inmediato).

Si tu bebé está en posición de nalgas antes de las 36 semanas no tienes que preocuparte para nada. Los bebés se mueven todo el tiempo. Incluso aunque esté así cuando se acerca su fecha de vencimiento, en general no es preocupante. Casi todos los bebés descubrirán el posicionamiento correcto por su cuenta y rotarán. A las 28 semanas, tal vez 25% de los bebés vienen de nalgas; para el momento del parto, cambia a solo de 3% a 4%.[4] Gran parte de esta rotación ocurre antes de las 32 semanas. En un estudio en Suecia, solo alrededor de 7% de los bebés seguían de nalgas a las 32 semanas; la mitad de ellos se volteó por su cuenta para el parto.[5] Si tu bebé todavía no se ha dado la vuelta para la semana 37, hay una opción para tratar de rotarlo manualmente.

Esto se llama una versión cefálica externa (VCE). El concepto es simple. Te dan un poco de medicina para relajar tu útero y luego tratan de mover al bebé empujando desde el exterior. Obviamente, todo esto se hace en un hospital con un extenso monitoreo para asegurarse de que el bebé lo está tolerando bien, y si algo sale mal, pueden entrar en parto de inmediato. Este procedimiento tiene éxito la mitad de las veces y tiene pocas complicaciones, aunque puede ser muy incómodo (es posible que se te ofrezca una epidural).[6]

Si esto no funciona, y tu bebé todavía está de nalgas cuando llegues al trabajo de parto, de seguro tendrás una cesárea programada. Este no siempre es el caso y, de hecho, es *posible* que un bebé salga de nalgas por la vagina (esto es especialmente cierto para las nalgas francas). Pero grandes estudios aleatorios han demostrado que el parto vaginal de los bebés que vienen de nalgas es un poco más peligroso que una cesárea planificada. Si estás cien por ciento decidida por un parto vaginal con un bebé que viene de nalgas, tal vez tengas que buscar un proveedor que esté dispuesto a hacerlo.

La otra causa común de una cesárea programada es haber tenido una cesárea antes. A las mujeres que han dado a luz una vez por cesárea a menudo se les recomienda que sus próximos bebés nazcan de la misma manera. Tener un nacimiento vaginal después de una cesárea es posible (a menudo se llama VBAC), pero no suele ser lo habitual. Más de un amigo me ha preguntado: ¿esta recomendación está bien?

Es un poco difícil saberlo. No hay estudios aleatorizados.[7] Lo mejor que podemos hacer es comparar a las mujeres que tuvieron una cesárea y que habían planeado parto vaginal, con las mujeres que tuvieron una cesárea y habían planeado una cesárea repetida. Esto no es perfecto —el tipo de mujeres que desean una VBAC puede ser diferente de aquellas que están felices de tener otra cesárea—, pero, si se hace bien, puede ser bastante convincente. Y los estudios como este sugieren que el VBAC conlleva un aumento de riesgos.

En un caso, investigadores que estudiaron un grupo de mujeres en Australia encontraron que las que planeaban una VBAC tuvieron complicaciones más serias con sus bebés y una mayor probabilidad de hemorragia materna. Ambos resultados ocurrieron en 2.5% del grupo VBAC, en comparación con solo 0.8% del grupo de que tenía planeada una cesárea.[8] Las mujeres en ambos grupos se veían muy similares en muchos sentidos (edad, raza, etc.), por lo que podemos confiar en que la elección del modo de parto fue responsable de las diferencias. Y esto es bastante consistente con otros estudios similares.[9]

Sin evidencia aleatorizada es difícil afirmar esto con absoluta seguridad y, a diferencia del caso de la posición de nalgas del bebé, muchos médicos no tendrán inconveniente con este tipo de parto. Sin embargo, debido a la posibilidad de mayores riesgos, es probable que quieras un médico que tenga experiencia con esta situación, y que pueda saber si las cosas comienzan a ir de mal en peor. Si decides intentar un nacimiento vaginal después de haber tenido una cesárea, prepárate: aproximadamente la mitad de los intentos de VBAC terminan en una cesárea.

Una última nota. Como mencioné antes, sumando y contrastando toda la evidencia, me parece que, para la mayoría de las mujeres, la cesárea no debe ser la primera opción para el modo de parto. Pero una cesárea no es un «fracaso» o algo a lo que se le deba temer mucho. Las complicaciones a largo plazo para la mamá son similares a las asociadas con el nacimiento vaginal, y no hay ningún efecto medido en los bebés. Si deseas evitar una cesárea, trabaja con tu médico para ver cómo puedes hacerlo. Pero el nacimiento (¡y la crianza de los hijos!) ya de por sí es bastante difícil, para que además te culpabilices por cosas que están más allá de tu control.

Lo más importante

- La recuperación a corto plazo de una cesárea es más prolongada, pero las complicaciones maternas a largo plazo son similares.
- No hay diferencias notables para los bebés en función del modo de parto.
- Parece que la cesárea incrementa riesgos para embarazos futuros.
- La cesárea es probablemente la mejor opción para los bebés que vienen de nalgas, y también si tal vez has tenido una cesárea antes.

20

¿Epidural o no epidural?

El alivio del dolor durante el trabajo de parto tiene una larga historia. Hay una buena razón para que sea así: el parto es realmente doloroso.

La reina Victoria estuvo entre las primeras mujeres que utilizaron anestesia —en su caso, inhaló cloroformo— en el parto de su séptimo hijo en 1853. Era una gran aficionada. El uso de este tipo de alivio del dolor se difundió, aunque sobre todo entre las mujeres de la clase alta. En el último siglo, una forma de aliviar el dolor llamada *sedación consciente* se hizo más común. Básicamente, a las mujeres les daban una combinación de morfina y otro medicamento (escopolamina), que provocaba que estuvieran más o menos dormidas durante el parto. No es claro que la sedación consciente aliviara realmente el dolor, pero provocaba que las mujeres no recordaran el parto. La idea es que te duermes y despiertas con un bebé.

El alivio local del dolor —de lo que la epidural es una versión— se utilizó por primera vez a principios de la década de 1900; inicialmente contenía cocaína. En la década de 1960, las versiones modernas de la epidural (no de cocaína) empezaron a ganar popularidad, y hoy la gran mayoría del alivio del dolor del trabajo de parto es de este tipo. El alivio del dolor con narcóticos (como nalbufina o meperidina) se utiliza en ocasiones, pero con menor frecuencia. Esto es por dos razones. En primer lugar, no funciona tan bien —adormece el dolor, pero no lo elimina—, y en segundo lugar, si se administra tarde en el trabajo de parto, puede afectar la respiración del bebé después de nacer. Por lo tanto, los narcóticos tienden a reservarse para aliviar el dolor al inicio del trabajo de parto.

Tal vez tengas alguna idea básica de cómo funciona la epidural. Para ponerlo en palabras sencillas, te adormece la mitad inferior del cuerpo, lo que incluye el área del útero. Una vez anestesiada, puedes no sentir en absoluto las contracciones; el dolor durante la parte del pujo del trabajo de parto también disminuye, o se elimina.

La epidural se administra durante la primera etapa del trabajo de parto, cuando el cérvix se está dilatando. Algunas veces (pero no siempre) se cancela durante el pujo, porque con frecuencia es más difícil pujar si estás completamente insensible. El procedimiento para administrar la epidural es bastante simple: se inserta una aguja en tu espalda, en la membrana que rodea la espina dorsal, y se introduce un catéter. La anestesia se administra por ese catéter. Esto insensibiliza la mitad inferior de tu cuerpo, sea parcial o totalmente, dependiendo de la dosis. El procedimiento en sí mismo puede parecer doloroso (o solo escalofriante), pero por lo general te aplican primero un anestésico local, y la mayoría de las mujeres no tiene ningún dolor después de eso.

La epidural está extremadamente generalizada: se utilizó en casi dos terceras partes de los partos en Estados Unidos en 2008. En el hospital donde tuve a Penelope, la tasa de epidurales es de 90%. Antes de embarazarme yo pensaba que utilizaría una epidural. Francamente, pensaba que el parto natural era para *hippies* que no creían en la medicina (para ser justos, ese *es* un grupo que se inclina por el parto sin medicamentos).

A diferencia de ellos, yo adoro la medicina. Soy la primera en la fila para vacunar a mis hijos, y constantemente regaño a mi mamá cuando afirma que no «cree» en la vacuna contra la influenza. (¿Eso qué significa? Nunca he logrado obtener una respuesta directa). Así que pensé que haría la investigación y me apuntaría para los medicamentos.

Algo de lo que aprendí sobre la epidural fue muy positivo. No parece haber efectos negativos graves en el bebé, lo que fue un alivio.

Pero, por otro lado, la evidencia me convenció de que para la mamá tiene un costo. Llegué a la conclusión de que ponerse una epidural complica el proceso del parto, y tal vez hace que la recuperación sea un poco más difícil (en promedio). Los riesgos eran pequeños, pero ahí estaban.

Para dejarlo bien claro, hay muy buenas razones para solicitar la epidural. Bueno, hay una razón particularmente buena. Es un muy buen alivio del dolor. Quizá este no sea el caso en el que necesitemos ensayos aleatorizados, pero si tienes alguna duda, existen y confirman esta afirmación. En los ensayos aleatorizados, las mujeres que recibieron la epidural reportaron haber tenido menos dolor durante el trabajo de parto que aquellas que recibieron algún otro tipo de anestésico.[1] Si funciona como debe ser, muchas mujeres casi no tienen dolor durante la dilatación. En el pujo, en general hay cierto malestar asociado más con presión que con dolor, pero es claramente menor que si no estuvieras medicada.

Puesto que limita o elimina el dolor, la epidural también te puede ayudar a descansar cuando tanto lo necesitas. La parte de pujo del trabajo de parto es físicamente exigente, con o sin medicamento para aliviar el dolor. Recibir una epidural te permite dormir durante unas horas del trabajo de parto para después estar por lo menos un poco mejor preparada para la parte de actividad física más fuerte.

Para deducir los riesgos (si es que los había) fue necesario investigar más. Las páginas web sobre parto natural advertían lo que podría causar la epidural: desde parálisis hasta bebés letárgicos incapaces de mamar. La clase de preparación para el parto que tomamos en el hospital no mencionó ninguno de los riesgos, y solo hizo énfasis en los increíbles beneficios. Resultó que la verdad estaba en algún lugar intermedio.

Esta evidencia no fue tan difícil de localizar como yo había creído. Hay muchos ensayos aleatorizados controlados que evaluaban el efecto de las epidurales. El diseño básico de estos estudios es muy sencillo. Las mujeres que participaron en el estudio (ya fuera antes o durante el parto) se asignaron al azar para recibir, o no, una epidural.

Como la asignación era aleatoria, los dos grupos de mujeres eran similares en todos los aspectos, menos en la aplicación de la epidural, por lo que los investigadores podían establecer conclusiones sobre el efecto de la epidural al compararlos.

Podrías preguntarte cómo logran que las mujeres participen en estos estudios, con el riesgo inminente de *no* entrar al grupo de la epidural. La primera respuesta es que en casi todos estos estudios, ambos grupos recibieron algún tipo de alivio al dolor. Los estudios normalmente compararon la epidural con un narcótico como la meperidina (que no es tan buena como la epidural para calmar el dolor, pero que tampoco era nada). Puesto que muchas de las complicaciones asociadas con una epidural no se deben a los narcóticos, podemos utilizar estos datos para hacer comparaciones entre el uso de la epidural y no usar nada para aliviar el dolor.

La segunda respuesta es que las mujeres no *tenían* que permanecer en el grupo asignado. Muchas no lo hicieron, y en algunos estudios, la mitad de las mujeres a las que se había dicho que no recibirían la epidural, terminó de todas formas con ella.

Para los fines de la investigación, los autores de estudios como estos compararon a mujeres a las que se asignó recibir la epidural, con las que no la recibirían, *independientemente de su comportamiento final*. Esto se llama diseño de *intención de tratar*. En el grupo al que se asignó la epidural, menos mujeres la recibieron. Puesto que la epidural fue más común en un grupo que en el otro, los investigadores pudieron llegar a conclusiones sobre su efecto ¡aun cuando algunas personas «hicieran trampa» en su grupo asignado!

Los estudios se enfocaron en dos factores: los efectos en el bebé y los efectos en la mamá. Tiene sentido empezar con el bebé, ya que es casi seguramente tu prioridad número uno.[2]

Conclusión principal: desde la perspectiva del bebé, la epidural básicamente no importa. Los bebés que nacen de mamás a las que les aplicaron una epidural no tienen más probabilidades de pasar tiempo en la UCIN; tampoco tienen más probabilidades de tener puntuaciones Apgar bajas (lo que significa que no tienen más probabilidades de estar «aletargados», una preocupación muy recurrente).

LA EPIDURAL Y EL BEBÉ

Efectos positivos: ninguno identificado (¡aunque ese no es el objetivo!).
Efectos negativos: aumento de probabilidades de antibióticos innecesarios.
Sin diferencias: puntuación Apgar, sufrimiento fetal, que el bebé defeque antes de nacer, tiempo que el bebé pasa en la UCIN.

Un problema del que se habla con frecuencia, pero que no tiene gran evidencia en ningún sentido es el éxito al amamantar. El metaanálisis más reciente sobre los efectos de la epidural identificó solo un ensayo aleatorizado controlado sobre amamantamiento, y aunque fue reducido, la epidural no afectó la duración del amamantamiento. Por lo menos podemos afirmar que no hay evidencias significativas de que la epidural tenga efecto en la lactancia.

La única consecuencia negativa de una epidural para un bebé se relaciona con una complicación en la mamá. Por alguna razón (tal vez se deba a la incapacidad de sudar suficiente cuando los nervios están bloqueados), las mujeres que reciben una epidural tienen muchas más probabilidades de tener fiebre durante el trabajo de parto. La fiebre es un efecto secundario conocido de la epidural, pero los médicos no pueden descifrar si es una fiebre *real* (debida a una infección) o solo un efecto secundario. Entonces el cuerpo reacciona como si mamá tuviera una infección, lo que muchas veces significa tratar al bebé con antibióticos.

En un estudio, 90% de los bebés que nacieron de mujeres con fiebre durante el parto recibieron antibióticos, frente a solo 7% de los bebés nacidos de mujeres sin fiebre. Al final, *ninguno* de los bebés de los dos grupos necesitaba realmente los medicamentos.[3]

No es ideal administrar antibióticos innecesarios, pero esta es una complicación relativamente menor. Los mayores riesgos de la epidural son para la mamá. La epidural cambia la experiencia del parto de manera drástica.

LA EPIDURAL Y LA MAMÁ

Efectos positivos: mayor alivio del dolor.

Efectos negativos: mayor uso de instrumentos (fórceps o extractor de ventosa en el parto), mayor uso de cesárea por sufrimiento fetal, mayor duración del pujo (15 minutos), mayores probabilidades de que la posición del bebé sea hacia arriba en el parto,* mayor uso de oxitocina en el trabajo de parto, mayor probabilidad de presión arterial materna baja, menos capacidad de caminar después del parto, mayores probabilidades de necesitar un catéter, aumento de probabilidades de tener fiebre durante el trabajo de parto.

Sin diferencias: tasa general de cesáreas, duración del periodo de dilatación, vomitar durante el trabajo de parto, dolor de espalda de largo plazo.

* Solo marginalmente significativo.

La gran ventaja de la epidural es el alivio del dolor.

Pero hay algunas desventajas. La primera de ellas es un aumento en el uso de fórceps o de extractor de ventosa durante el parto. Ambos se utilizan para ayudar a extraer al bebé en los casos en los que parece que está atorado. Los fórceps son una tecnología más antigua; básicamente parecen unas pinzas para ensalada gigantes, y se ajustan alrededor de la cabeza del bebé para ayudar a jalarlo. Un extractor de ventosa trabaja de forma similar, pero con una copa de succión que se aplica sobre la cabeza del bebé.

Estos son bastante seguros para el bebé, lo que resulta bastante sorprendente cuando los ves. Durante el parto de mi sobrino, mi cuñada dijo que todo lo que necesitó fue *ver* el extractor de ventosa para que finalmente pujara y lo expulsara (después de cuatro horas). Pero los instrumentos aumentan las probabilidades de desgarramiento vaginal para la mamá. También pueden provocar algún hematoma en la cabeza del bebé, que tal vez te asustes al verlo, pero que sana rápidamente.

La epidural parece alargar solo un poco el trabajo de parto, principalmente porque prolonga la etapa de pujo. También parece aumentar las probabilidades de que el bebé nazca con la cara hacia arriba («al revés»). Esto podría deberse al hecho de que en la mayoría de los casos, una vez que tienes la epidural, no te mueves mucho. Sin la epidural te mueves durante el trabajo de parto —tu cuerpo te dice que camines, cambies de postura, etc.—. Una teoría es que este movimiento es lo que ayuda a que el bebé se coloque en la posición correcta para nacer. La falta de movimiento con la epidural hace que esto se dificulte.

La otra gran preocupación de muchas mujeres es que la epidural aumentará las probabilidades de una cesárea. Los resultados de los ensayos sobre este tema son ambiguos. Por un lado, en promedio, los estudios aquí no muestran efecto en la tasa de cesáreas (10.7% para aquellas con epidural, contra 9.7% sin la epidural). Por otro lado, cuando nos enfocamos en las cesáreas realizadas por sufrimiento fetal (o sufrimiento fetal percibido), a 3.5% de las mujeres con una epidural se las realizan, y a 2.4%, no. Esto sugeriría que las cesáreas de emergencia son más probables con la epidural.

En realidad, estos resultados sobre las cesáreas parecían confusos, y es necesario que se lleve a cabo más trabajo para entender mejor esta relación. Un problema es que las tasas de cesáreas en la mayoría de estos estudios son bajas; en Estados Unidos, la tasa actual está cerca de 30%. Es posible que el efecto de la epidural sea diferente (podría ser mayor o menor) en una situación como esta, en la que la tasa global es tan alta.

La epidural también tiene muchos efectos adicionales en los que tal vez ni has pensado. Hay un incremento en el uso de oxitocina para echar a andar el trabajo de parto. Esto es cierto casi por definición, porque cuando recibes una epidural, esta frena las contracciones. La oxitocina es necesaria para acelerarlas otra vez. También aumenta las probabilidades de una reducción de la presión arterial (para la mamá) y la necesidad de un catéter. Esto último puede parecer algo importante, pero en realidad no lo es: por lo general el catéter se coloca después de la epidural y se retira antes de desactivar la epidural, por lo que podrías no notarlo.

Un último riesgo es la imposibilidad de caminar hasta que la epidural deje de hacer efecto. Esto parece algo menor —¿adónde irías?—, pero oí de alguien que se bajó de la cama para cargar el bebé, no se dio cuenta de que tenía dormidas las piernas y se rompió el tobillo. La verdad, esta tal vez no sea una complicación común.

Por supuesto, hay muchas cosas que la epidural no afecta, incluidas algunas que te podrían preocupar. La primera etapa del trabajo de parto (hasta la parte del pujo) tiene una duración similar para las mujeres, con y sin epidural. El uso de una epidural no parece aumentar el riesgo de un dolor de espalda a largo plazo, que es una preocupación posible porque se inyecta cerca de la columna.

Hay un problema final que no se incluye en las listas previas, y que es el dolor de cabeza posterior a la punción. Hecha correctamente, la aguja de la epidural entra a la membrana que cubre la columna, y no al líquido cefalorraquídeo en sí. Por supuesto, están uno junto al otro, y es posible llegar al líquido cefalorraquídeo por error. Si esto ocurre, se llama *punción húmeda*, y tienes alrededor de 40% de probabilidades de desarrollar un dolor de cabeza pospunción dural los días siguientes al parto. Básicamente es un dolor de cabeza en verdad terrible, que dura varios días.

Esta punción húmeda es más o menos común: ocurre en 1 de 200 procedimientos, incluso en un buen hospital.[4] Es mucho más probable que pase si tienes un doctor que no ha hecho muchos procedimientos antes del tuyo, así que en definitiva tienes que verificar que no te atienda un residente que está haciendo su primera epidural.

En algún punto después de leer esto empecé a pensar que la epidural no era para mí. Jesse al principio se mostró escéptico. «Decídelo tú», me dijo, antes de señalar que si se tratara de él, se aseguraría de conectarse los medicamentos desde la semana 36 para no tener el riesgo de sufrir *ningún* dolor de parto.

En realidad, no necesitaba convencerlo (es decir, si se oponía al plan, eso sería un problema, pero no necesitaba que estuviera emocionado). Pero pensaba que ayudaría. Si había cualquier presión por parte de la doctora, yo sabía que no estaría en una posición para defender mi causa, y yo quería que él lo hiciera por mí. Así que reuní los estudios y le envié un informe por correo electrónico.

Me escribió como respuesta:

Parece claro como el agua que la epidural alarga el trabajo de parto, aumenta el riesgo de fiebre y empeora la postura fetal; además es muy probable que aumente la cantidad de instrumentos requeridos, y que tal vez esto incremente la probabilidad de cesárea.

Es más difícil para mí juzgar el asunto del dolor de cabeza sin mayor información específica de los hospitales, pero estoy de acuerdo en que no ayuda a defenderla.

Poco después de este correo electrónico fuimos al hospital a la clase de preparación para el parto. En la comida, con sándwiches y galletas en Au Bon Pain, hablamos de esta decisión. Estábamos de acuerdo en que si había algún riesgo real para el bebé, eso facilitaría la decisión, pero a decir verdad, simplemente no parecía haber una demostración concreta de ello. A pesar de las diversas advertencias de internet sobre cómo esto obstaculizaría mi capacidad para amamantar y establecer un vínculo con Penelope, la evidencia no estaba ahí.

Esto significaba que la decisión debía tomarla yo. Yo lo resumiría así: trabajo de parto más difícil frente a recuperación más fácil. Jesse no quiso decidir, y en realidad esta no era su decisión. Él podía ver, desde el punto de vista de las evidencias, por qué podría elegir no ponérmela. Pero si fuera él, definitivamente lo haría.

Al final, decidí no aplicármela —o por lo menos lo intentaría—. Esta no es una decisión especialmente común y, en definitiva, algunas personas pensaron que estaba loca. Mi madre, que había tenido tres hijos en un periodo en el que las epidurales no se usaban de forma generalizada, estaba especialmente incrédula. «¡Ahora hay medicamentos!», me decía una y otra vez, antes de lanzarse a describir su trabajo de parto de 96 horas conmigo, sin medicamentos, lo que concluyó (según sus palabras) con cuatro enfermeras empujando su barriga para sacarme.

Si le hubieran dado a elegir, mamá definitivamente habría optado por la epidural. Para mí, resultó que no. Aunque la verdad es que si hubiera tenido la experiencia de mi madre en el trabajo de parto, apuesto a que me la habría puesto. Tuve mucha suerte de que todo transcurriera sin problemas y fuera rápido (de ello hablaré más adelante). Con esto no quiero decir que haya sido fácil —dos horas de pujo no fueron cualquier cosa—, pero no cambié de opinión.

Y a pesar de que fue difícil, tuve razón en cuanto a la recuperación. Estaba de pie y caminando 45 minutos después y me sentía genial (más o menos). En economía decimos que hablar «es barato» —en realidad, solo puedes saber qué les gusta a las personas por sus acciones—. Así que lo que en realidad deberías preguntar es si lo hice otra vez con mi segundo hijo. La respuesta es sí.

Para algunas decisiones sobre el embarazo, consideraba las evidencias y pensaba: «Qué bárbaro, alguien tendría que estar loco para hacer esto de otra forma». Esta no fue una de esas veces. Me es fácil ver las razones de la epidural. La mayoría de las mujeres que conozco se la pusieron, y más o menos todas pensaron que fue la decisión correcta. Jane tuvo a su hijo solo unos meses después de que nació Penelope. Para ese momento ya había leído toda mi evidencia y habíamos repasado el tema varias veces. Ella lo tenía muy claro desde el principio: vio los riesgos, pensó en ellos, pero le parecieron menores y menos importantes que los beneficios.

Al final, nuestros trabajos de parto fueron muy similares, menos el dolor: 12 horas de trabajo de parto, sin instrumentos ni cesárea, fácil recuperación y bebés sanos. De hecho, yo pujé durante dos horas y ella solo por 30 minutos, exactamente lo *opuesto* al efecto de la epidural en los ensayos aleatorizados. Hablamos por teléfono el día posterior al nacimiento de su hijo y me dijo que yo estaba loca por no haber pedido los medicamentos, y que ella estaba feliz de contribuir con un testimonio a favor de la epidural para este libro.

La misma evidencia, dos decisiones distintas, dos mamás felices. Saber lo que dice la evidencia no implica que la decisión se tome sola por ti. Solo te permite tomar la decisión de manera informada. El único error sería decidir de una u otra forma sin pensarlo. Cuando las mujeres informan que se arrepienten de su decisión, casi siempre es porque sintieron que las presionaron para hacer lo que su doctor quería, en lugar de hacer lo que ellas deseaban. Tú eres la que puja para que salga el bebé. Es tu decisión.

ALIVIO ALTERNATIVO AL DOLOR

Si decides tomar la ruta sin epidural (o intentarlo), hay varias formas de aliviar el dolor. Primero, debemos considerar los métodos naturales. La mayoría de estos se tratan de respiración o de alguna clase de visualización —Lamaze, el método Bradley, hipnoparto—. En su mayoría, la evidencia es escasa por la simple razón de que las mujeres que se dedican a aprender estas técnicas están comprometidas de manera *particular* con el parto natural. Definitivamente no te hará daño aprender a respirar, y bien podría resultarte eficaz, solo que no podemos saberlo basándonos en datos.

Una forma natural de aliviar el dolor que tiene ciertas evidencias aleatorizadas es la aromaterapia. Parece no afectar en nada.[5] Esto no me sorprende. Puedo asegurarte que si estás en trabajo de parto con medicamentos, no te va a importar qué tipo de velas con aroma hay en la sala.

Por el otro lado, hay *algo* de evidencia de que la acupuntura durante la labor de parto mejora el manejo del dolor y disminuye el uso de otros medicamentos.[6] Pero es importante tener cautela: los estudios son reducidos, y la evidencia es algo confusa.[7] Probablemente no es relevante en ningún caso; la mayoría de los hospitales no tiene un acupunturista entre su personal.

Hasta tiempos recientes, al menos en Estados Unidos, no ha habido ninguna especie de punto medio entre la opción epidural completa y el enfoque de respiración estructurada. Pero en los últimos años, más hospitales en ese país han comenzado a ofrecer óxido nitroso para aliviar el dolor durante el parto, una opción que ha estado disponible durante décadas en el Reino Unido y en Europa.

El óxido nitroso (en realidad, una mezcla de mitad óxido nitroso y mitad oxígeno) se inhala a través de una máscara al comienzo de una contracción (o, idealmente, poco antes de que comience). Sostienes la máscara sobre tu boca y respiras; el óxido nitroso proporciona alivio temporal del dolor y puedes optar por usarlo o no para cada contracción.

Se ha demostrado que el óxido nitroso reduce el dolor de trabajo de parto en algunas pequeñas pruebas aleatorias.[8] Pero no se acerca a una epidural para el alivio general del dolor. Quizá sea mejor que pienses en ello como «bajarle unas rayitas al dolor».

Se ha demostrado que el óxido nitroso es seguro para la madre en trabajo de parto y para el bebé, aunque puede causar mareos y náuseas en la mamá. El vómito es mucho más probable entre las mujeres en trabajo de parto que usan óxido nitroso que las que no lo usan.

Al final, si está disponible, esta puede ser una buena opción si deseas entrar en trabajo de parto sin una epidural, y si quieres algún alivio durante los momentos más intensos.

Lo más importante

- La epidural es muy eficaz para aliviar el dolor.
- Pero aumenta las probabilidades de que la madre tenga algunas complicaciones.
- Si está disponible, el óxido nitroso puede ser eficaz temporalmente en el alivio parcial del dolor, con riesgo limitado.

21

Más allá de aliviar el dolor

La decisión de no aplicarme la epidural me llevó a preguntarme por todo lo demás. La epidural es una práctica cada vez más común en el trabajo de parto; si no la quería, ¿habría otras cosas comunes que yo no querría?

Algo de lo que pronto me di cuenta es que, por lo general, las mujeres que desean evitar la epidural también desean evitar cualquier otra intervención médica. La comunidad de parto natural se rehúsa básicamente a cualquier intervención médica durante el parto; la epidural, sí, pero también otros medicamentos durante o después del parto, el monitoreo fetal, cualquier restricción de movimiento y demás.

En realidad, el mundo parece contener dos grupos: aquellos que querrían evitar cualquier intervención médica y aquellos que acogen la práctica normal del parto, como venga. Yo tuve un fuerte instinto de querer alinearme por completo con un grupo o con el otro —creo que esto debe reflejar cierto deseo humano básico de identidad de grupo—, pero no quería hacerlo a ciegas. Deseaba hacerlo con evidencias.

Al final, llegué a pensar que habría algún camino intermedio. Hubo veces en las que definitivamente estaba de acuerdo con el grupo de parto natural —por ejemplo, en el tema de la episiotomía—, pero otras en las que no —por ejemplo, la oxitocina después del parto—.

En realidad solo me metí en este asunto porque estaba planeando no ponerme la epidural, pero al final salí convencida de que era una pena que la gente pareciera bifurcarse de manera tan completa. Más que nada, las otras decisiones que tomé sobre el parto prácticamente no tuvieron relación con los medicamentos para el dolor. Una episiotomía de rutina es mala idea, y es cierto con epidural o sin ella.

Al servicio de esto, también llegué a pensar que era buena idea tener un plan de parto. El nuestro era una lista con viñetas (con referencias, naturalmente). Por supuesto, llamarla «plan de parto» es bobo. Una vez que hayas pasado por el parto, la idea de que podrías haberlo planeado es risible. Antes de que naciera Penelope, hablé con una amiga que ya tenía dos hijos, quien dijo que el plan debía ser un trabajo de parto de una hora, sin dolor, y que el bebé salía deslizándose. O sea, ya que estás haciendo un plan, ¿por qué no optar por el optimismo?

Los obstetras y las enfermeras que trabajan en el parto tienden a resistirse un poco a los planes de parto, por algunas de las mismas razones. Les preocupa que, si no eres flexible, no tendrán la libertad para tomar decisiones que pudieran ser necesarias en el momento. También, al haber visto partos antes, muchos doctores tienen un escepticismo apropiado ante los planes de parto con detalles como «Quiero que esté sonando la canción *Somewhere Over the Rainbow* cuando el bebé esté coronando».

Pero pensar en algunas de estas decisiones antes de que el trabajo de parto realmente comience es en definitiva una buena idea. Escribirlas te da (o por lo menos a mí me dio) algo concreto para comentar con el doctor. Si haces esto con bastante anticipación, lo ideal es que puedas tener esa conversación en un momento tranquilo a las 36 semanas de embarazo, y no entre contracciones.

PLAN PARA EL PARTO

Realmente quería evitar una inducción. Al final, quizá estaba más preocupada por esto de lo necesario. Mi principal preocupación era que las contracciones más fuertes que provoca la oxitocina harían que fuera más difícil, o incluso imposible, avanzar sin la epidural. Me preparé lo mejor que pude para evitar la inducción por razones como el líquido escaso o una prueba sin estrés que no tuviera respuesta. Estaba preparada para presionar a mi doctora para esperar hasta la semana 42, si Penelope estaba bien.

La otra razón importante para una inducción (que no implique un riesgo real en la madre o el bebé, por lo que yo, por supuesto, habría cedido) es cuando se te rompe la fuente antes del trabajo de parto. La televisión te hace creer que la mayoría de las mujeres empiezan el trabajo de parto con la ruptura de la fuente. Esto es un error. De hecho, a menos de 10% de las mujeres se les rompe la fuente antes del trabajo de parto. Para la mayoría de las mujeres, no ocurre sino hasta bastante avanzado el proceso.

Si tu fuente se rompe primero, muchas veces empezarás el trabajo de parto de inmediato, o dentro de las siguientes dos horas. Con su primera hija, mi amiga Heather describió una experiencia en la que su fuente se rompió y luego, 30 segundos después, tenía un dolor tan intenso que no podía hablar. Esto no es típico (su hija nació solo 4 horas más tarde; en términos del tiempo que les toma a los bebés, a la velocidad del rayo), pero la mayoría de las mujeres están en labor de parto dentro de las siguientes 12 horas posteriores a la ruptura de la fuente.

Pero si no eres una de esas mujeres, la práctica común es inducir el parto. La mayoría de los médicos alientan esto con firmeza. Su gran preocupación son las infecciones. La fuente (el líquido dentro del saco amniótico) protege al bebé de la exposición al mundo exterior. Una vez que desaparece esa protección, tú y el bebé son susceptibles de padecer una infección.

Dado mi temor a la inducción, cuando busqué evidencias sobre esto, en secreto esperaba encontrar que no fuera una buena norma, que la infección no era más probable en mujeres que esperaban a que el trabajo de parto empezara por sí mismo. De hecho, eso no fue lo que encontré: la evidencia parece apoyar la práctica común.

El único ensayo aleatorizado comparaba una normativa de inducir el parto dentro de las siguientes 12 horas a partir de la ruptura de la fuente contra otra normativa de dejar que las mujeres esperaran hasta 4 días. El estudio no encontró diferencias en las tasas de cesáreas y tampoco en el resultado de los bebés. Sin embargo, hubo una gran diferencia en las tasas de infección materna.[1] Estas tasas tienden a aumentar cuando los doctores hacen exámenes vaginales (hay más oportunidades de que las bacterias se introduzcan), por lo que en general es mejor evitarlos en esta situación.

Concluí que desde el punto de vista de la salud de Penelope, probablemente no era muy importante. Pero por mi propia salud, inducir poco después de que se me rompiera la fuente probablemente era buena idea. En este caso, *pronto* significa dentro de las siguientes 12 horas, más o menos. No hay necesidad de llamar a un taxi con desesperación, pero si esto nos ocurría, el plan era que nos fuéramos al hospital en el futuro no demasiado distante. Al final, no resultó así.

Plan de parto de Oster, punto 1

- Si la fuente se rompe antes de que empiecen las contracciones, nuestra preferencia es esperar 12 horas e inducir si el trabajo de parto no ha comenzado. A menos que sea necesario, los exámenes digitales vaginales deberían evitarse durante este periodo.

Después de la inducción, mi segundo gran miedo era no ser capaz de beber agua durante el trabajo de parto. Tenía la impresión de que lo único disponible en la sala de parto era el hielo triturado —nada de agua, y mucho menos colaciones—. Probablemente también aprendí esto de la televisión. Me aterraba. Incluso en épocas normales bebo una cantidad de agua inquietante. Ahora iba a tener que realizar la tarea físicamente más demandante de mi vida, ¡¿e iba a tener que hacerlo con solo una pequeña cantidad de hielo triturado?!

La televisión da, una vez más, información no confiable. Muchos médicos siguen las recomendaciones del Colegio Americano de Obstetras y Ginecólogos, que permiten fluidos durante el parto (esto incluye agua, bebidas deportivas, café y té, aunque es poco probable que los dos últimos sean muy apetitosos). Si tu hospital no permite esto, puedes sugerir que revisen los consejos del ACOG. Pero incluso si permiten líquidos, la mayor parte de la comida está prohibida. Mi doctora me dijo: «Mejor come algo antes de venir porque una vez que estemos aquí no te vamos a dejar comer nada». No logro saber qué, pero me parece que hay algo extraño en esta afirmación.

Entonces, ¿cuál es la lógica? El temor básico es la *broncoaspiración*, y se relaciona con la razón por la que no deberías comer, en general, antes de cualquier operación. Si estás bajo los efectos de la anestesia general y vomitas, es posible que inhales el contenido de tu estómago, que llegue a los pulmones y te sofoques. Las mujeres embarazadas pueden tener más riesgo de esto que la población general. Casi siempre esto es definitivamente peligroso, pero podrías preguntarte por qué es un problema en el parto. Incluso si te realizan una cesárea, ¿no estás normalmente despierta? Entonces ¿no sabrías si estás vomitando? ¿Es esto todavía un problema?

Para buscar el origen de esta restricción, tenemos que regresar a una época (la primera mitad del siglo XX) en la que las cesáreas se llevaban a cabo normalmente bajo anestesia general. La referencia en cuanto a la prohibición de alimentos durante el parto es un artículo de 1946 publicado por el *American Journal of Obstetrics and Gynecology*. Los autores reportaron que de 44 016 embarazos en el Hospital Lying-In en Nueva York de 1932 a 1945, hubo 66 incidentes de broncoaspiración y dos muertes por ahogamiento. Los autores sugirieron suspender el alimento durante el trabajo de parto.[2]

Adelantamos 64 años: mucho ha cambiado alrededor del parto y la práctica médica en general. Las cesáreas ahora se realizan con anestesia local 90% de las veces, por lo que normalmente no estás dormida. Más aún, aunque estuvieras bajo anestesia general, nuestra comprensión de la forma como funciona esto ha mejorado mucho. El riesgo estimado de muerte materna por broncoaspiración es de 2 en 10 millones de partos, o 0.0002%.[3] Sí, la muerte materna es aterradora. Pero para poner esto en perspectiva, las muertes maternas por esta causa son solo 0.2% en Estados Unidos, en su mayoría entre mujeres de muy alto riesgo. La posible verdad alarmante es que tienes más probabilidades de morir en un accidente de auto de camino al hospital que por esta causa.

En un artículo de revisión de 2009, los investigadores analizaron a casi 12 000 mujeres que comieron y bebieron lo que querían durante el trabajo de parto. Aunque algunas de estas mujeres tuvieron cesáreas de emergencia (una de las pocas veces en las que podrías estar bajo anestesia general), no se reportaron problemas asociados con la broncoaspiración. Esto es cierto incluso para 22% de las mujeres que ingirieron alimentos sólidos.[4]

Una reseña de 2016 concluyó lo mismo, y se le preguntó de manera más precisa por qué se ha conservado esta recomendación.[5]

Sin embargo, la prohibición de alimentos persiste. Esto es a pesar del hecho de que ingerir algunas calorías durante el parto parece ayudar a las mujeres a mantener su energía.[6]

Para resumirlo, no es probable que estés bajo anestesia general durante el trabajo de parto, incluso si te realizan una cesárea. Y si eso ocurriera, el riesgo de broncoaspiración es mínimo. Yo definitivamente me sentía bien con la idea de comer durante el trabajo de parto.

Empecé el trabajo de parto a mediodía de mi fecha prevista. Comí algo ligero, un poco de yogurt y fruta, antes de darme cuenta de que todos esos cólicos regulares significaban algo. Jesse regresó a casa a media tarde y decidió que necesitábamos algo más sustancioso. Comí un bagel con huevo y queso, lo que recomiendo mucho como comida previa al trabajo de parto. Mi madre recuerda haber comido un sándwich de jamón, lo que también reporta como buena opción.

Fue bueno que comiera en casa, porque mi relativamente indulgente grupo de obstetras no eran partidarios de ingerir alimentos sólidos en la sala de parto. Esto es algo común. Los centros de natalidad podrían ser diferentes, pero la mayoría de los hospitales no te permiten llevar gran cosa como colación.

Una buena alternativa, una que nosotros utilizamos, son las bebidas energéticas y los jugos claros (nunca veré otra vez el Gatorade amarillo de la misma forma). La investigación muestra que estos tienen un beneficio similar en cuanto a proporcionar energía, y ninguno de los (supuestos) riesgos.[7] Y a muchos otros médicos y hospitales les parece bien esta idea; los riesgos de que haya complicaciones por broncoaspiración se deben a los alimentos sólidos. De todas formas, vale la pena hablarlo con tu doctor. Si se adhiere a la regla de solo hielo triturado, puede haber poco que puedas hacer (¡que no sea cambiar de hospital o meter bebidas de contrabando!).

Prepararte para los jugos o las bebidas energéticas puede ser una buena idea por otra razón: una vez que empieza el trabajo de parto es probable que no tengas ganas de comer. Quienes corren maratones normalmente no se detienen para comer un sándwich de jamón, y es probable que tú tampoco desees tomar un descanso para comer uno. Cuando ya tenía 7 cm de dilatación, Jesse decidió que quería una colación. Por fortuna para él, para que el costo de entrega de los bagels fuera el mínimo, tuvimos que comprar algunos bagels adicionales. Sacó uno, de queso crema, salmón ahumado y cebolla morada. Usé todas mis fuerzas para ordenarle que se saliera de inmediato de la sala. Yo definitivamente *no* lamenté que la doctora no le hubiera permitido que lo compartiera conmigo.

Plan de parto de Oster, punto 2

- Voy a beber agua y líquidos claros durante el trabajo de parto.

Cuando Jesse me dejó para ir a comer su colación, no me estaba abandonando del todo. Habíamos llevado con nosotros un arma secreta: nuestra doula, Melina. Yo fui la que introdujo la idea de la doula en primer lugar. Una vez más, al principio, Jesse tenía sus dudas, pero yo era la que tomaba las decisiones finales en el caso del parto. Después de que terminó, ambos estuvimos de acuerdo en que haber tenido a Melina con nosotros fue por mucho la mejor decisión que habíamos tomado (¡que yo tomé!).

Mi doctora fue maravillosa, más que nada fue muy lindo tener a Jesse ahí (salvo el apestoso bagel), pero después de todo, estoy convencida de que la presencia de Melina fue la razón de que no haya habido contratiempos. No estoy segura de poder expresar exactamente por qué fue esto. Por supuesto, puedo decir lo que ella hizo: llegó a nuestra casa cuando el trabajo de parto se estaba intensificando, estuvo con nosotros en casa, y luego nos acompañó al hospital y permaneció hasta que llegó Penelope. Me dio algo de masaje en la espalda al inicio de las contracciones, y me alentaba a cambiar de posición cuando empezaba a estar demasiado cómoda (en realidad usó esa frase una vez: «Empiezas a estar demasiado cómoda sobre esa pelota de parto; necesitas acostarte de lado para que las contracciones se hagan más intensas»). Pero creo que el mayor beneficio fue tener a alguien que sabía lo que estaba ocurriendo y que estaba calmada y relajada.

De hecho, esta no fue solo mi experiencia. Varios ensayos aleatorizados y controlados han sugerido que las doulas tienen un gran efecto positivo en el resultado de los partos. En un estudio, se asignó al azar una doula a algunas de las parejas, desde la admisión al hospital.[8] Las mujeres con doula tuvieron la mitad de probabilidades de que les hicieran cesárea (13% frente a 25%) y menos probabilidades de utilizar la epidural (64% frente a 76%).

Un estudio anterior, publicado en 1991, mostró un efecto similar. A las mujeres de este estudio se les asignó al azar una doula de apoyo, o un observador en la sala que no ayudó. Las mujeres con doula tuvieron menos de la mitad de las probabilidades de recibir epidural, un trabajo de parto más breve, la mitad de probabilidades de que les hicieran cesárea y la mitad de probabilidades de que se utilizaran fórceps en la expulsión.[9] Recuerda que estas mujeres se asignaron al azar, por lo que esto no está sujeto a la preocupación obvia de que la clase de personas que desean una doula es la clase de personas que especialmente desean un parto natural.

Algo interesante que podemos notar aquí es que muchas personas piensan que una doula es útil solo para las personas que intentan dar a luz sin la epidural. Estos estudios sugieren que ese no es el caso. Las tasas de cesáreas fueron más bajas incluso entre mujeres que recibieron una epidural.

Cuando mi hija finalmente emergió (¡después de dos horas de estar pujando!), Melina fue la que cortó el cordón umbilical (Jesse temía hacerlo mal). Ella se quedó durante un rato, me ayudó a averiguar cómo amamantar, y finalmente se fue corriendo a otro parto. Vino a la casa unos días después para ver cómo íbamos, otra característica agradable de contar con una doula, y fue capaz de confirmar que Penelope sí estaba tragando cuando yo la amamantaba (no sé por qué me resultaba tan difícil confirmarlo). Uno de mis mayores temores es que si tenemos otro niño, Melina se haya ido de la ciudad o haya decidido que no quiere tener un trabajo para el que se requiera que permanezca despierta toda la noche. No estoy segura de poder hacerlo sin ella.

Plan de parto de Oster, punto 3

- Nuestra doula, Melina, estará con nosotros durante el trabajo de parto.

Si tu plan es evitar la epidural, te dirán que permanezcas en casa lo más posible. La casa tiende a ser más cómoda, y una vez que estás en el hospital y te empiezan a ofrecer medicamentos, la gente se inclina a tomarlos. Nos quedamos en casa hasta la media noche, momento en que había estado en trabajo «real» de parto durante 4 o 5 horas y las contracciones eran cada 3 minutos y duraban 1 minuto. Los libros de parto natural te dicen que la hora de ir al hospital es cuando no puedes sonreír en la foto que te tomas al salir por la puerta. Suena bastante acertado.

Nuestro hospital está más o menos a 20 minutos de la casa, y Jesse dice que durante todo el camino yo iba conduciendo en el asiento trasero del auto. (¿Qué puedo decir? ¡Algunas veces necesita asesoría!). Cuando llegamos, como ocurre en la mayoría de los hospitales, lo primero que hicieron fue conectarme a un monitor fetal. Esta es la misma máquina que se utiliza para la prueba sin estrés antes descrita. Por lo general, hay dos cinturones que se colocan alrededor de tu estómago, los que no dejan de brindar información sobre la frecuencia cardiaca del bebé.

En muchos hospitales esto no es opcional: estarás conectada de alguna manera a este monitor todo el tiempo que estés en trabajo de parto (esto es cierto, independientemente de que te apliquen una epidural). Algunas veces tendrás la opción de un monitor portátil para que puedas caminar. Si el doctor no puede obtener una buena lectura en el monitor externo, muchas veces utilizan un monitor interno. Este se coloca en el cérvix y se atornilla en el cráneo del bebé. Sí, leíste correctamente.

El objetivo del monitor es permitir que el doctor vea si el bebé está sufriendo. Registra la frecuencia cardiaca y ayuda a los doctores a saber cuánto disminuye esta durante las contracciones. Si disminuye demasiado, te darán oxígeno, y tal vez intenten acelerar las cosas, o (en caso extremo) hagan una cesárea. Este tipo de monitoreo fetal se ha vuelto casi universal en Estados Unidos: en 2002, 85% de las mujeres lo tuvieron durante el trabajo de parto.

Tengo mucha aversión a este monitoreo. Cuando apenas llegamos al hospital, me dejaron inmóvil en esta cosa durante 40 minutos, como protocolo de intervención. Hacer el trabajo de parto sobre la espalda es de las posiciones menos cómodas —mis contracciones se hicieron más lentas y me puse de mal humor—. Jesse estaba furioso —estuvo a punto, en sus palabras, «de ponerse como león» contra ellos, cuando por fin vinieron para llevarme al piso de arriba.

En cuanto llegué a la sala de parto me colocaron un monitor portátil, que en principio me permitía moverme, pero no era mucho mejor. Cuando me movía alrededor de la sala (¡supuestamente es el objetivo de que un monitor sea portátil!), las correas también se movían de un lado al otro. Esto significaba que una contracción sí y una no, el monitor dejaba de registrar al bebé. Esto provocaba dos problemas. En primer lugar, me asusté mucho. En segundo lugar, la enfermera no dejaba de toquetear las correas mientras yo estaba intentando trabajar para aguantar la contracción. Melina finalmente les dijo que mejor bajaran el volumen, o ella me quitaría el monitor.

Pero no dejemos que mis sentimientos personales se interpongan. La hostilidad personal no ayuda a la toma de decisiones basada en evidencias. Y el principio suena bien: ¿no debería ser provechoso para el doctor saber qué ocurre con el bebé en todo momento? Deberían ser capaces de identificar mucho antes a los bebés que están en problemas, lo que llevaría a tener mejores resultados tanto para la mamá como para el bebé. En cualquier caso, esa es la teoría.

La realidad es algo diferente. En un artículo de revisión de 2006 los investigadores compararon el monitoreo continuo, en el que estás conectada a la máquina todo el tiempo, con la escucha intermitente u ocasional. La escucha intermitente se realiza normalmente con un estetoscopio o un Doppler fetal (como el que usan en el consultorio de tu doctor en tus visitas prenatales normales). Cada cierto tiempo (20 minutos, una hora, etc.) el doctor o la enfermera verifica la frecuencia cardiaca del bebé. En principio, la ventaja del monitoreo continuo es que podría identificar más pronto a bebés que tienen problemas, porque mide la frecuencia cardiaca todo el tiempo.

El artículo de revisión encontró que las mujeres que se sometieron a un monitoreo continuo tenían más probabilidades de tener intervenciones. Tuvieron 1.6 veces más probabilidades de tener una cesárea. Si te enfocas en particular en las cesáreas que se realizaron por una preocupación relacionada con la frecuencia cardiaca, descubres que las mujeres con monitoreo continuo tenían 2.4 veces más probabilidades de tener una cesárea por esta razón particular. También fue más probable el uso de instrumentos (fórceps o un extractor de ventosa) en las mujeres con monitoreo continuo.[10]

En principio, este resultado podría ser bueno o malo. Si el monitoreo continuo logra identificar mejor a los bebés en riesgo, entonces es bueno. Si es así, esperaríamos que los resultados en cuanto a la salud del bebé fueran mejores con el monitoreo continuo. Pero no es el caso. No hubo diferencia entre los bebés en las puntuaciones Apgar, las admisiones a la UCIN, la cantidad de tiempo que pasaron en la UCIN o la muerte fetal. Lo único en lo que los investigadores encontraron una diferencia fue en las convulsiones neonatales —estas ocurrieron más en el grupo sin monitoreo continuo—, pero ocurrieron en solo 7 de 32 000 partos, por lo que el nivel de riesgo general es muy bajo.

Con base en esta evidencia, tanto esta revisión como el libro de texto de obstetricia utilizado más comúnmente sugieren que el monitoreo continuo no es necesario, ni tampoco una muy buena idea para la mayoría de las mujeres. Parece que lo que ocurre es que los doctores reaccionan desproporcionadamente a patrones que ven en la frecuencia cardiaca cuando en realidad el bebé no está sufriendo. Es casi como si hubiera *demasiada* información. Podrías imaginar que todos los bebés, sin importar lo bien que esté desarrollándose el trabajo de parto, tienen pocos momentos en los que su frecuencia cardiaca declina. Si no estás observando todo el tiempo, no lo notas, y está bien. Si estás observando, concluyes que algo está mal, y todos al quirófano.

A pesar de la evidencia y del hecho de que el Colegio Estadounidense de Obstetras y Ginecólogos no lo recomienda para embarazos de bajo riesgo, este tipo de monitoreo es cada vez menos negociable en muchos hospitales. Yo definitivamente no pude convencer a nadie de que me lo quitaran, aun cuando mi hospital era bastante progresista. Vale la pena preguntar si tu obstetra está de acuerdo con el monitoreo intermitente, en el que te conectan a una máquina durante 10 o 20 minutos cada hora, pero estás libre para moverte de un lado al otro el resto del tiempo. Es un poco más invasivo que escuchar al bebé con un Doppler, pero podría darte más libertad y permitir que evites algunos de los resultados negativos del monitoreo continuo.

Plan de parto de Oster, punto 4

- Monitoreo fetal intermitente (lo ideal) o móvil.

Mi trabajo de parto se apegó bastante al del libro de texto. Cuando llegué al hospital tenía 5 cm de dilatación, 4 horas después estaba completamente dilatada, y 2 horas más tarde Penelope ya estaba aquí. Si haces la división, verás que es un poco más rápido que 1 cm por hora. Es justo casi lo que la vieja curva «estándar» del trabajo de parto vería como el extremo lento de lo normal. Como dije antes, eso ya es bastante obsoleto, y muchos trabajos de parto avanzan con mayor lentitud, o por lo menos de manera más irregular. Eso está *bien*, es *normal*.

Pero si tu trabajo de parto está progresando muy despacio, y en realidad se ha frenado, hay dos intervenciones comunes. Una es utilizar oxitocina, el mismo medicamento que usarías para inducir el parto. Esto acelera la frecuencia y la intensidad de las contracciones, lo que hace que avance el trabajo de parto. La segunda es romper la fuente, si no se ha roto todavía —algunas veces se llama ruptura artificial de membranas—. Esto se realiza con un aparato que se parece mucho a un ganchillo de tejido. Como sucede con la oxitocina, tiende a acelerar las cosas.

La evidencia sugiere que una o ambas intervenciones (algunas veces se hacen juntas) acelerarán el trabajo de parto y en general no tendrán otras complicaciones (no provocan cambios en las tasas de cesáreas ni resultados adversos en el bebé).[11] Los médicos muchas veces hacen primero la ruptura artificial de membranas, ya que tu fuente se romperá en algún momento de todas formas, y utilizan medicamentos si la ruptura no tiene éxito.

Yo experimenté una versión de esto. Cerca del final del trabajo de parto, tenía aproximadamente 9.5 cm de dilatación y la obstetra señaló que mi fuente no se había roto del todo. Dijo que si ellos terminaban de romperla, tendría la dilatación completa y estaría lista. A nosotros nos pareció bien —estaba en el plan del parto— y me daba gusto que hubiéramos pensado en ello con anticipación, ya que yo no era muy racional en ese momento como para tomar decisiones.

Algo de lo que no me di cuenta antes del parto es que la mayoría de las veces el doctor no está ahí. Durante horas estuvimos solo Jesse, yo, Melina y la enfermera Tera. Me dijeron que si me hubieran puesto la epidural, la enfermera ni siquiera habría estado ahí la mayor parte del tiempo. El doctor entra cuando estás lista para pujar. Básicamente, en ese momento se hace cargo.

Por lo general todo sale bien, pero esta es la parte del trabajo de parto en la que las habilidades físicas del doctor pueden ser muy útiles. La gran preocupación aquí es que el bebé se atore. Es difícil saber cómo van a salir las cosas, y no es sino hasta que lo intentas cuando te das cuenta. Es difícil visualizar el tamaño de la pelvis de la mamá (contra lo que yo pensaba, tener unas buenas «caderas para parto» en realidad no tiene que ver), y las evaluaciones del ultrasonido sobre el tamaño del bebé muchas veces son engañosas.

Plan de parto de Oster, punto 5

- Si la progresión del trabajo de parto es lenta durante la *etapa activa*, nuestra preferencia para acelerarla es (en este orden): *1)* ruptura artificial de membranas (romper la fuente), y *2)* oxitocina.

La mayoría de los bebés en realidad no se atoran, pero es *muy* común que las mujeres, en particular con su primer bebé, tengan algún desgarramiento vaginal. En algún punto, a los doctores se les ocurrió la idea (supongo que no tan loca) de que los bebés tendrían menos probabilidades de atorarse y habría menos desgarres si solo hicieran un poco más ancha la abertura. Esto llevó a adoptar un procedimiento llamado episiotomía.

La idea es simple: el doctor hace una incisión en el perineo (el área entre la vagina y el ano) para facilitar la salida del bebé. Se supone también que hace que sea más fácil corregirlo: un corte limpio puede coserse más fácilmente que un desgarre. Este procedimiento era extremadamente común, y se utilizó en casi 60% de los partos en Estados Unidos en 1979.

Pero aunque este procedimiento se utilizaba bastante, la gente se preguntaba: ¿era en verdad una idea tan buena? Piensa en intentar romper un pedazo de tela en dos. Encontrarás que te resulta mucho más fácil hacerlo si empiezas cortándolo un poco. Pero con la misma lógica, tal vez podrías *empeorar* las cosas si cortas la vagina antes de que salga el bebé. Resulta que estas preocupaciones son pertinentes, pues la mayoría de las veces, una episiotomía provoca más daño que beneficio.

La sensatez de esta intervención se ha puesto a prueba en varios ensayos aleatorizados.[12] Los ensayos normalmente comparan dos políticas: una en la que los médicos realizan episiotomías de rutina para casi todas las mujeres, frente a una política en la que lo hacen solo si sienten que es absolutamente necesario. En una revisión de estos ensayos, esta desigualdad en las políticas marca una gran diferencia: 72% de las mujeres del grupo de «rutina» tuvieron episiotomía, en comparación con el número mucho menor de 27% en el grupo de «solo si es absolutamente necesario».

Los resultados de estos ensayos fueron peores para el grupo de episiotomías rutinarias. Este grupo tuvo más probabilidades de tener una lesión en el perineo, más probabilidades de necesitar puntadas y (en un estudio reducido) tuvieron mayor pérdida de sangre. También tuvieron más dolor al momento de salir del hospital y más complicaciones en la recuperación. Un argumento planteado muchas veces en favor de la episiotomía de rutina es que evita los desgarres graves. Sin embargo, estos estudios *no* mostraron diferencias entre la frecuencia de traumatismos severos en ambos grupos.

El único resultado que favoreció al grupo de episiotomía de rutina fue el daño a la parte frontal de la vagina, lo que tiene sentido porque la episiotomía hace más probable que cualquier desgarramiento ocurra en la parte trasera. Sin embargo, los resultados en la recuperación, infección y pérdida de sangre sugieren que el riesgo mayor que conlleva este tipo de traumatismo es mucho más importante que la disminución en el riesgo de otra lesión.

Por fortuna, quizá como resultado de esta contundente evidencia contra el uso rutinario de este procedimiento, las episiotomías han disminuido de 60% en 1979, a solo 25% para 2004.[13] Nosotros incluimos esto en el plan de parto solo como precaución, pero también nos aseguramos de platicarlo con la obstetra antes del parto. Si ella hubiera dicho cualquier cosa sobre hacer esto como rutina, yo habría corrido en la dirección contraria. No hay razón para que esto se haga como rutina, y si tu obstetra piensa de otra manera, ¡yo buscaría a otro que hubiera leído la literatura médica de los últimos veinte años!

Plan de parto de Oster, punto 6

- Nada de episiotomía de rutina.

Hasta este momento, casi todo el tiempo yo asentía, junto con la gente que estaba en favor del parto natural. Tenía un gran escepticismo sobre el monitoreo fetal, las restricciones a las colaciones y la episiotomía. Pero algo en lo que realmente me aparté del grupo sin medicamentos fue en el tema de la oxitocina después del parto.

Una de las complicaciones más comunes del parto es la considerable pérdida de sangre posparto; en los países en vías de desarrollo es una causa común de la mortalidad materna, o contribuye a ello. En los países desarrollados, mejores tecnologías médicas hacen que los riesgos de mortalidad sean considerablemente menores, pero la pérdida importante de sangre de todas formas requiere tratamiento. Se sabe desde hace mucho tiempo que los medicamentos que provocan las contracciones uterinas (como la oxitocina) se pueden utilizar para *detener* la pérdida de sangre una vez que esta empieza, pero más recientemente, ensayos aleatorizados han notado que utilizar estos medicamentos *antes* de que ocurra cualquier pérdida de sangre puede disminuir en gran medida el riesgo de esta complicación.[14]

Es posible que esto no sea ninguna sorpresa, puesto que la oxitocina es la hormona que se libera cuando empiezas a amamantar. Tal vez la evolución diseñó de esta manera el sistema por una razón: tienes un bebé y cuando empiezas a amamantarlo te viene una oleada de hormonas para ayudar a que el útero se contraiga y evitar así el sangrado. El sistema natural es genial, pero la forma sintética de la hormona también ayuda.

Hay algunos riesgos asociados con esta intervención. Los mismos ensayos aleatorizados que muestran la disminución de hemorragias también muestran aumento de la presión arterial (para la mamá), más dolor después del parto y más vómito. Es bueno saberlo, aunque yo creo que quizá esto no cambie tus opiniones finales sobre este tema; definitivamente no cambiaron las mías.[15]

Si ya tienes puesta una intravenosa, no notarás siquiera cuando te lo administren: el doctor solo lo introducirá en la intravenosa y eso es todo. Pero cuando tuve a Penelope, mi intravenosa se salió durante los pujos, así que tuvieron que inyectarme en la pierna. Esto me provocó el peor calambre que jamás haya tenido. Que yo recuerde esto como la peor parte de todo el asunto es un testimonio de lo rápido que te olvidas del dolor del parto. Jesse me asegura que definitivamente *no* fue lo peor.

> ## Plan de parto de Oster, punto 7
>
> - Oxitocina sintética en la tercera etapa está bien si es necesario o se recomienda.

Una observación final. En su mayoría, el parto no resulta exactamente como esperas. Me dijeron que el trabajo de parto empezaría con contracciones de 5 a 10 minutos de intervalo entre sí, y que gradualmente se harían más frecuentes. En lugar de eso, empezaron con 2 minutos de diferencia y así fue durante 12 horas. Yo esperaba pujar de 20 a 30 minutos —¡una hora cuando mucho!— pero me encontré pujando todavía después de transcurridas dos horas. Una amiga fue con su obstetra a las 39 semanas solo para que le dijeran que su líquido tenía un nivel bajo, que su bebé se presentaba de nalgas y que necesitaba una cesárea de inmediato. Otra tardó cinco horas en pasar de 5 a 6 cm de dilatación, finalmente le pusieron una epidural y estaba completamente dilatada y pujando 45 minutos después.

Estas son demasiadas posibilidades como para tener algún plan real. Lo mejor que puedes hacer es tener alguna idea de lo que viene, y pensar bien en las situaciones más probables. Prepárate, pero no te comprometas. Al final, tal vez algo pasará que no esperabas, y tendrás que aceptarlo. No puedes prepararte para todo.

Al fin y al cabo, en realidad no importa por dónde sale el bebé, qué medicamentos utilizaste o no, qué procedimientos se realizaron o no. Plan de parto, plan de nada. Lo que importa es que es una persona, y que es tuya.

Lo más importante

- *Se rompió la fuente:* inducir si no empieza por sí mismo en un lapso de 12 horas.
- *Comer y beber durante el trabajo de parto:* probablemente debería permitirse, aunque en la mayoría de los hospitales no te dejan comer sólidos, y quizá no vas a quererlos de todas formas. Pero llévate Gatorade para mantener tu energía.
- *Doula:* tener una doula disminuye las probabilidades de una cesárea y de utilizar una epidural. Recomendado.
- *Monitoreo fetal continuo:* no hay evidencia de que sea efectivo. Si está disponible el monitoreo intermitente, haz eso.
- *Aceleración del trabajo de parto:* el trabajo de parto puede progresar con lentitud, y así les ocurre a muchas mujeres. La regla del centímetro por hora es un tanto optimista. Pero hay desventajas limitadas para la aceleración; tanto romper la fuente como utilizar oxitocina tienden a acelerar el trabajo de parto sin aumentar las tasas de cesáreas u otras complicaciones.
- *Episiotomía:* **NO es buena idea.**
- *Oxitocina después del parto:* es útil para prevenir la hemorragia posparto. Recomendada.

22

Después del parto

La llegada de Penelope fueron momentos borrosos. Hubo una ráfaga de actividad. Penelope tenía la mano junto a su cara durante el parto (aparentemente esta es la razón por la que tomó tanto tiempo pujar). La doctora la jaló hacia afuera a medio camino y jaló de golpe su brazo (Jesse lo describe como: «Le dislocó el brazo, giró a la bebé y luego se lo colocó en su lugar otra vez»). Salió. La soltaron encima de mí, succionaron su boca, y empezó a gritar.

Todo el proceso es un poco abrupto y abrumador: de pronto hay otra persona ahí. Cuando llegó Penelope, Jesse y yo lloramos. Pero esta no es la única reacción posible. Un papá que conozco estaba tan abrumado cargando a su hijo por primera vez, que empezó a nombrar las capitales de los estados.

Después de que cargas al bebé un ratito (o que lo cargue tu pareja, si te hicieron una cesárea), se lo llevan al otro lado de la sala para pesarlo, medirlo, tomar las huellas de sus pies y demás. Por supuesto, es solo el comienzo de las decisiones que ustedes tendrán que tomar. Circuncisión, amamantamiento —hacerlo o no y durante cuánto tiempo— el entrenamiento para dormir, vacunas, guardería o niñera, y la lista no termina. Jesse señala una y otra vez que al final tendremos que definir quién le enseñará a Penelope a manejar (seré yo; él es un conductor terrible). La mayoría de las decisiones se dejan para otro día. Pero hay algunas cuantas cosas que ocurren *en* la sala de parto, decisiones que tendrás que tomar antes de tener al bebé.

PINZAMIENTO TARDÍO DEL CORDÓN UMBILICAL

Debo admitir que no había siquiera escuchado sobre esto hasta que nuestra doula mencionó que deberíamos pensarlo. Cuando investigué un poco, parecía surgir en los círculos de parto natural. Después, cuando Penelope tenía cerca de siete meses de edad, el *Economist* publicó un artículo sobre el tema. Creo que así es como sabes que la idea ha llegado a la tendencia dominante.

La idea es que, en lugar de cortar el cordón de inmediato, deberías esperar, por lo general solo un par de minutos, para que el bebé pueda reabsorber una parte de la sangre de la placenta. El punto de vista del parto natural es que es artificial cortar el cordón de inmediato: tradicionalmente el bebé se coloca primero sobre la mamá.

Cuando investigué un poco más sobre esto, descubrí que hacer esta acción depende de la prematuridad del bebé y de las condiciones en las que este nace. Para los lactantes prematuros (aquellos nacidos antes de las 37 semanas de embarazo), el pinzamiento tardío del cordón umbilical parece ser buena idea.[1] A grandes rasgos, reduce a la mitad la necesidad de transfusión de sangre por anemia, y tiene un efecto mucho mayor en la necesidad de transfusiones de sangre por presión arterial baja. Básicamente, parece que los bebés prematuros necesitan más sangre, y esta es una forma fácil y natural de brindársela.

Para los bebés que nacen a término, la evidencia es más confusa, pero está cada vez más a favor del pinzamiento tardío.[2] En el lado de las ventajas, así como con los lactantes prematuros, la postergación del pinzamiento se asocia con niveles de hierro más elevados (menos anemia) que persisten por lo menos durante 6 meses. En el lado negativo, algunos estudios (aunque no todos) han demostrado que el pinzamiento tardío se asocia con un aumento de 40% en el riesgo de ictericia un tanto grave. Todo esto tiene sentido: la ictericia ocurre cuando el bebé tarda en deshacerse de la bilirrubina, un producto derivado de los glóbulos rojos. Cuando el bebé recibe más sangre del cordón, este problema empeora, en tanto que el problema de la anemia mejora. En el lactante prematuro, la necesidad de sangre es mayor, por lo que tienes lo positivo sin lo negativo.

Aquí es donde importa el lugar donde ocurra el parto. La anemia no es muy común en Estados Unidos porque nuestra nutrición es bastante buena. Esto significa que el pinzamiento tardío quizá sea menos benéfico. En los países en vías de desarrollo, la anemia es mucho más común, y los beneficios probablemente rebasan a los riesgos. La pregunta principal para ti es si estás más preocupada por la anemia o por la ictericia. Tenemos suerte de que en Estados Unidos ambas condiciones sean extremadamente tratables, así que no es probable que cometas un grave error de cualquier manera.

INYECCIONES DE VITAMINA K

Es común dar a los bebés complementos de vitamina K en las primeras horas después del parto. El propósito es evitar trastornos hemorrágicos. Una deficiencia de vitamina K puede provocar hemorragias inesperadas hasta en 1.5% de los bebés en la primera semana de vida (la hemorragia podría provenir del área umbilical, y la podría provocar un pinchazo de aguja o ser interna). También puede provocar hemorragias más tarde, entre las 2 y las 12 semanas de edad. Aunque es raro (tal vez 1 en 10 000 bebés), esta segunda manifestación es mucho peor: muchas veces provoca daño neurológico grave o muerte.

Complementar con vitamina K es muy bueno para prevenirlo. Normalmente se hace con una inyección, aunque también se puede administrar de modo oral. La evidencia sugiere que ambas son efectivas, pero la dosis oral es un poco menos eficaz.[3] La complementación con vitamina K ha sido la norma desde la década de 1960. A menos que preguntes por ella, tal vez no sabrás siquiera que el médico la está administrando; solo será una de las varias cosas que hacen cuando están limpiando al bebé.

Aun cuando sea una norma, esta inyección no está libre de controversia. A principios de la década de 1990, varios estudios en el Reino Unido sugirieron que estas inyecciones podrían estar relacionadas con un mayor riesgo de cáncer infantil. En un estudio, los investigadores compararon a 33 niños que habían desarrollado cáncer antes de los 10 años, contra 99 niños que no lo desarrollaron. Analizaron numerosos factores y encontraron que las inyecciones de vitamina K eran lo único que era más común entre los niños con cáncer.[4]

Los mismos investigadores hicieron un seguimiento con un estudio ligeramente mayor (195 niños con cáncer), y una vez más encontraron que las inyecciones de vitamina K eran más comunes entre los niños con cáncer que entre los que no estaban enfermos.[5] Los autores argumentaban que, en particular, las *inyecciones* de vitamina K se asociaban con cáncer, mientras que la vitamina K administrada de forma oral parecía no marcar ninguna diferencia.

Aunque esto puede hacerte reflexionar, no existen nuevos trabajos que respalden esta afirmación. En primer lugar, otros investigadores señalaron que puesto que el cáncer infantil, afortunadamente, es raro, si hubiera cualquier conexión entre la vitamina K y el cáncer, esperaríamos ver incrementos enormes en cánceres infantiles después de que estas inyecciones se convirtieron en la norma en la década de 1960, y no es así.[6] Más aún, los esfuerzos que han hecho otros investigadores por reproducir este estudio no han demostrado resultados similares.[7]

La Academia Estadounidense de Pediatría respondió a esta controversia en 2003 con una revisión del debate y reafirmó su posición en cuanto a que a las inyecciones de vitamina K deberían ser la norma. Argumentaron que los beneficios por prevenir hemorragias eran amplios y que el mejor trabajo disponible sugería que no había relación con el cáncer.[8] Esto me parece correcto. Aunque el espectro del cáncer infantil es atemorizante, no hay evidencias que apoyen un vínculo con la complementación con vitamina K y sabemos en definitiva que los desórdenes hemorrágicos son un riesgo.

ANTIBIÓTICOS OFTÁLMICOS

Antes, las infecciones de transmisión sexual no tratadas eran una causa importante de ceguera infantil. Cuando los bebés se exponían a la gonorrea o la clamidia que había en la vagina durante el parto, sus ojos algunas veces se infectaban, lo que conducía a una pérdida parcial o completa de la vista. Resulta que el tratamiento con nitrato de plata (antes) y con antibióticos (ahora) puede evitar una parte considerable (tal vez de 80% a 90%) de estas infecciones.[9] El tratamiento se administra en gotas o en crema en los ojos, y por lo general no hay complicaciones más allá de enrojecimiento e irritación. Es probable que ni siquiera te des cuenta.

Obviamente, este tratamiento es una buena idea si tienes (o pudieras tener) una infección de transmisión sexual que no haya sido tratada. Esto es cada vez menos común, en parte porque por rutina se realizan exámenes para detectarlas durante el embarazo, lo que hace que sea menos claro cuál es el beneficio del tratamiento. Muchos países en Europa han abandonado esta práctica estándar y la ceguera no ha aumentado. Dicho esto, no hay problemas aparentes con este tratamiento y tal vez no te den la opción. En casi todos los estados de Estados Unidos es obligatorio. Aunque en principio podrías ser capaz de optar por no hacerlo, no es fácil.

ALMACENAMIENTO DE SANGRE DEL CORDÓN UMBILICAL

El almacenamiento de sangre del cordón umbilical no es, en ningún caso, obligatorio. Tampoco es gratuito. Pero al inicio de la mitad de tu embarazo podrían bombardearte con ofertas de bancos privados de sangre de cordón umbilical. En nuestra experiencia, no les gusta darse por vencidos cuando respondes que no; después de que decidimos no hacerlo, continuamos recibiendo ofertas actualizadas, con precios cada vez más bajos, justo hasta el nacimiento de Penelope. Me sorprende que no estuvieran en el hospital cuando nos registramos, proponiendo una última oferta desesperada.

Si decides almacenar la sangre del cordón umbilical, vaciarán la sangre en un contenedor para almacenarla y la congelarán para su uso posterior. Esto cuesta alrededor de unas cuantas decenas de miles de pesos.

¿Por qué hacerlo? La idea es que las células madre de la sangre del cordón umbilical podrían ser útiles para tratar algunas enfermedades. Si tienes uno de varios trastornos sanguíneos raros (lo sabrías si lo tuvieras), puede haber un valor significativo en esta opción. Para la gente que no tiene estas afecciones particulares, los beneficios actuales más probables radican en que es una alternativa a un trasplante de médula ósea por leucemia. Es importante notar que, por lo general, si tu hijo se enferma, no puede utilizar su propia sangre del cordón umbilical. Pero sí es valioso porque lo puede utilizar un hermano. Si uno de tus hijos está enfermo, la sangre del cordón de un hermano posiblemente se podría usar.

Así que sí hay cierto beneficio potencial en el almacenamiento de sangre del cordón umbilical, por lo menos para tu familia en general, pero en términos numéricos es minúsculo. Un estudio sugirió que solo se habían hecho unos 3 000 trasplantes de sangre del cordón umbilical en total a niños en todo el mundo. La mayoría de estos —la gran mayoría— se hicieron con sangre del cordón umbilical de alguien ajeno. Los datos sugieren que para las familias que no tienen un trastorno sanguíneo, las probabilidades de utilizar la sangre del cordón umbilical que guardaron es de casi 1 en 20 000.[10]

El gran argumento de venta de estas compañías es que aunque los usos *en este momento* son bastante limitados, habrá muchos más usos para las células madre en el futuro. Eso podría ser correcto. Sin embargo, no olvidemos que se están realizando avances también en otras tecnologías. Por ejemplo, los científicos están progresando en el desarrollo de células madre partiendo de células regulares.[11] Una vez que esto sea posible, quizá será mucho mejor que obtener células madre de la sangre del cordón umbilical. Todavía no lo logran, pero no hay una razón particular para pensar que la tecnología para producir células madre avance más lentamente que la tecnología para utilizarlas.

Una observación final: toda esta discusión es sobre los bancos *privados* de sangre del cordón umbilical. Otra opción es donar la sangre del cordón umbilical de tu bebé a un banco público de sangre. Las probabilidades de que la sangre del cordón umbilical de tu hijo pueda ser utilizada por alguien fuera de tu familia es mucho mayor que las probabilidades de que se utilice dentro de tu familia. Esto es especialmente cierto si eres miembro de una minoría étnica o racial. Asimismo, la donación pública de sangre de cordón umbilical es gratuita, o casi gratuita. Si te interesa, esto es algo que por lo general se coordina a través del hospital donde das a luz a tu bebé.

Lo más importante

- *Pinzamiento tardío del cordón umbilical:* es buena idea si el bebé nace antes de las 37 semanas. Si el bebé nace a término completo, depende de ti decidir entre el (posible) mayor riesgo de ictericia y el bajo riesgo de anemia.
- *Inyecciones de vitamina K:* son eficaces para prevenir una hemorragia, y los argumentos de que aumentan el riesgo de cáncer son infundados.
- *Antibióticos oftálmicos:* tal vez no sean necesarios si no tienes una enfermedad de transmisión sexual no tratada, pero legalmente son obligatorios en la mayoría de los estados de Estados Unidos y no tiene desventajas obvias.
- *Banco de sangre del cordón umbilical:* es muy poco probable que sea útil para tu familia, dada la tecnología actual. La tecnología futura es difícil de predecir. Vale la pena considerar los bancos públicos de sangre del cordón umbilical.

23

Parto en casa: ¿progresista o retrógrada? ¿Y quién limpia la tina?

Uno de los temas de discusión más comunes que había en la página de chat que visité fue el documental de Ricki Lake, *The Business of Being Born* [El negocio de nacer]. La mejor manera de describir la película es como un video propagandístico sobre el parto en casa, con el agregado sorpresa de un desnudo frontal de cuerpo entero de Ricki Lake al final. Ricki y las demás personas entrevistadas en la película critican lo que consideran como un proceso de parto demasiado medicalizado. Después de todo, argumentan, las mujeres han dado a luz durante miles de años en casa, así que ¿para qué necesitamos los hospitales?

Me cuesta mucho aceptar este argumento. Cuando no estoy investigando sobre el embarazo, gran parte de mi trabajo se enfoca en los países en vías de desarrollo. Alguna vez pasé varias semanas en Nepal, trabajando en un proyecto sobre menstruación y educación. Cuando estuve ahí, visité un hospital de maternidad. Decir que la instalación tenía absolutamente lo esencial sería una exageración generosa. Las mujeres daban a luz dentro del hospital, pero en la primera hora las llevaban a una sala gigante, a todas juntas, la cual estaba abierta al exterior. Sus familias estaban apostadas en pequeñas áreas de la sala y *cocinaban*. Es correcto. Tienes a tu bebé y luego vas a acostarte en una tarima en el piso de un salón al aire libre, rodeada de otras personas, mientras todos cocinan lentejas y arroz. Después, un grupo de investigadores provenientes de Estados Unidos pasa penosamente por ahí en su recorrido.

Pensarás que esto es un ejemplo perfecto de una situación en la que una querría mejor tener al bebé en casa. Pero los hospitales como ese son la razón de que la mortalidad materna en Nepal sea un tercio de lo que era hace treinta años, y la tasa de mortalidad en lactantes sea menos de la mitad. Esto se debe a varias razones: la capacidad de tener una cesárea de emergencia si es necesario, antibióticos para combatir infecciones, oxitocina para prevenir hemorragias maternas, médicos que saben cómo maniobrar a un bebé para que salga por el canal de parto si sus hombros están atorados, y así sucesivamente. En los países en vías de desarrollo, dar a luz en un hospital es mucho, mucho, más seguro que hacerlo en casa.

Para ser directa sobre este tema: es cierto que las mujeres han dado a luz en casa durante miles de años, pero muchas de ellas, y muchos más de sus bebés, murieron.

Dicho esto, dar a luz en casa en una tina para parto en la ciudad de Nueva York es algo muy lejano a una cama en el Nepal rural. La intervención médica de respaldo está cerca y la tecnología moderna puede llegar hasta ti. Esto significa que podría no ser apropiado analizar los cambios que ha habido a lo largo del tiempo en los países en desarrollo y formular conclusiones sobre Estados Unidos. Después de todo, los partos en casa son mucho más comunes en Europa que en Estados Unidos, y Europa tiene una tasa de mortalidad en lactantes significativamente menor.

Y la verdad es que puedo ver más o menos el atractivo. Cuando estaba en trabajo de parto, el proceso de viajar al hospital y esperar el protocolo de intervención fueron los momentos más desagradables. Me opuse al monitoreo fetal, y al hecho de que me obligaron a ponerme una intravenosa «solo por si las dudas» (y luego nunca se usó). Podría haber sido lindo simplemente quedarme en casa y descansar en la tina. Mi amiga Dwyer hizo su parto en casa. Tuvo una experiencia maravillosa sin complicaciones y ha resultado un poco fanática del parto en casa.

Así que, ¿el parto en casa podría ser para ti? La respuesta fácil, basada en cifras, es que probablemente no: menos de 1% de las mujeres en Estados Unidos tienen un parto en casa.[1] Una respuesta ligeramente diferente sería: no, si quieres medicamentos contra el dolor. No hay opción de epidural en casa.

Además, no va a ser una opción si tienes alto riesgo (por ejemplo, si tu bebé se presenta de nalgas, si tienes mellizos, si tienes diabetes gestacional, etc.). A menos que vivas en un área que facilite el parto en casa (como tal vez Berkeley), será difícil o imposible encontrar una partera que atienda un parto de este tipo. Simplemente es demasiado riesgoso.

Esto deja a las mujeres de bajo riesgo con embarazos sanos que no tienen interés en una epidural. Si resulta que estás en este grupo, y consideras tener el parto en casa, debes sopesar con cuidados los pros y los contras del parto en casa.

LOS PROS

Para las mujeres que están decididas a evitar una epidural, un temor muchas veces explícito es que el hospital las «obligue» a ponerse una, o que a mitad de un periodo particularmente difícil de trabajo de parto se rindan y pidan medicamentos. Aunque el hospital en realidad no puede obligarte a recibir una epidural, pueden sugerirlo con mayor frecuencia de lo que quisieras. Un parto en casa sortea este asunto: es una forma de comprometerte con tu decisión, sin tener que recalcárselo constantemente a otras personas.

En segundo lugar en la lista de la categoría de los pros es que la mayoría de las mujeres tal vez estén más cómodas y relajadas en casa, lo que podría hacer que el trabajo de parto sea más fácil. Incluso las salas más lindas de parto de los hospitales no son bonitas; tu casa es casi seguramente más relajante y estilo zen. Además, si tienes a tu bebé en casa, evitas pasar después una noche en el hospital. Esto podría ser bueno o malo, pero puede ser una ventaja para algunas mujeres.

Finalmente, hay evidencia concreta de que, en promedio, los partos en casa se asocian con menos intervenciones y una recuperación más fácil. Al comparar los partos de bajo riesgo que fueron planeados para ocurrir en casa (independientemente de dónde ocurrieron en realidad) con los que fueron planeados para ocurrir en el hospital, los investigadores encontraron que los partos pensados para tener lugar en casa tuvieron menos monitoreo, menos epidurales, menos episiotomías, menos uso de fórceps y menor tasa de cesáreas. También tuvieron menos desgarres vaginales y menores tasas de infección.[2]

LOS CONTRAS

Jesse y yo nunca consideramos seriamente un parto en casa, pero cuando hablamos de este tema en un sentido académico, la desventaja principal que él no podía ignorar era el desorden. ¿Adónde se va el agua de la tina?, preguntaba una y otra vez. ¿La tendría que limpiar él? ¿No sería eso algo complicado? Finalmente me hizo preguntarle a Dwyer. Resulta que, en caso de que también te lo preguntes: la partera se hace cargo y la mayor parte del líquido se elimina por el inodoro.

Entonces, un contra de los partos en casa es el desorden, pero ese es un asunto superable. Una preocupación mucho mayor es qué ocurre si algo sale mal. En una situación de vida o muerte para ti o para el bebé, la cirugía u otra intervención seria está a una distancia en ambulancia, no en la habitación de al lado.

Lo más importante que necesitas saber, por lo tanto, es cuáles son las probabilidades de que algo salga mal. Hay dos formas de que las cosas puedan salir mal. Algo podría salir un poco mal, y podrías terminar yendo al hospital a dar a luz allá. O algo podría salir muy mal y entonces tú o el bebé podrían resultar gravemente lesionados o morir. Este segundo escenario podría ocurrir en casa, o podría ocurrir si decides ir al hospital, pero ya sería demasiado tarde.

UN POCO MAL: TRASLADO AL HOSPITAL

Un gran porcentaje de partos en casa planificados no ocurren en casa. Los cálculos varían, pero un resumen sugiere que un *tercio* de las madres que planean su primer parto en casa terminan en el hospital. Para las mujeres que ya tuvieron un hijo, solo es de 10%, tal vez porque solo las mujeres que tuvieron un parto bastante fluido la primera vez planearían esto para su segundo hijo (o porque el segundo tiende a ser un poco más fácil).[3]

Esto significa que si eres madre primeriza y planeas un parto en casa, hay 30% de probabilidades de que termines por trasladarte al hospital de todas formas. Esto podría ocurrir por cualquier cantidad de situaciones: porque cambias de opinión, porque la partera decide que el trabajo de parto está demasiado lento o porque el bebé está sufriendo.

Si terminas trasladándote al hospital durante el trabajo de parto, hay probabilidades de que esto sea *más* disruptivo que si hubieras planeado ir allá en primer lugar, ya que podrías no estar preparada (¡o no haber empacado!). Esto significa que cuando piensas en un parto en casa, debes pensar si preferirías tener 70% de probabilidades de dar a luz en casa y 30% de probabilidades de trasladarte al hospital desesperadamente en el último minuto, o una probabilidad de 100% de ir al hospital de una forma (relativamente) relajada. También debes pensar en la distancia a la que está el hospital. Mientras más lejos estés del hospital, más probable será que algo que esté yendo un poquito mal pueda convertirse en algo que vaya muy mal.

MUY MAL: LESIÓN O MUERTE

El traslado en último momento al hospital que resulta en un bebé y una mamá sanos es disruptivo, pero no desastroso. Pero está al acecho un riesgo mucho mayor: que no sepas irte al hospital a tiempo, o que las cosas ocurran tan rápido que no puedas llegar allá. Y si eso ocurre, temes lo peor: que tú o el bebé pudieran resultar lesionados o morir. Este no es un miedo abstracto. Los partos ocurren todos los días, pero pueden ser peligrosos.

Sabemos que los partos en hospital salvan vidas en los países muy pobres. Sin embargo, la literatura médica ha luchado por responder la pregunta de si es lo mismo en los países ricos, como Estados Unidos. Desde el punto de vista de la investigación, aquí hay dos barreras que impiden obtener una buena respuesta. Primero, las mujeres que planean tener a su bebé en casa no son en realidad como las mujeres que planean tener a sus bebés en un hospital. Las mujeres que desean el parto en casa tienden a ser ricas, altamente preparadas y blancas. Los bebés de las mujeres en este grupo tienen menos probabilidades de morir, independientemente de dónde nazcan, así que es engañoso compararlas con una muestra aleatoria de bebés nacidos en el hospital.

Algo aún más problemático es que las mujeres que realmente *acaban* dando a luz en casa son las que tienen un parto tan fácil que no terminan como parte de ese 30% que va al hospital. Así que, por supuesto, si comparas a las mujeres que han dado a luz en casa con otras mujeres, casi siempre parece que a sus bebés les va mejor, pero eso es *muy* engañoso.

El segundo asunto es algo bastante importante. Para sortearlo, los mejores estudios sobre este tema comparan a mujeres basándose en el lugar *planeado* de parto, en lugar de su lugar *real* de parto. En estos estudios, el grupo de parto en casa incluye a mujeres que pensaron que tendrían un parto en casa pero que terminaron en el hospital. Al comparar a mujeres con base en su plan, los investigadores por lo menos evitan el problema básico de que solo la gente de «parto fácil» termina dando a luz en casa. Todavía les queda otro problema, que la clase de mujer que quiere tener a su bebé en casa puede ser diferente en otros sentidos.

Los estudios de este problema son en su mayoría pequeños, pero es común verlos combinados en artículos de revisión para intentar extraer conclusiones más amplias. Quizá el mejor conocido de estos es un estudio de 2010 publicado en el *American Journal of Obstetrics and Gynecology*.[4] Este estudio fue muy crítico con el parto en casa y concluyó que el riesgo de mortalidad infantil era de 2 a 3 veces mayor con dar a luz en casa que en un hospital. En general, el riesgo de muerte era extremadamente pequeño (2 en 1 000 versus 0.9 en 1 000), pero en términos comparativos, este efecto es muy grande. Muchas personas estaban muy enojadas cuando salió este estudio, en especial aquellas entusiastas del parto en casa. Fue atacado desde muchos ángulos: los autores estaban sesgados, no entendían las estadísticas, incluían demasiados estudios, ¡no, muy pocos! La revista publicó al menos seis comentarios sobre esto, más una respuesta del autor, y también convocaron a un panel independiente para revisar la evidencia en el documento, un paso en extremo inusual.

Parte de esta crítica estaba bien fundamentada. El artículo tenía muchos errores pequeños, los cuales salieron a la luz cuando se examinó a detalle. Además, hubo un tema sutil en la forma en que el documento combinó los estudios que miden la mortalidad infantil de diferentes maneras. Una forma de medir las muertes infantiles es con mortalidad perinatal. Esta medida incluye mortinatos y muertes dentro de los 28 días para bebés nacidos con vida. Una segunda forma de medir la muerte infantil es la mortalidad neonatal, que incluye *solo* muertes hasta los 28 días entre los bebés nacidos con vida.

Si los partos en el hogar aumentan las muertes después del nacimiento, deberían aumentar las tasas de mortalidad neonatal y perinatal. Si aumentan las muertes durante el proceso de parto, deberían aumentar la mortalidad perinatal, pero no la mortalidad neonatal. De hecho, lo que los autores encuentran es que *solo* ven los efectos en la mortalidad neonatal y no la medida de mortalidad perinatal más integral. En un plano superficial, esto implicaría que los partos en el hogar *disminuyen* el riesgo de muerte fetal.

De hecho, lo que está sucediendo es que estos dos conjuntos de resultados son de diferentes conjuntos de estudios. Y los datos más tranquilizadores de mortalidad perinatal tienen 500 000 nacimientos, en comparación con solo 50 000 para los resultados de la mortalidad neonatal. ¿Confiamos más en los estudios de mortalidad perinatal (tal vez porque hay 10 veces más personas en ellos)? ¿O elegimos una ruta más cautelosa y tomamos una decisión basándonos en que los resultados de la mortalidad neonatal son correctos?

Desafortunadamente, a pesar de toda la atención, este estudio parece no concluyente. No está solo. Una revisión de la misma pregunta concluye en última instancia que los partos en el hogar *no* aumentan el riesgo de mortalidad infantil.[5] Pero cuando miré este análisis con cuidado, vi que la mortalidad infantil era más alta para los partos en el hogar, en realidad alrededor de tres veces más alta. Pero no había suficientes datos para estar estadísticamente seguros, por lo que los autores no podían descartar que no hubiera efectos. Esto no es muy tranquilizador que digamos.

O consideremos dos estudios realizados en los Países Bajos, uno publicado en 2009 y uno en 2010, ambos evaluaban la seguridad del parto en el hogar (o nacimiento asistido por una partera).[6] Un estudio encuentra que no hay un mayor riesgo de muerte infantil entre los partos en el hogar, y el otro encuentra un riesgo de muerte infantil que es de dos a tres veces más alto. No hay razón obvia de la diferencia.

Por cada estudio que encuentra un mayor riesgo de muerte en los nacimientos en el hogar (por ejemplo, uno realizado en el estado de Washington desde principios de la década de 1990), hay otro que no encuentra un mayor riesgo (por ejemplo, un estudio de la Columbia Británica realizado en el mismo periodo).[7] Y salen nuevos estudios todo el tiempo. Alrededor del momento en que estaba escribiendo este capítulo, otro gran estudio en el Reino Unido encontró que los partos en el hogar o en las unidades de partera tuvieron riesgos similares a los partos hospitalarios, aunque los partos en el hogar en particular eran un poco más riesgosos para las mujeres primerizas.[8]

Al mismo tiempo, por útiles que sean estos estudios, tal vez queramos combinarlos con algo de lógica. Para ser franca, parece muy poco probable que no haya algún riesgo agregado al parto en casa. Pueden ser muy raras, pero hay situaciones en las que importa si estás a 10 minutos o a 30 segundos de distancia del quirófano. Todo el monitoreo adicional y los procedimientos en el hospital, aunque pueden ser molestos, no *incrementan* el riesgo de muerte. Al sumar todo esto debemos concluir que hay cierto riesgo adicional en el hogar; la cantidad no es algo que podamos resolver únicamente con lógica, y hasta ahora no es algo que haya sido respondido en la literatura médica.

Todo aquí se ha enfocado en los riesgos para el bebé. ¿Y qué hay de los riesgos para ti? Aunque cierto número de estudios informan de riesgos para la madre, en realidad no hay evidencia estadística concluyente. Por fortuna para aquellos de nosotros que vivimos en países ricos, la mortalidad materna es en realidad poco frecuente: en Estados Unidos es de 11 en 100 000 partos. Es tan raro que básicamente no hay un estudio tan extenso para detectar si hay diferencias en la tasa de muertes. Esto no significa que no haya un incremento en el riesgo (aunque podría significar que es así), de la misma forma como los riesgos de base son tan bajos que no podemos saber en verdad si son mayores.

ASISTENTES EN EL PARTO EN CASA

Si piensas con detenimiento en los pros y los contras, y de todas formas decides que el parto en casa podría ser para ti, la siguiente decisión más importante que necesitarás tomar es sobre quién estará ahí contigo. Obviamente, no vas a dar a luz tú sola (esto en *verdad que no se recomienda*, aunque algunas personas lo hacen, por lo general, por accidente). Los partos en casa normalmente no son supervisados por un médico. Lo más común es que las personas recurran a una partera.

La mayoría de las parteras que conocerás tienen algún tipo de capacitación. Pero no todo el entrenamiento para parteras está creado de igual forma. En la cima de la pirámide están las enfermeras que son parteras certificadas (o CNM, por sus siglas en inglés). Esta certificación significa que la partera está entrenada tanto en enfermería como en partería, tiene por lo menos una licenciatura, y está certificada por el American College of Nurse-Midwives [Colegio Estadou-nidense de Enfermeras-Parteras]. También existen otras categorías. Las parteras profesionales certificadas tienen varios tipos de entre-namiento (es probable que no tengan una licenciatura en enfermería), pero han pasado un examen riguroso de una segunda asociación de parteras llamada North American Registry of Midwives. Finalmente están las *parteras de entrada directa*, que tienen cierto entrenamien-to, pero no tienen un título universitario y no están licenciadas por ninguno de los grupos nacionales de acreditación.

Puesto de manera simple, si vas a tener un parto en casa, convie-ne que sea con alguien que esté lo más capacitado posible, y esto por lo general significa una enfermera-partera certificada. Puedes estar segura de que esa persona tiene una capacitación médica seria —un título de enfermera—, así como una acreditación de la institución más rigurosa.

La importancia de la capacitación en partería aparece en la litera-tura médica. Incluso ese artículo reciente que concluyó que el parto en casa es riesgoso tuvo el cuidado de notar que no había evidencias de riesgo en los partos en casa que fueron supervisados por enferme-ras-parteras certificadas. ¿Por qué importa? Mientras más capacita-ción tenga la persona, mejor será para atender un problema si algo sale mal, e identificar si necesitas salir hacia el hospital y cuándo hacerlo. Además, las parteras mejor capacitadas tendrán experiencia y habilidad para la resucitación del lactante. Esto significa que si algo sale mal con el bebé, puede actuar mientras llega una ambulancia.

ENTONCES, ¿LO HARÍAS?

Dwyer, mi amiga del parto en casa del barrio de Park Slope, me exhor-tó a pensar en un parto en casa cuando me embaracé por segunda vez. Como señaló, lo hice una vez sin medicamentos y sin complicaciones, y ¿no sería lindo no tener que pasar todo ese tiempo en el auto y es-perando en el hospital? Una (pequeña) parte de mí veía el atractivo.

Pero, en mi opinión, la posibilidad del riesgo era simplemente demasiado grande. Decidí que preferiría intentar tener el tipo de parto que quería en un hospital, que admitir la minúscula probabilidad de una complicación. Al final, mi hijo nació en una sala del centro de natalidad del hospital, con todo y una tina, así como una promesa de monitoreo fetal limitado (no es que hubiera importado, puesto que solo llegamos al hospital 15 minutos antes de que llegara el bebé). Cuando hablé con Dwyer sobre eso, dijo que para ella es justo lo opuesto: aceptó que a pesar de haber elegido a la mejor partera que pudo encontrar, y de haber hecho las cosas de forma tan segura como era posible, todavía quedaba un muy pequeño pero mayor riesgo. Para ella, esto era superado por los beneficios casi seguros de tener un menor número de intervenciones.

Lo más importante

- Si no deseas ningún medicamento para el dolor, hay algunos pros para el parto en casa. Hay menos cesáreas, menos partos con menos instrumentos, una recuperación más fácil para la mamá y menos desgarres.
- Si no has hecho esto antes, hay aproximadamente 30% de probabilidades de que termines en el hospital de todas formas.
- Algunos estudios sugieren que los riesgos de mortalidad son más altos para el parto en casa, pero otros estudios no lo sugieren. En cualquier caso, los riesgos son bajos.
- Si decides irte por esta ruta, asegúrate de elegir una partera lo más experimentada posible, lo ideal sería una enfermera-partera certificada que haya recibido capacitación en enfermería, partería y resucitación del lactante.

Epílogo

Puesto que Penelope nació a primera hora de la mañana, nuestro seguro de gastos médicos cubrió dos noches en el hospital. La segunda noche, Jesse se fue a casa a dormir. Decidimos que era mejor para nosotros enfrentar el primer día en casa solos con por lo menos un progenitor bien descansado. Se llevaron a Penelope para pesarla y para hacerle algunas pruebas, y regresaron con ella a las 2 a. m. Yo estaba dormida. La enfermera encendió la luz y acercó el moisés; además de Penelope, el moisés tenía un pequeño letrero: ÚNICAMENTE LACTANCIA MATERNA.

«La pesamos», dijo la enfermera, «y perdió 10% de su peso corporal. Nuestro límite es 10%, así que va a tener que empezar a complementar con fórmula. Si no lo hace, tal vez no pueda llevársela mañana».

Después de 14 horas de trabajo de parto, no dormir casi nada y el incremento de hormonas que viene con dar a luz, yo no estaba en posición de discutir. Así como estaba de comprometida con amamantar, la parte mamá de mi cerebro no podía imaginar la idea de ir a casa sin Penelope. Pero la investigadora estaba todavía ahí, en el fondo de mi cabeza, diciéndome que 11% y 10% eran muy parecidos; ¿cómo idearon esta regla?

Me sentí como una idiota. Estaba tan enfocada en el embarazo que no pensé siquiera en leer el capítulo 20 de mi libro de texto de obstetricia: «El neonato». Mucho menos en hacer una investigación real. Ahora, una regla arbitraria de un límite me estaba venciendo.

Y mientras pensaba en esto, la enfermera preparaba algo llamado «Sistema de alimentación suplementaria», en el que una botella de fórmula cuelga de la cama y un tubito se pega al seno para que el bebé pueda «pensar» que está siendo amamantado cuando en realidad está recibiendo fórmula. Era extraño e incómodo, y una vez más me recriminé por no investigar la confusión del pezón. ¿Era esto mejor de alguna manera que la botella? ¡Parecía *más* confuso!

Por supuesto, Penelope sobrevivió a la introducción de un poco de fórmula y logramos pasar la noche (tendrás que estar pendiente para saber si sale perdiendo cuando intente ser admitida a las universidades de la Ivy League). A la mañana llamé a Jesse. «Trae el libro de texto», le dije, «y mi computadora». La toma real de decisiones apenas comenzaba.

Apéndice

Consulta rápida: medicamentos de venta libre y de receta médica

ALERGIAS

Tanto el Clarityne [loratadina] como el Benadryl [clorhidrato de difenhidramina] son medicamentos de categoría B. Un estudio a gran escala sobre la asociación entre Benadryl y 324 malformaciones congénitas no encontró evidencias de que el uso de este medicamento en el embarazo temprano aumentara el riesgo. Aunque hubo algunos casos en los que ciertas malformaciones congénitas particulares fueron más comunes entre las mujeres que tomaron Benadryl, por el número de malformaciones analizadas, casi no hay duda de que estas asociaciones ocurrieran por casualidad.[1]

El Clarityne tiene evidencias de seguridad similares. Un estudio que se llevó a cabo en Israel con mujeres expuestas al ingrediente activo de Clarityne no encontró evidencias de un incremento en el riesgo de malformaciones congénitas.[2]

Esta información puede ser útil también para aquellas mujeres que encuentran que el Benadryl les ayuda a dormir. Puedes utilizarlo, la misma clasificación de categoría B se aplica también para ese uso.

ANTIBIÓTICOS

No todos los antibióticos son seguros durante el embarazo, pero hay muchas buenas opciones. Los estudios generales sobre la seguridad de los antibióticos sugieren que la mayoría no conlleva un incremento en el riesgo de malformaciones congénitas. Por ejemplo, la nitrofurantoína es de categoría B. También la azitromicina. En el caso de esta última, varios estudios reducidos sugieren que no hay evidencia de malformaciones congénitas, aunque la clasificación de categoría B probablemente se apoya en la evidencia general de la seguridad de los antibióticos.[3] La amoxicilina es otra opción de categoría B; también la penicilina. Tal vez la última tiene la evidencia más contundente de que es segura.[4]

Vale la pena tener en cuenta que esta es un área en la que probablemente es mucho peor evitar los medicamentos. Si tienes una infección, puede pasar al bebé y provocar un daño grave. Esperar que una infección desaparezca por sí misma para que puedas evitar los antibióticos es sin duda más peligroso que tomar los medicamentos.

ANTIDEPRESIVOS

La mayoría de los antidepresivos Inhibidores Selectivos de la Recaptación de Serotonina [ISRS] (Prozac [fluoxetina], sertralina, etc.) son de categoría C. Hay cierta evidencia sugerente, pero inconsistente de riesgo de malformación del corazón por la exposición a estos antidepresivos.[5] El Paxil [paroxetina] ha sido vinculado más fuertemente con anomalías del corazón, por lo que es un medicamento de categoría D. Si es posible, debería evitarse y tu doctor podría sugerir cambiarlo por otro ISRS. Para cualquiera de estos fármacos parece haber riesgo de una condición similar a la de abstinencia en recién nacidos cuya madre tomó estos fármacos avanzado el embarazo.

Este es un caso en el que sin duda terminarás valorando los riesgos emocionales de dejar los medicamentos durante un tiempo contra la posibilidad de un pequeño riesgo para el bebé. No hay una sola respuesta para esto, y definitivamente depende de la gravedad de tu enfermedad antes de empezar a tomar un antidepresivo.

ACIDEZ ESTOMACAL Y REFLUJO GÁSTRICO

Estos medicamentos son especialmente importantes, dado que estos problemas tienden a surgir durante el embarazo, en particular la acidez. Si tienes reflujo gástrico severo antes del embarazo, el tratamiento más común es omeprazol, un inhibidor de la bomba de protones. Este fármaco es de categoría C. Este es uno de los casos en los que la categoría C podría ser demasiado cautelosa. Este medicamento tiene estudios muy amplios y parece ser bastante seguro. Dos estudios de cohorte en Europa y un metaanálisis de 134 000 partos en Estados Unidos señalan que no hay evidencias de un incremento en el riesgo de malformaciones congénitas.[6]

Para los casos menos serios, una opción muy conocida de venta libre es la famotidina. Esta es de categoría B; hay estudios de exposición durante el primer trimestre en Europa que muestran que no hay evidencia de riesgo.[7] La solución más sencilla cuando no estás embarazada también funciona aquí: los antiácidos (Tums [carbonato de calcio] y similares), como no se absorben en el torrente sanguíneo, está bien tomarlos. De hecho, puesto que contienen calcio, sustancia de la que las mujeres embarazadas reciben demasiado poca, algunas investigaciones sugieren que debe alentarse a las mujeres a tomar antiácidos aunque no tengan acidez.[8]

PRESIÓN ARTERIAL ALTA

Hay muchos tipos de tratamiento para la presión arterial alta, y dentro de cada categoría de fármacos hay muchas opciones distintas. Vale la pena buscar tu medicamento particular. Los dos que se recetan más comúnmente en esta área son lisinopril (inhibidor de ECA o enzima convertidora de angiotensina) y amlodipino (un bloqueador de los canales de calcio).

El lisinopril es de categoría D (y categoría C en el primer trimestre). Un estudio razonablemente grande, bien controlado, muestra evidencias de tasas más altas de malformaciones congénitas con la exposición al mismo durante el primer trimestre. La exposición en el segundo y tercer trimestres se vincula con insuficiencia renal.[9] Creo que, en todo caso, la FDA no tiene suficiente precaución con esto: yo lo evitaría incluso en el primer trimestre.

El amlodipino es de categoría C, y parece ser bastante seguro. Varios estudios, incluido uno muy amplio en Europa, demuestran que no hay un incremento en el riesgo de malformaciones congénitas.[10] Hay cierta correlación con tasas más altas de parto prematuro, aunque es muy probable que esto se deba al hecho de que las personas que tienen la presión arterial alta, independientemente del tratamiento, tienen más probabilidades de tener bebés prematuros.

COLESTEROL ALTO

Si estás tomando algún fármaco para reducir el colesterol, es posible que tu médico te lo retire durante el embarazo por la simple razón de que el colesterol es importante para el desarrollo fetal, así que no es una idea muy buena mantener bajos tus niveles durante el embarazo.

Por esta razón, los dos medicamentos más comunes para el colesterol —Lipitor (atorvastatina) y la simvastatina— son categoría X. Casi con toda certeza te indicarán que dejes de tomar estos medicamentos durante el embarazo y te los volverán a recetar después. Sin embargo, a diferencia de lo que sucede con la isotretinoína, de la que hablamos en el capítulo 9, la exposición accidental a estos medicamentos no parece ser un problema significativo. Aunque algunos estudios realizados en animales demuestran evidencia de daño, dos pequeños estudios llevados a cabo en humanos no muestran evidencias de un incremento en el riesgo de malformaciones congénitas.[11]

ANALGÉSICOS

Las opciones de venta libre incluyen paracetamol o acetaminofén (Tylenol), ibuprofeno (Advil) y aspirina. La mayoría de las demás marcas son simplemente combinaciones de estos ingredientes activos (por ejemplo: Excedrin Migraña es una combinación de paracetamol, aspirina y cafeína). La evidencia del paracetamol se resume en el capítulo 13. Es un fármaco de categoría B con evidencia ampliamente demostrada de ser seguro.

El ibuprofeno (Advil) es categoría C. Un estudio a gran escala de exposición (no es un estudio aleatorizado, sino observacional) analizó la relación entre tomar ibuprofeno en el primer trimestre y un gran número de malformaciones congénitas. Este estudio encontró algunas evidencias de una relación con espina bífida y labio leporino, pero los efectos eran reducidos y, por el número de resultados que consideraron, parece posible que ocurrieran por casualidad.[12]

De estas tres, la aspirina es la que presenta mayor preocupación: es un medicamento de categoría D. Se ha demostrado que la combinación de aspirina y alcohol provoca defectos congénitos en ratones y perros.[13] Por lo menos un pequeño estudio en humanos de la década de 1970 mostró un incremento en el riesgo de muerte fetal.[14] Sin embargo, un estudio mayor del mismo periodo no demostró ningún aumento ni en las malformaciones congénitas ni en mortalidad.[15]

Si necesitas algo más fuerte, lo más probable es que te receten hidrocodona, que es categoría C. Se habla de esto con mayor detalle en el capítulo 13; aunque la evidencia es ligeramente confusa, la mayor parte de la misma sugiere que es segura.

Notas

INTRODUCCIÓN

1. M. Gentzkow y J. Shapiro, «Preschool Television Viewing and Adolescent Test Scores: Historical Evidence from the Coleman Study», *Quarterly Journal of Economics* 123, núm. 1 (2008): 279-323.

CAPÍTULO 1: TRABAJO DE PREPARACIÓN

1. Federation CECOS, D. Schwartz y M. J. Mayaux, «Female Fecundity as a Function of Age», *New England Journal of Medicine* 306, núm. 7 (1982): 404-406.
2. E. Magann *et al.*, «Pregnancy, Obesity, Gestational Weight Gain, and Parity as Predictors of Peripartum Complications», *Archives of Gynecology & Obstetrics* 284, núm. 4 (2011): 827-836.
3. S. Choi, I. Park y J. Shin, «The Effects of Pre-Pregnancy Body Mass Index and Gestational Weight Gain on Perinatal Outcomes in Korean Women: A Retrospective Cohort Study», *Reproductive Biology & Endocrinology* 9, núm. 1 (2011): 1-7.
4. N. J. Sebire *et al.*, «Maternal Obesity and Pregnancy Outcome: A Study of 287213 Pregnancies in London», *International Journal of Obesity & Related Metabolic Disorders* 25, núm. 8 (2001): 1175.
5. C. J. Brewer y A. H. Balen, «The Adverse Effects of Obesity on Conception and Implantation», *Reproduction* 140, núm. 3 (2010): 347-364.
6. L. A. Nommsen-Rivers *et al.*, «Delayed Onset of Lactogenesis Among First-Time Mothers Is Related to Maternal Obesity and Factors Associated with Ineffective Breastfeeding», *American Journal of Clinical Nutrition* 92, núm. 3 (2010): 574-584.
7. R. Ruager-Martin, M. J. Hyde y N. Modi, «Maternal Obesity and Infant Outcomes», *Early Human Development* 86 (2010): 715-722.

CAPÍTULO 2: LA CONCEPCIÓN BASADA EN ESTADÍSTICAS

1. A. J. Wilcox, D. D. Baird y C. R. Weinberg, «Time of Implantation of the Conceptus and Loss of Pregnancy», *New England Journal of Medicine* 340 (1999): 1796-1799.
2. A. J. Wilcox, C. R. Weinberg y D. D. Baird, «Timing of Sexual Intercourse in Relation to Ovulation—Effects on the Probability of Conception, Survival of the Pregnancy, and Sex of the Baby», *New England Journal of Medicine* 333, núm. 23 (1995): 1517-1521.
3. M. Jurema *et al.*, «Effect of Ejaculatory Abstinence Period on the Pregnancy Rate after Intrauterine Insemination», *Fertility and Sterility* 84, núm. 3 (2005): 678-681.
4. C. Gnoth *et al.*, «Cycle Characteristics After Discontinuation of Oral Contraceptives», *Gynecological Endocrinology* 16, núm. 4 (2002): 307-317.
5. C. L. Nassaralla *et al.*, «Characteristics of the Menstrual Cycle After Discontinuation of

Oral Contraceptives», *Journal of Women's Health* 20, núm. 2 (2011): 169-177.

6. I. Wiegratz *et al.*, «Fertility After Discontinuation of Treatment with an Oral Contraceptive Containing 30 Mg of Ethinyl Estradiol and 2 Mg of Dienogest», *Fertility and Sterility* 85, núm. 6 (2006): 1812-1819.

7. D. Mansour *et al.*, «Fertility After Discontinuation of Contraception: A Comprehensive Review of the Literature», *Contraception* 84 (2011): 465-477.

8. M. Guida *et al.*, «Efficacy of Methods for Determining Ovulation in a Natural Family Planning Program», *Fertility and Sterility* 72, núm. 5 (1999): 900-904.

9. R. J. Fehring, «Accuracy of the Peak Day of Cervical Mucus as a Biological Marker of Fertility», *Contraception* 66, núm. 4 (2002): 231-235.

10. J. E. Robinson, M. Wakelin y J. E. Ellis, «Increased Pregnancy Rate with Use of the Clearblue Easy Fertility Monitor», *Fertility and Sterility* 87, núm. 2 (2007): 329-334.

CAPÍTULO 3: LA ESPERA DE DOS SEMANAS

1. Steven Gabbe, Jennifer Niebyl y Joe Leigh Simpson, *Obstetrics: Normal and Problem Pregnancies,* Filadelfia, Pensilvania: Churchill Livingstone, 2007.

2. A. J. W. Wilcox, «Incidence of Early Loss of Pregnancy», *New England Journal of Medicine* 319, núm. 4 (1988): 189.

CAPÍTULO 4: LOS VICIOS: CAFEÍNA, ALCOHOL Y TABACO

1. C. O'Leary *et al.*, «Prenatal Alcohol Exposure and Language Delay in 2-Year-Old Children: The Importance of Dose and Timing on Risk», *Pediatrics* 123, núm. 2 (febrero de 2009): 547-554.

2. K. Sayal *et al.*, «Binge Pattern of Alcohol Consumption During Pregnancy and Childhood Mental Health Outcomes: Longitudinal Population-Based Study», *Pediatrics* 123, núm. 2 (febrero de 2009): 289-296.

3. E. L. Abel, «Fetal Alcohol Syndrome: The "American Paradox"», *Alcohol and Alcoholism* 33, núm. 3 (mayo-junio de 1998): 195-201.

4. B. L. Anderson *et al.*, «Knowledge, Opinions, and Practice Patterns of Obstetrician-Gynecologists Regarding Their Patients' Use of Alcohol», *J Addict Med* 4, núm. 2 (junio de 2010): 114-121.

5. M. Robinson *et al.*, «Low-Moderate Prenatal Alcohol Exposure and Risk to Child Behavioural Development: A Prospective Cohort Study», *BJOG* 117, núm. 9 (agosto de 2010): 1139-1150.

6. F. V. O'Callaghan *et al.*, «Prenatal Alcohol Exposure and Attention, Learning and Intellectual Ability at 14 Years: A Prospective Longitudinal Study», *Early Human Development* 83, núm. 2 (febrero de 2007): 115-123.

7. R. Alati *et al.*, «Intrauterine Exposure to Alcohol and Tobacco Use and Childhood IQ: Findings from a Parental-Offspring Comparison Within the Avon Longitudinal Study of Parents and Children», *Pediatric Research* 64, núm. 6 (diciembre de 2008): 659-666.

8. S. J. Lewis, *et al.*, «Fetal Alcohol Exposure and IQ at Age 8: Evidence from a Population-Based Birth-Cohort Study», *PLOS One* 7, núm. 11 (2012): e49407.

9. A. Skogerbo *et al.*, «The Effects of Low to Moderate Alcohol Consumption and Binge Drinking in Early Pregnancy on Executive Function in 5-Year-Old Children», *BJOG* 119, núm. 10 (septiembre de 2012): 1201-1210.

10. B. Sood *et al.*, «Prenatal Alcohol Exposure and Child Behavior at Age 6 to 7 Years: Dose Response Effect», *Pediatrics* 108, núm. 2 (2001): e34.

11. K. Albertsen *et al.*, «Alcohol Consumption During Pregnancy and the Risk of Preterm Delivery», *American Journal of Epidemiology* 159, núm. 2 (15 de enero de 2004): 155-161; F. Parazzini *et al.*, «Moderate Alcohol Drinking and Risk of Preterm Birth», *European Journal of Clinical Nutrition* 57, núm. 10 (octubre de 2003): 1345-1349; J. Henderson, R. Gray y P. Brocklehurst, «Systematic Review of Effects of Low-Moderate Prenatal Alcohol Exposure on Pregnancy Outcome», *BJOG* 114 (2007): 243-252.

12. Henderson, Gray y Brocklehurst, «Systematic Review of Effects of Low-Moderate Prenatal Alcohol Exposure on Pregnancy Outcome», *BJOG* 114 (2007): 243-252.

13. A. Andersen *et al.*, «Moderate Alcohol Intake During Pregnancy and Risk of Fetal Death», *International Journal of Epidemiology* (2012): 1-9.

14. D. A. Savitz, «Re: Moderate Alcohol Intake During Pregnancy and Risk of Fetal Death», *International Journal of Epidemiology* 41, núm. 6 (2012): 1847.

15. M. Robinson *et al.*, «Low- Moderate Prenatal Alcohol Exposure and Risk to Child Behavioral Development: A Prospective Cohort Study», *BJOG* 117, núm. 9 (agosto de 2010): 1139-1150.

16. O'Leary *et al.*, «Prenatal Alcohol Exposure and Language Delay in 2-Year-Old Children».

17. B. Larroque y M. Kaminski, «Prenatal Alcohol Exposure and Development at Preschool Age: Main Results of a French Study», *Alcoholism: Clinical and Experimental Research* 22, núm. 2 (1998): 295-303.

18. A. Streissguth *et al.*, «IQ at Age 4 in Relation to Maternal Alcohol Use and Smoking During Pregnancy», *Developmental Psychology* 25, núm. 1 (1989): 3-11.

19. Albertsen *et al.*, «Alcohol Consumption During Pregnancy and the Risk of Preterm Delivery»; Parazzini *et al.*, «Moderate Alcohol Drinking and Risk of Preterm Birth».

20. A. Nehlig y G. Debry, «Potential Teratogenic and Neurodevelopmental Consequences of Coffee and Caffeine Exposure: A Review of Human and Animal Data», *Neurotoxicology and Teratology* 16, núm. 6 (1994): 531-543.

21. A. Pollack *et al.*, «Caffeine Consumption and Miscarriage: A Prospective Study», *Fertility and Sterility* 93, núm. 1 (enero de 2010): 304-306.

22. D. A. Savitz *et al.*, «Caffeine and Miscarriage Risk», *Epidemiology* 19, núm. 1 (enero de 2008): 55-62.

23. Fuente: http://www.mayoclinic.com/health/caffeine/AN01211.

24. B. H. Bech *et al.*, «Coffee and Fetal Death: A Cohort Study with Prospective Data», *American Journal of Epidemiology* 162 (2005): 983-990.

25. X. Weng, R. Odouli y D. Li, «Maternal Caffeine Consumption During Pregnancy and the Risk of Miscarriage: A Prospective Cohort Study», *American Journal of Obstetrics and Gynecology* 198: 279.e1-279.e8.

26. J. D. Peck, A. Leviton y L. D. Cowan, «A Review of the Epidemiologic Evidence Con-

cerning the Reproductive Health Effects of Caffeine Consumption: A 2000-2009 Update», *Food and Chemical Toxicology* 48, núm. 10 (2010): 2549-2576.

27. Weng, Odouli y Li sí encontraron un vínculo con el consumo de lo que no era café, aunque fue menos significativo («Maternal Caffeine Consumption During Pregnancy and the Risk of Miscarriage»); Bech *et al.* no encontraron un vínculo, aunque encontraron uno con consumo de café («Coffee and Fetal Death: A Cohort Study with Prospective Data»).

28. L. Fenster *et al.*, «Caffeinated Beverages, Decaffeinated Coffee and Spontaneous Abortion», *Epidemiology* 8, núm. 5 (septiembre de 1997): 515-523.

29. B. H. Bech *et al.*, «Effect of Reducing Caffeine Intake on Birth Weight and Length of Gestation: Randomized Controlled Trial», *BMJ* 334, núm. 7590 (febrero de 2007): 409.

30. J. L. Mills *et al.*, «Moderate Caffeine Use and the Risk of Spontaneous Abortion and Intrauterine Growth Retardation», *JAMA* 269, núm. 5 (3 de febrero de 1993): 593-597.

31. B. H. Bech *et al.*, «Coffee and Fetal Death: A Cohort Study with Prospective Data», *American Journal of Epidemiology* 162 (2005): 983-990.

32. S. Cnattingius *et al.*, «Caffeine Intake and the Risk of First-Trimester Spontaneous Abortion», *New England Journal of Medicine* 343, núm. 25 (diciembre de 2000): 1839-1845.

33. M. H. Aliyu *et al.*, «Association Between Tobacco Use in Pregnancy and Placenta-Associated Syndromes: A Population-Based Study», *Archives of Gynecology and Obstetrics* 283, núm. 4 (abril de 2011): 729-734.

34. V. W. Jaddoe *et al.*, «Active and Passive Maternal Smoking During Pregnancy and the Risks of Low Birthweight and Preterm Birth: The Generation R Study», *Paediatric and Perinatal Epidemiology* 22, núm. 2 (marzo de 2008): 162-171.

35. P. Fleming y P. S. Blair, «Sudden Infant Death Syndrome and Parental Smoking», *Early Human Development* 83, núm. 11 (noviembre de 2007): 721-725.

36. G. Salmasi *et al.*, Knowledge Synthesis Group, «Environmental Tobacco Smoke Exposure and Perinatal Outcomes: A Systematic Review and Meta-Analyses», *Acta Obstetricia et Gynecologia Scandinavica* 89, núm. 4 (2010): 423-441.

37. Aliyu *et al.*, «Association Between Tobacco Use in Pregnancy and Placenta-Associated Syndromes».

38. J. Lumley *et al.*, «Interventions for Promoting Smoking Cessation During Pregnancy» (Revisión), *Cochrane Database of Systematic Reviews* 4, artículo núm. CD001055 (18 de octubre de 2004).

39. *Ibid.* (Nota: Puesto que esto resume los estudios sobre el impacto de dejar de fumar a medio embarazo, podemos concluir que es útil); Jaddoe *et al.*, «Active and Passive Maternal Smoking During Pregnancy and the Risks of Low Birthweight and Preterm Birth». (Nota: Puesto que los efectos más grandes aquí son a las 25 semanas, podemos concluir que si fumaras a las 18 semanas pero no a las 25 semanas, tu bebé estaría mucho mejor).

40. T. Coleman, C. Chamberlain y J. Leonardi-Bee, «Efficacy and Safety of Nicotine Replacement Therapy for Smoking Pregnancy: Systematic Review and Meta- Analysis», *Addiction* 106, núm. 1 (enero de 2011): 52-61.

41. C. Oncken *et al.*, «Nicotine Gum for Pregnant Smokers: A Randomized Controlled Trial», *Obstetrics & Gynecology* 112, núm. 4 (octubre de 2008): 859-867.

42. Carlos Roncero *et al.* «Cannabis Use During Pregnancy and Its Relationship with Fetal Developmental Outcomes and Psychiatric Disorders. A Systematic Review», *Reproductive Health* 17, núm. 1 (2020): 1-9.

43. Daniel J. Corsi *et al.*, «Association Between Self-Reported Prenatal Cannabis Use and Maternal, Perinatal, and Neonatal Outcomes», *JAMA* 322, núm. 2 (2019): 145-152.

44. Corsi, Daniel J., *et al.*, «Maternal cannabis use in pregnancy and child neurodevelopmental outcomes», *Nature Medicine* (2020): 1-5.

45. Syena Sarrafpour *et al.*, «Considerations and Implications of Cannabidiol Use During Pregnancy», *Current Pain and Headache Reports* 24, núm. 7 (2020): 1-10.

CAPÍTULO 5: MIEDO AL ABORTO ESPONTÁNEO

1. S. Tong *et al.*, «Miscarriage Risk for Asymptomatic Women After a Normal First-Trimester Prenatal Visit», *Obstetrics & Gynecology* 111, núm. 3 (2008): 710-714; G. Makrydimas *et al.*, «Fetal Loss Following Ultrasound Diagnosis of a Live Fetus at 6-10 Weeks of Gestation», *Ultrasound in Obstetrics & Gynecology* 22, núm. 4 (2003): 368-372; J. L. Mills *et al.*, «Incidence of Spontaneous Abortion Among Normal Women and Insulin-Dependent Diabetic Women Whose Pregnancies Were Identified Within 21 Days of Conception», *New England Journal of Medicine* 319, núm. 25 (1988): 1617-1623.

2. L. Regan, P. R. Braude y P. L. Trembath, «Influence of Past Reproductive Performance on Risk of Spontaneous Abortion», *BMJ* 299, núm. 6698 (1989): 541-545.

3. G. Makrydimas *et al.*, «Fetal Loss Following Ultrasound Diagnosis of a Live Fetus at 6-10 Weeks of Gestation».

4. Y. Ezra y J. G. Schenker, «Abortion Rate in Assisted Reproduction.True Increase?,» *Early Pregnancy: Biology and Medicine* 1, núm. 3 (1995): 171-175.

5. L. M. Hill *et al.*, "«Fetal Loss Rate After Ultrasonically Documented Cardiac Activity Between 6 and 14 Weeks, Menstrual Age», *Journal of Clinical Ultrasound* 19, núm. 4 (1991): 221-223.

6. Steven Gabbe, Jennifer Niebyl y Joe Leigh Simpson, *Obstetrics: Normal and Problem Pregnancies,* Filadelfia, Pensilvania: Churchill Livingstone, 2007; Y. Sorokin *et al.*, «Postmortem Chorionic Villus Sampling: Correlation of Cytogenetic and Ultrasound Findings», *American Journal of Medical Genetics* 39, núm. 3 (1991): 314-316.

7. J. L. Mills *et al.*, «Incidence of Spontaneous Abortion Among Normal Women and Insulin-Dependent Diabetic Women Whose Pregnancies Were Identified Within 21 Days of Conception», *New England Journal of Medicine* 319, núm. 25 (1988): 1617-1623; D. H. Gilmore y M. B. McNay, «Spontaneous Fetal Loss Rate in Early Pregnancy», *Lancet* 1, núm. 8420 (1985): 107.

8. P. R. Wyat *et al.*, «Age-Specific Risk of Fetal Loss Observed in a Second Trimester Serum Screening Population», *American Journal of Obstetrics & Gynecology* 192, núm. 1 (2005): 240-246.

9. Ciro Luise *et al.*, «Outcome of Expectant Management of Spontaneous First Trimester Miscarriage: Observational Study», *BMJ* 324, núm. 7342 (2002): 873-875.

10. C. A. Schreiber *et al.*, «Mifepristone Pretreatment for the Medical Management of Early Pregnancy Loss», *New England Journal of Medicine* 378, núm. 23 (2018): 2161-2170.

CAPÍTULO 6: ¡CUIDADO CON LAS CARNES FRÍAS!

1. http://www.cdc.gov/mmwr/preview/mmwrhtml/rr4902a5. htm.
2. A. J. C. Cook *et al.*, «Sources of Toxoplasma Infection in Pregnant Women: European Multicentre Case-Control Study», *BMJ* 321, núm. 7254 (2000): 142-147.
3. http://www.cdc.gov/mmwr/preview/mmwrhtml/rr4902a5. htm.
4. V. Janakiraman, «Listeriosis in Pregnancy: Diagnosis, Treatment and Prevention», *Review of Obstetrics and Gynecology* 1, núm. 4 (otoño de 2008): 179-185.
5. Steven Gabbe, Jennifer Niebyl y Joe Leigh Simpson, *Obstetrics: Normal and Problem Pregnancies,* Filadelfia, Pensilvania: Churchill Livingstone, 2007.
6. A. Bakardjiev, J. Theriot y D. Portnoy, «Listeria Monocytogenes Traffics from Maternal Organs to the Placenta and Back», *PLOS Pathogens* 2, núm. 6 (2006): e66.
7. Joshua Cohen *et al.*, «A Quantitative Analysis of Prenatal Intake of Prenatal Methyl Mercury Exposure and Cognitive Development», *American Journal of Preventative Medicine* 29, núm. 4 (2005): 353-365.
8. http://www.fda.gov/food/foodsafety/product-specificinformation/seafood/foodbor nepathogenscontaminants/methylmercury/ucm115644. htm.
9. Cohen *et al.*, «A Quantitative Analysis of Prenatal Intake of n-3 Polyunsaturated Fatty Acids and Cognitive Development», *American Journal of Preventative Medicine* 29, núm. 4 (2005): 366-374.
10. J. R. Hibbeln *et al.*, «Maternal Seafood Consumption in Pregnancy and Neurodevelopmental Outcomes in Childhood (ALSPAC Study): An Observational Cohort Study», *Lancet* 369, núm. 9561 (2007): 578-585.
11. S. A. Lederman *et al.*, «Relation Between Cord Blood Mercury Levels and Early Child Development in a World Trade Center Cohort», *Environmental Health Perspectives* 116, núm. 8 (2008): 1085-1091.

CAPÍTULO 7: LAS NÁUSEAS Y MI SUEGRA

1. M. A. Klebanoff *et al.*, «Epidemiology of Vomiting in Early Pregnancy», *Obstetrics and Gynecology* 66, núm. 5 (1985): 612-616; R. L. Chan *et al.*, «Maternal Influences on Nausea and Vomiting in Early Pregnancy», *Maternal & Child Health Journal* 15, núm. 1 (2011): 122-127.
2. Klebanoff, *et al.*, «Epidemiology of Vomiting in Early Pregnancy».
3. R. L. Chan, *et al.*, «Severity and Duration of Nausea and Vomiting Symptoms in Pregnancy and Spontaneous Abortion», *Human Reproduction* 25, núm. 11 (2010): 2907-2912.
4. R. Lacroix, E. Eason y R. Melzack, «Nausea and Vomiting During Pregnancy: A Prospective Study of Its Frequency, Intensity, and Patterns of Change», *American Journal of Obstetrics & Gynecology* 182, núm. 4 (2000): 931-937.
5. *Ibid.*

6. Chan *et al.*, «Severity and Duration of Nausea and Vomiting Symptoms in Pregnancy and Spontaneous Abortion».

7. A. Matthews *et al.*, «Interventions for Nausea and Vomiting in Early Pregnancy», *Cochrane Database of Systematic Reviews* 9, artículo núm. CD007575 (2010).

8. Carl Zimmer, «Answers Begin to Emerge on How Thalidomide Caused Defects», *The New York Times*, 15 de marzo de 2010.

9. G. Koren *et al.*, «Effectiveness of Delayed-Release Doxylamine and Pyridoxine for Nausea and Vomiting of Pregnancy: A Randomized Placebo Controlled Trial», *American Journal of Obstetrics & Gynecology* 203, núm. 6 (2010): 571.e1-7.

10. *Ibid.*

11. P. M. McKeigue *et al.*, «Bendectin Birth Defects: I. A Meta-Analysis of the Epidemiologic Studies», *Teratology* 50, núm. 1 (1994): 27-37.

12. Krista F. Huybrechts *et al.*, «Association of Maternal First-Trimester Ondansetron Use with Cardiac Malformations and Oral Clefts in Offspring», *JAMA* 320, núm. 23 (2018): 2429-2437.

13. Laura A. Magee, Paolo Mazzotta y Gideon Koren, «Evidence-Based View of Safety and Effectiveness of Pharmacologic Therapy for Nausea and Vomiting of Pregnancy (NVP)», *American Journal of Obstetrics and Gynecology* 186, núm. 5 (2002): S256-S261.

14. R. Lacroix, E. Eason y R. Melzack, «Nausea and Vomiting During Pregnancy: A Prospective Study of Its Frequency, Intensity, and Patterns of Change», *American Journal of Obstetrics and Gynecology* 182, núm. 4 (2000): 931-937.

15. Katherine E. MacDuffie *et al.*, «Protection Versus Progress: The Challenge of Research on Cannabis Use During Pregnancy», *Pediatrics* 146, supl. 1 (2020): S93-S98.

16. L. Dodds *et al.*, «Outcomes of Pregnancies Complicated by Hyperemesis Gravidarum», *Obstetrics & Gynecology* 107, núm. 2 (2006): 285-292.

CAPÍTULO 8: EVALUACIONES Y OTROS EXÁMENES PRENATALES

1. Las cifras sobre este riesgo provienen de Steven Gabbe, Jennifer Niebyl y Joe Leigh Simpson, *Obstetrics: Normal and Problem Pregnancies,* Filadelfia, Pensilvania: Churchill Livingstone, 2007. Este libro de texto también brinda un buen panorama general para este capítulo.

2. www.bookofodds.com: una buena fuente general para descifrar lo que las probabilidades significan en realidad.

3. F. C. Wong y Y. M. Lo, «Prenatal Diagnosis Innovation: Genome Sequencing of Maternal Plasma», *Annual Review of Medicine* (2015).

4. H. Zhang *et al.*, «Non-invasive Prenatal Testing for Trisomies 21, 18 and 13: Clinical Experience from 146 958 Pregnancies», *Ultrasound in Obstetrics & Gynecology* 45, núm. 5 (2015): 530-538.

5. G. E. Palomaki *et al.*, «DNA Sequencing of Maternal Plasma to Detect Down Syndrome: An International Clinical Validation Study», *Genetics in Medicine* 13, núm. 11 (2011): 913-920.

6. Sian Taylor-Phillips *et al.*, «Accuracy of Non-Invasive Prenatal Testing Using Cell-Free DNA for Detection of Down, Edwards and Patau Syndromes: A Systematic Review and Meta-Analysis», *BMJ Open* 6, núm. 1 (2016).

7. En la práctica, el riesgo que al final te informa tu doctor depende de exactamente qué *software* utiliza para sus cálculos y qué umbral de riesgo utiliza. Los números aquí están basados en un umbral de 1 en 300. Las tasas de detección son muy similares para un estudio en Estados Unidos llamado el ensayo FASTER, que es ligeramente más antiguo y más pequeño (30 000 individuos). F. D. Malone *et al.*, «First- Trimester or Second-Trimester Screening, or Both, for Down's Syndrome», *New England Journal of Medicine* 353, núm. 19 (2005): 2001-2011.

8. K. O. Kagan *et al.*, «Screening for Trisomy 21 by Maternal Age, Fetal Nuchal Translucency Thickness, Free Beta-Human Chorionic Gonadotropin and Pregnancy-Associated Plasma Protein-A», *Ultrasound in Obstetrics & Gynecology* 31 (2008): 618-624.

9. Malone *et al.*, «First-Trimester or Second-Trimester Screening, or Both, for Down's Syndrome», *New England Journal of Medicine* 353, núm. 19 (2005): 2001-2011.

10. K. Spencer y K. H. Nicolaides, «A First Trimester Trisomy 13/Trisomy 18 Risk Algorithm Combining Fetal Nuchal Translucency Thickness, Maternal Serum Free ß-hCG and PAPP-A», *Prenatal Diagnosis* 22, núm. 10 (2002): 877.

11. K. Sundberg y J. Bang, «Randomised Study of Risk of Fetal Loss Related to Early Amniocentesis Versus Chorionic Villus Sampli», *Lancet* 350, núm. 9079 (1997): 697.

12. NICHD National Registry of Amniocentesis Study Group, «Midtrimester Amniocentesis for Prenatal Diagnosis», *JAMA* 236, núm. 13 (1976): 1471-1476, 1976. Citado en Steven G. Gabbe, Jennifer R. Niebyl y Joe Leigh Simpson, *Obstetrics: Normal and Problem Pregnancies: 4th Edition,* Nueva York: Churchill Livingstone, 2002.

13. A. Tabor *et al.*, «Randomized Controlled Trial of Genetic Amniocentesis in 4606 Low-Risk Women», *Lancet* 327, núm. 8493 (1986): 1287-1293.

14. K. A. Eddleman *et al.*, «Pregnancy Loss Rates after Midtrimester Amniocentesis», *Obstetrics & Gynecology* 108, núm. 5 (2006): 1067-1072.

15. A. O. Odibo *et al.*, «Revisiting the Fetal Loss Rate After Second-Trimester Genetic Amniocentesis: A Single Center's 16-Year Experience», *Obstetrics & Gynecology* 111, núm. 3 (2008): 589-595; V. Mazza *et al.*, «Age-Specific Risk of Fetal Loss Post Second Trimester Amniocentesis: Analysis of 5043 Cases», *Prenatal Diagnosis* 27, núm. 2 (2007): 180-183.

16. A. B. Caughey, L. M. Hopkins y M. E. Norton, «Chorionic Villus Sampling Compared with Amniocentesis and the Difference in the Rate of Pregnancy Loss», *Obstetrics & Gynecology* 108 (2006): 612-616; *Obstetrics & Gynecology* 109, núm. 1 (2007): 205-206 (versión impresa).

17. Los datos aleatorizados sobre este tema son difíciles. Hay una revisión de Cochrane que resume esto. Encontraron riesgos de aborto espontáneo similares para el CVS transabdominal contra la amniocentesis, pero esto se basa en un solo estudio. También es complicado por el hecho de que el CVS se realiza a inicios del embarazo. Z. Alfirevic, F. Mujezinovic y K. Sundberg, «Amniocentesis and Chorionic Villus Sampling for Prenatal Diagnosis», *Cochrane Database of Systematic Reviews* 3 (2003).

18. A. O. Odibo *et al.*, «Evaluating the Rate and Risk Factors for Fetal Loss After Chorionic Villus Sampling», *Obstetrics & Gynecology* 112, núm. 4 (2008): 813-819.

19. L. J. Salomon *et al.*, «Risk of Miscarriage Following Amniocentesis or Chorionic Villus Sampling: Systematic Review of Literature and Updated Meta-Analysis», *Ultrasound in Obstetrics & Gynecology* 54, núm. 4 (2019): 442-451.

20. D. Driscoll, M. Morgan y J. Schulkin, «Screening for Down Syndrome: Changing Practice of Obstetricians», *American Journal of Obstetrics and Gynecology* 200, núm. 459 (2009): e1-e9.

CAPÍTULO 9: LOS SORPRENDENTES PELIGROS DE LA JARDINERÍA

1. A. J. C. Cook *et al.*, «Sources of Toxoplasma Infection in Pregnant Women: European Multicentre Case-Control Study», *BMJ* 321, núm. 7254 (2000): 142-147.

2. J. L. Jones *et al.*, «Risk Factors for Toxoplasma Gondii Infection in the United States», *Clinical Infectious Disease* 49, núm. 6 (2009): 878-884.

3. J. Nohynek Gerhard *et al.*, «Review: Toxicity and Human Health Risk of Hair Dyes», *Food and Chemical Toxicology* 42 (2004): 517-543.

4. *Ibid.*; Jennifer Connelly y Mark Malkin, «Environmental Risk Factors for Brain Tumors», *Current Neurology and Neuroscience Reports* 7, núm. 3 (2007): 208-214.

5. L. Rylander *et al.*, «Reproductive Outcomes Among Female Hairdressers», *Occupational and Environmental Medicine* 59 (2002): 517-522; Gerhard *et al.*, «Review: Toxicity and Human Health Risk of Hair Dyes»; A. Chua-Gocheco, P. Bozzo y A. Einarson, «Safety of Hair Products During Pregnancy», *Canadian Family Physician* 54 (2008): 1386-1388.

6. Gerhard *et al.*, «Review: Toxicity and Human Health Risk of Hair Dyes»; Chua-Gocheco, Bozzo y Einarson, «Safety of Hair Products During Pregnancy».

7. Edward J. Lammer *et al.*, «Retinoic Acid Embryopathy», *New England Journal of Medicine* 313, núm. 14 (1985): 837-841.

8. Yusuf C. Kaplan *et al.*, «Pregnancy Outcomes Following First-Trimester Exposure to Topical Retinoids: A Systematic Review and Meta-Analysis», *British Journal of Dermatology* 173, núm. 5 (2015): 1132-1141.

9. Pina Bozzo, Angela Chua-Gocheco y Adrienne Einarson, «Safety of Skin Care Products During Pregnancy», *Canadian Family Physician* 57, núm. 6 (2011): 665-667.

10. H. Duong *et al.*, «Maternal Use of Hot Tub and Major Structural Birth Defects», *Birth Defects Research Part A: Clinical and Molecular Teratology* 91 (2011): 836-841.

11. L. Suarez, M. Felkner y K. Hendricks, «The Effect of Fever, Febrile Illnesses, and Heat Exposures on the Risk of Neural Tube Defects in a Texas-Mexico Border Population», *Birth Defects Research Part A: Clinical and Molecular Teratology* 70, núm. 10 (2004): 815-819.

12. P. Dadvand *et al.*, «Climate Extremes and the Length of Gestation», *Environmental Health Perspective* 119 (2011): 1449-1453.

13. R. J. Barish, «In-Flight Radiation Exposure During Pregnancy», *Obstetrics & Gynecology* 103, núm. 6 (2004): 1326-1330.

14. *Ibid.*

15. M. Freeman *et al.*, «Does Air Travel Affect Pregnancy Outcome?», *Archives of Gynecology and Obstetrics* 269, núm. 4 (mayo de 2004): 274-277.

CAPÍTULO 10: ¿COMER POR DOS? YA QUISIERAS

1. T. O. School *et al.*, «Gestational Weight Gain, Pregnancy Outcome, and Postpartum Weight Retention», *Obstetrics & Gynecology* 86 (1995): 423-427.

2. I. Thorsdottir y B. E. Birgisdottir, «Different Weight Gain in Women of Normal Weight Before Pregnancy: Postpartum Weight and Birth Weight», *Obstetrics and Gynecology* 92, núm. 3 (1998): 377-383.

3. C. Ogden y M. Carroll, «Prevalence of Obesity Among Children and Adolescents: United States, Trends 1963-1965 through 2007-2008», *CDC Report* (junio de 2010).

4. L. Schack-Nielsen *et al.*, «Gestational Weight Gain in Relation to Offspring Body Mass Index and Obesity from Infancy Through Adulthood», *International Journal of Obesity* (2005) 34, núm. 1 (2010): 67-74.

5. A. A. Mamun *et al.*, «Associations of Gestational Weight Gain with Offspring Body Mass Index and Blood Pressure at 21 Years of Age: Evidence from a Birth Cohort Study», *Circulation* 119, núm. 13 (2009): 1720-1727.

6. C. M. Olson, M. S. Strawderman y B. A. Dennison, «Maternal Weight Gain During Pregnancy and Child Weight at Age 3 Years», *Maternal & Child Health Journal* 13, núm. 6 (2009): 839-846.

7. B. H. Wrotniak *et al.*, «Gestational Weight Gain and Risk of Overweight in the Offspring at Age 7 Y in a Multicenter, Multiethnic Cohort Study», *American Journal of Clinical Nutrition* 87, núm. 6 (2008): 1818-1824.

8. Sohyun Park *et al.*, «Assessment of the Institute of Medicine Recommendations for Weight Gain During Pregnancy: Florida, 2004-2007», *Maternal & Child Health Journal* 15, núm. 3 (2011): 289-301.

9. A. Tenovuo, «Neonatal Complications in Small-for-Gestational Age Neonates», *Journal of Perinatal Medicine* 16, núm. 3 (1988): 197-203.

10. V. Giapros *et al.*, «Morbidity and Mortality Patterns in Small-for-Gestational Infants Born Preterm», *Journal of Maternal-Fetal & Neonatal Medicine* 25, núm. 2 (2012): 153-157.

11. P. Saenger *et al.*, «Small for Gestational Age: Short Stature and Beyond», *Endocrine Reviews* 28, núm. 2 (2007): 219-251.

12. S. Ng *et al.*, «Risk Factors and Obstetric Complications of Large for Gestational Age Births with Adjustments for Community Effects: Results from a New Cohort Study», *BMC Public Health* 10 (2010): 460. http://www.ncbi.nlm.nih.gov/pmc/articles/PMC2921393/pdf/1471-2458-10-460.pdf

13. D. A. Savitz *et al.*, «Gestational Weight Gain and Birth Outcome in Relation to Prepregnancy Body Mass Index and Ethnicity», *Annals of Epidemiology* 21 (2011): 78-85.

14. *Ibid.*

15. L. M. Bodnar *et al.*, «Severe Obesity, Gestational Weight Gain, and Adverse Birth Outcomes», *American Journal of Clinical Nutrition* 91, núm. 6 (2010): 1642-1648.

16. Schack-Nielsen *et al.*, «Gestational Weight Gain in Relation to Offspring Body Mass Index and Obesity from Infancy Through Adulthood».

CAPÍTULO 11: ROSA Y AZUL

1. D. S. McKenna *et al.*, «Gender-Related Differences in Fetal Heart Rate During First Trimester», *Fetal Diagnosis and Therapy* 21 (2006): 144-147.
2. P. Scheffer *et al.*, «Reliability of Fetal Sex Determination Using Maternal Plasma», *Obstetrics & Gynecology* 115, núm. 1 (2010): 117-126.
3. T. Shipp *et al.*, «What Factors Are Associated with Parents' Desire to Know the Sex of Their Unborn Child?», *Birth* 31, núm. 4 (2004): 272-279.
4. A. J. Wilcox, C. R. Weinberg y D. D. Baird, «Timing of Sexual Intercourse in Relation to Ovulation. Effects on the Probability of Conception, Survival of the Pregnancy, and Sex of the Baby», *New England Journal of Medicine* 333, núm. 23 (1995): 1517-1521.

CAPÍTULO 12: EJERCICIO Y DESCANSO

1. I. Streuling *et al.*, «Physical Activity and Gestational Weight Gain: A Meta-Analysis of Intervention Trials», *BJOG* 118, núm. 3 (2011): 278-284.
2. M. S. Kramer y S. W. McDonald, «Aerobic Exercise for Women During Pregnancy», *Cochrane Database of Systematic Reviews* 3 (2006).
3. C. M. Chiarello *et al.*, «The Effects of an Exercise Program on Diastasis Recti Abdominis in Pregnant Women», *Journal of Women's Health Physical Therapy* 29, núm. 1 (2005): 11-16.
4. K. Å. Salvesen, E. Hem y J. Sundgot-Borgen, «Fetal Wellbeing May Be Compromised During Strenuous Exercise Among Pregnant Elite Athletes», *British Journal of Sports Medicine* 46 (2012): 279-283.
5. C. Meston *et al.*, «Disorder of Orgasm in Women», *Journal of Sexual Medicine* 1, núm. 1 (2004): 66-68.
6. P. C. Ko *et al.*, «A Randomized Controlled Trial of Antenatal Pelvic Floor Exercises to Prevent and Treat Urinary Incontinence», *International Urogynecology Journal* 22, núm. 1 (2011): 17-22.
7. J. Hay- Smith *et al.*, «Pelvic Floor Muscle Training for Prevention and Treatment of Urinary and Faecal Incontinence in Antenatal and Postnatal Women», *Cochrane Database of Systematic Reviews* 4, artículo núm. CD007471 (2008).
8. K. A. Salvesen y S. Mørkved, «Randomised Controlled Trial of Pelvic Floor Muscle Training During Pregnancy», *BMJ* 329, núm. 7462 (2004): 378-380.
9. Y. C. *et al.*, «Effects of a Prenatal Yoga Programme on the Discomforts of Pregnancy and Maternal Childbirth Self-Efficacy in Taiwan», *Midwifery* 26 (2010): e31-e36.
10. S. Chuntharapat, W. Petpichetchian y U. Hatthakit, «Yoga During Pregnancy: Effects on Maternal Comfort, Labor Pain and Birth Outcomes», *Complementary Therapies in Clinical Practice* 14 (2008): 105-115.
11. B. N. Wikner y B. Källen, «Are Hypnotic Benzodiazepine Receptor Agonists Teratogenic in Humans?», *Journal of Clinical Psychopharmacology* 31, núm. 3 (2011): 356-359.
12. L. H. Wang *et al.*, «Increased Risk of Adverse Pregnancy Outcomes in Women Re-

ceiving Zolpidem During Pregnancy», *Clinical Pharmacology and Therapeutics* 88, núm. 3 (2010): 369-374.

13. Charles Ellington *et al.*, «The Effect of Lateral Tilt on Maternal and Fetal Hemodynamic Variables», *Obstetrics and Gynecology* 77, núm. 2 (1991): 201-203.

14. Dan Farine y P. Gareth Seaward, «When It Comes to Pregnant Women Sleeping, Is Left Right?», *Journal of Obstetrics and Gynaecology Canada* 29, núm. 10 (2007): 841-842.

15. Tomasina Stacey *et al.*, «Association Between Maternal Sleep Practices and Risk of Late Stillbirth: A Case-Control Study», *BMJ* 342 (2011): d3403.

16. Robert M. Silver *et al.*, «Prospective Evaluation of Maternal Sleep Position Through 30 Weeks of Gestation and Adverse Pregnancy Outcomes», *Obstetrics and Gynecology* 134, núm. 4 (2019): 667-676.

CAPÍTULO 13: CUÁN SEGUROS SON LOS FÁRMACOS

1. C. Gedeon y G. Koren, «Designing Pregnancy Centered Medications: Drugs Which Do Not Cross the Human Placenta», *Placenta* 27, núm. 8 (2006): 861-868.

2. L. M. De-Regil *et al.*, «Effects and Safety of Periconceptional Folate Supplementation for Preventing Birth Defects» (Revisión), *Cochrane Database of Systematic Reviews* 10, artículo núm. CD007950 (2010).

3. *Ibid.*

4. A. R. Scialli *et al.*, «A Review of the Literature on the Effects of Acetaminophen on Pregnancy Outcome», *Reproductive Toxicology* 30, núm. 4 (2010): 495-507.

5. C. Rebordosa *et al.*, «Acetaminophen Use During Pregnancy: Effects on Risk for Congenital Abnormalities», *American Journal of Obstetrics and Gynecology* 198 (2008): e1-e7.

6. B. Schick *et al.*, «Abstract of the Ninth International Conference of the Organization of Teratology Information Services May 2-4, 1996 Salt Lake City, Utah, USA: Preliminary Analysis of First Trimester Exposure to Oxycodone and Hydrocodone», *Reproductive Toxicology* 10 (1996): 162.

7. C. S. Broussard *et al.*, «Maternal Treatment with Opiod Analgesics and Risk for Birth Defects», *American Journal of Obstetrics and Gynecology* 204, núm. 4 (2011): e1-e11.

8. A. H. Kline, R. J. Blattner y M. Lunin, «Transplacental Effect of Tetracyclines on Teeth», *JAMA* 188 (1964): 178-180; J. R. Niebyl, «Antibiotics and Other Anti-infective Agents in Pregnancy and Lactation», *American Journal of Perinatology* 20, núm. 8 (2003): 405-414.

9. Steven Gabbe, Jennifer Niebyl y Joe Leigh Simpson, *Obstetrics: Normal and Problem Pregnancies,* Filadelfia, Pensilvania: Churchill Livingstone, 2007.

CAPÍTULO 14: NACIMIENTO PREMATURO (Y LOS PELIGROS DEL REPOSO EN CAMA)

1. Los cálculos de la autora están basados en los archivos de U. S. Natality Detail Files de 2005.

2. E. S. Potharst *et al.*, «High Incidence of Multi-domain Disabilities in Very Preterm Children at Five Years of Age», *Journal of Pediatrics* 159, núm. 1 (2011): 79-85.

3. Por ejemplo: A. L. van Baar *et al.*, «Functioning at School Age of Moderately Preterm Children Born at 32 to 36 Weeks' Gestational Age», *Pediatrics* 124, núm. 1 (julio de 2009): 251-257; N. M. Talge *et al.*, «Late-Preterm Birth and Its Association with Cognitive and Socioemotional Outcomes at 6 Years of Age», *Pediatrics* 126, núm. 6 (2010): 1124-1131.

4. Richard E. Behrman y Adrienne Stith Butler, eds., *Preterm Birth: Causes, Consequences, and Prevention* (Washington, D. C.: National Academies Press, 2007).

5. Steven Gabbe, Jennifer Niebyl y Joe Leigh Simpson, *Obstetrics: Normal and Problem Pregnancies,* Filadelfia, Pensilvania: Churchill Livingstone, 2007.

6. D. Roberts y S. Dalziel, «Antenatal Corticosteroids for Accelerating Fetal Lung Maturation for Women at Risk of Preterm Birth», *Cochrane Database of Systematic Reviews* 3, artículo núm. CD004454 (2006).

7. C. Sosa *et al.*, «Bed Rest in Singleton Pregnancies for Preventing Preterm Birth», *Cochrane Database of Systematic Reviews* 1, artículo núm. CD003581 (2004).

8. C. A. Crowther y S. Han, «Hospitalisation and Bed Rest for Multiple Pregnancy», *Cochrane Database of Systematic Reviews* 7, artículo núm. CD000110 (2010).

9. C. Bigelow y J. Stone, «Bed Rest in Pregnancy», *Mount Sinai Journal of Medicine* 78, núm. 2 (2011): 291-302.

10. J. Maloni, «Lack of Evidence for Prescription of Antepartum Bed Rest», *Expert Review in Obstetrics and Gynecology* 6, núm. 4 (2011): 385-393.

11. Bigelow y Stone, «Bed Rest in Pregnancy».

12. N. S. Fox *et al.*, «Research: The Recommendation for Bed Rest in the Setting of Arrested Preterm Labor and Premature Rupture of Membranes», *American Journal of Obstetrics and Gynecology* 200 (2009): 165.e1, 165.e6.

CAPÍTULO 15: EMBARAZO DE ALTO RIESGO

1. Muchos de los detalles sobre los trastornos de este capítulo provienen de Steven Gabbe, Jennifer Niebyl y Joe Leigh Simpson, *Obstetrics: Normal and Problem Pregnancies,* Filadelfia, Pensilvania: Churchill Livingstone, 2007. Otras referencias se incluyen en el lugar apropiado.

2. D. A. Wing, R. H. Paul y L. K. Millar, «Management of the Symptomatic Placenta Previa: A Randomized, Controlled Trial of Inpatient Versus Outpatient Expectant Management», *American Journal of Obstetrics and Gynecology* 175, núm. 4 (1996): 806-811; J. R. Mouer, «Placenta Previa: Antepartum Conservative Management, Inpatient Versus Outpatient», *American Journal of Obstetrics and Gynecology* 170, núm. 6 (1994): 1683-1685; S. Droste y K. Keil, «Expectant Management of Placenta Previa: Cost- Benefit Analysis of Outpatient Treatment», *American Journal of Obstetrics and Gynecology* 170, núm. 5 (1994): 1254-1257.

3. E. Sakornbut, L. Leeman y P. Fontaine, «Late Pregnancy Bleeding», *American Family Physician* 75, núm. 8 (2007): 1199.

4. Gabbe, Niebyl y Simpson, *Obstetrics: Normal and Problem Pregnancies*; N. Alwan, D. J. Tuffnell y J. West, «Treatments for Gestational Diabetes», *Cochrane Database of Systematic Reviews* 3, artículo núm. CD003395 (2009).

5. Alwan, Tuffnell y West, «Treatments for Gestational Diabetes».

6. Gabbe, Niebyl y Simpson, *Obstetrics: Normal and Problem Pregnancies*; J. Iams *et al.*, «The Length of the Cervix and the Risk of Spontaneous Premature Delivery», *New England Journal of Medicine* 334 (1996): 567-572.

7. A. J. Drakeley, D. Roberts y Z. Alfirevic, «Cervical Stitch (Cerclage) for Preventing Pregnancy Loss in Women», *Cochrane Database of Systematic Reviews* 1 (2003).

8. *Ibid.*

9. S. M. Althuisius *et al.*, «Cervical Incompetence Prevention Randomized Cerclage Trial: Emergency Cerclage with Bed Bed Rest Versus Bed Rest Alone», *American Journal of Obstetrics & Gynecology* 189, núm. 4 (2003): 907-910; S. M. Althuisius *et al.*, «Final Results of the Cervical Incompetence Prevention Randomized Cerclage Trial (CIPRACT): Therapeutic Cerclage with Bed Rest Versus Bed Rest Alone», *American Journal of Obstetrics and Gynecology* 185, núm. 5 (2001): 1106-1112.

10. Gabbe, Niebyl y Simpson, *Obstetrics: Normal and Problem Pregnancies*.

11. *Ibid.*

12. L. Duley *et al.*, «Antiplatelet Agents for Preventing Pre-eclampsia and Its Complications», *Cochrane Database of Systematic Reviews* 2 (2007).

13. G. J. Hofmeyr *et al.*, «Calcium Supplementation During Pregnancy for Preventing Hypertensive Disorders and Related Problems», *Cochrane Database of Systematic Reviews* 8 (2010).

CAPÍTULO 16: VOY A ESTAR EMBARAZADA PARA SIEMPRE, ¿VERDAD?

1. R. Mittendorf *et al.*, «The Length of Uncomplicated Human Gestation», *Obstetrics & Gynecology* 75, núm. 6 (1990): 929-932.

2. Esta gráfica la realizaron los autores basándose en los archivos de U. S. Natality Detail Files de 2008.

3. P. Rozenberg, F. Goffinet y M. Hessabi, «Comparison of the Bishop Score, Ultrasonographically Measured Cervical Length, and Fetal Fibronectin Assay in Predicting Time Until Delivery and Type of Delivery at Term», *American Journal of Obstetrics and Gynecology* 182 (2000): 108-113; G. Ramanathan *et al.*, «Ultrasound Examination at 37 Weeks' Gestation in the Prediction of Pregnancy Outcome: The Value of Cervical Assessment», *Ultrasound in Obstetrics & Gynecology* 22, núm. 6 (2003): 598-603. Una forma más precisa de decir esto es notar que en Rozenberg *et al.*, la longitud cervical y la escala de Bishop en general (incluido todo) tuvo la misma capacidad predictiva.

4. Ramanathan *et al.*, «Ultrasound Examination at 37 Weeks' Gestation in the Prediction of Pregnancy Outcome».

5. E. Strobel *et al.*, «Bishop Score and Ultrasound Assessment of the Cervix for Prediction of Time to Onset of Labor and Time to Delivery in Prolonged Pregnancy», *Ultrasound in Obstetrics & Gynecology* 28, núm. 3 (2006): 298-305.

6. J. D. Iams *et al.*, «The Preterm Prediction Study: Can Low-Risk Women Destined for Spontaneous Preterm Birth Be Identified?», *American Journal of Obstetrics and Gynecology* 184, núm. 4 (2001): 652-655.

7. Steven Gabbe, Jennifer Niebyl y Joe Leigh Simpson, *Obstetrics: Normal and Problem Pregnancies,* Filadelfia, Pensilvania: Churchill Livingstone, 2007.

CAPÍTULO 17: DATOS SOBRE EL TRABAJO DE PARTO

1. E. A. Friedman, «Primigravid Labor: A Graphicostatistical Analysis», Obstetrics and Gynecology 6, núm. 6 (1955): 567-589.
2. Jun Zhang, James F. Troendle y Michael K. Yancey, «Reassessing the Labor Curve in Nulliparous Women», *American Journal of Obstetrics and Gynecology* 187, núm. 4 (2002): 824-828.
3. Jun Zhang *et al.,* «Contemporary Patterns of Spontaneous Labor with Normal Neonatal Outcomes», *Obstetrics and Gynecology* 116, núm. 6 (2010): 1281.

CAPÍTULO 18: INDUCCIÓN DEL PARTO

1. Steven Gabbe, Jennifer Niebyl y Joe Leigh Simpson, *Obstetrics: Normal and Problem Pregnancies,* Philadelphia, PA: Churchill Livingstone, 2007.
2. William A. Grobman *et al.,* «Labor Induction Versus Expectant Management in Low-Risk Nulliparous Women», *New England Journal of Medicine* 379, núm. 6 (2018): 513-523.
3. Z. Alfirevic, A. J. Kelly y T. Dowswell, «Intravenous Oxytocin Alone for Cervical Ripening and Induction of Labour», *Cochrane Database of Systematic Reviews* núm. 4 (2009).
4. A. M. Gülmezoglu, C. A. Crowther y P. Middleton, «Induction of Labour for Improving Birth Outcomes for Women at or Beyond Term», *Cochrane Database of Systematic Reviews* núm. 4 (2006); Malin Thorsell *et al.,* «Induction of Labor and the Risk for Emergency Cesarean Section in Nulliparous and Multiparous Women», *Acta Obstetricia et Gynecologica Scandinavica* 90, núm. 10 (2011): 1094-1099; Judit K. J. Keulen *et al.,* «Induction of Labour at 41 Weeks Versus Expectant Management Until 42 Weeks (INDEX): Multicentre, Randomised Non-Inferiority Trial», *BMJ* núm. 364 (2019).
5. Gabbe *et al., Obstetrics: Normal and Problem Pregnancies.*
6. D. Elsandabesee, S. Majumdar y S. Sinha, «Obstetricians' Attitudes Towards "Isolated" Oligohydramnios at Term», *Journal of Obstetrics and Gynaecology* 27, núm. 6 (2007): 574-576.
7. E. Mozurkewich *et al.,* «Indications for Induction of Labour: A Best-Evidence Review», BJOG 116, núm. 5 (2009): 626-636.
8. E. K. Sverker *et al.,* «Oligohydraminos in Uncomplicated Pregnancies Beyond 40 Completed Weeks», *Fetal Diagnosis and Therapy* 20 (2005): 182-185.
9. J. Zhang *et al.,* «Isolated Oligohydraminios Is Not Associated with Adverse Perinatal Outcomes», BJOG 111, núm. 3 (2004): 220-225.
10. N. Melamed, J. Pardo, R. Milstein *et al.,* «Perinatal Outcome in Pregnancies Complicated by Isolated Oligohydramnios Diagnosed Before 37 Weeks of Gestation», *American Journal of Obstetrics and Gynecology* 205, núm. 241 (2011): e1-6.
11. Ashraf F. Nabhan y Yasser A. Abdelmoula, «Review Article: Amniotic Fluid Index Versus Single Deepest Vertical Pocket: A Meta-Analysis of Randomized Controlled Trials», *International Journal of Gynecology and Obstetrics* 104 (2009): 184-188.

12. G. J. Hofmeyr y A. M. Gülmezoglu, «Maternal Hydration for Increasing Amniotic Fluid Volume in Oligohydramnios and Normal Amniotic Fluid Volume», *Cochrane Database of Systematic Reviews* núm. 1 (2002).

13. Qi Xi *et al.*, «Clinical study on Detecting False Non-Reactive of Non-Stress Test by Improved Acoustic Stimulation», *Archives of Gynecology and Obstetrics* 284, núm. 2 (2011): 271-274.

14. Kathryn E. McCarthy y Deborah Narrigan, «Is There Scientific Support for the Use of Juice to Facilitate the Nonstress Test?», *Journal of Obstetric, Gynecologic, & Neonatal Nursing* 24, núm. 4 (1995): 303-307.

15. Helen G. Hall, Lisa G. McKenna y Debra L. Griffiths, «Discussion: Complementary and Alternative Medicine for Induction of Labour», *Women and Birth* 25.3 (2012): 142-148.

16. Michele Simpson *et al.*, «Raspberry Leaf in Pregnancy: Its Safety and Efficacy in Labor», *Journal of Midwifery & Women's Health* 46, núm. 2 (2001): 51-59.

17. Dorinda Dove y Peter Johnson, «Oral Evening Primrose Oil: Its Effect on Length of Pregnancy and Selected Intrapartum Outcomes in Low-Risk Nulliparous Women», *Journal of Nurse-Widwifery* 44, núm. 3 (1999): 320-324.

18. P. C. Tan *et al.*, «Effect of Coitus at Term on Length of Gestation, Induction of Labor, and Mode of Delivery», *Obstetrics and Gynecology* 108, núm. 1 (2006): 134-140.

19. P. C. Tan, C. M. Yow y S. Z. Omar, «Effect of Coital Activity on Onset of Labor in Women Scheduled for Labor Induction», *Obstetrics and Gynecology* 110, núm. 4 (2007): 820-826.

20. C. A. Smith y C. A. Crowther, «Acupuncture for Induction of Labour», *Cochrane Database of Systematic Reviews* núm. 1 (2004).

21. J. Modlock, B. B. Nielsen y N. Uldbjerg, «Acupuncture for the Induction of Labour: A Double-Blind Randomised Controlled Study», *BJOG* 117, núm. 10 (2010): 1255-1261. Print.

22. C. A. Smith, C. A. Crowther, C. T. Collins y M. E. Coyle, «Acupuncture to Induce Labor: A Randomized Controlled Trial», *Obstetrics and Gynecology* 112, núm. 5 (2008): 1067-1074.

23. J. Kavanagh, A. J. Kelly y J. Thomas, «Breast Stimulation for Cervical Ripening and Induction of Labour», *Cochrane Database of Systematic Reviews* núm. 3 (2005), DOI: 10.1002/14651858.CD003392.pub2.

24. M. Boulvain, C. M. Stan y O. Irion, «Membrane Sweeping for Induction of Labour», *Cochrane Database of Systematic Reviews*, núm. 1 (2005).

CAPÍTULO 19: LA CESÁREA

1. Jeffrey Ecker, «Elective Cesarean Delivery on Maternal Request», *JAMA* 309, núm. 18 (2013): 1930-1936.

2. Oonagh E. Keag, Jane E. Norman y Sarah J. Stock, «Long-Term Risks and Benefits Associated with Cesarean Delivery for Mother, Baby, and Subsequent Pregnancies: Systematic Review and Meta-Analysis», *PLOS Medicine* 15, núm. 1 (2018): e1002494.

3. Hilary Whyte *et al.*, «Outcomes of Children at 2 Years After Planned Cesarean Birth

Versus Planned Vaginal Birth for Breech Presentation at Term: The International Randomized Term Breech Trial», *American Journal of Obstetrics and Gynecology* 191, núm. 3 (2004): 864-871.

4. Steven Gabbe, Jennifer Niebyl y Joe Leigh Simpson, *Obstetrics: Normal and Problem Pregnancies*, Philadelphia, PA: Churchill Livingstone, 2007.

5. M. Westgren *et al.*, «Spontaneous Cephalic Version of Breech Presentation in the Last Trimester», *British Journal of Obstetrics and Gynaecology* 92 (1985): 19-22.

6. G. J. Hofmeyr y R. Kulier, «External Cephalic Version for Breech Presentation at Term», *Cochrane Database of Systematic Reviews: Reviews,* núm 1 (1996).

7. J. M. Dodd *et al.*, «Planned Elective Repeat Caesarean Section Versus Planned Vaginal Birth for Women with a Previous Caesarean Birth», *Cochrane Database of Systematic Reviews,* núm. 4 (2004).

8. Caroline Crowther *et al.*, «Planned Vaginal Birth or Elective Repeat Caesarean: Patient Preference Restricted Cohort with Nested Randomised Trial», *PLOS Medicine* 9, núm. 3 (2012): e1001192.

9. Ellen Mozurkewich y Eileen Hutton, «Elective Repeat Caesarean Delivery Versus Trial of Labor: A Meta-Analysis of the Literature from 1989 to 1999», *American Journal of Obstetrics and Gynecology* 183 (2000): 1187-1197.

CAPÍTULO 20: ¿EPIDURAL O NO EPIDURAL?

1. M. Anim-Somuah, R. M. Smyth y L. Jones, «Epidural Versus Non-Epidural or No Analgesia in Labour», *Cochrane Database of Systematic Reviews* 12 (2011).

2. Tanto esta información como los datos para las mamás provienen de la revisión anterior.

3. S. K. Sharma, «Epidural Analgesia During Labor and Maternal Fever», *Current Opinion in Anaesthesiology* 13, núm. 3 (2000): 257-260.

4. M. Van de Velde *et al.*, «Original Article: Ten Years of Experience with Accidental Dural Puncture and Post-Dural Puncture Headache in a Tertiary Obstetric Anaesthesia Department», *International Journal of Obstetric Anesthesia* 17 (2008): 329-335.

5. C. A. Smith, C. T. Collins y C. A. Crowther, «Aromatherapy for Pain Management in Labour», *Cochrane Database of Systematic Reviews* 7 (2011).

6. C. A. Smith *et al.*, «Acupuncture or Acupressure for Pain Management in Labour», *Cochrane Database of Systematic Reviews* 7 (2011).

7. S. H. Cho, H. Lee y E. Ernst, «Acupuncture for Pain Relief in La bour: A Systematic Review and Meta-Analysis», *BJOG* 117, núm. 8 (2010): 907-920.

8. Lesley E. Bobb *et al.*, «Does Nitrous Oxide Labor Analgesia Influence the Pattern of Neuraxial Analgesia Usage? An Impact Study at an Academic Medical Center», *Journal of Clinical Anesthesia* 35 (2016): 54-57.

CAPÍTULO 21: MÁS ALLÁ DE ALIVIAR EL DOLOR

1. S. L. Buchanan *et al.*, «Planned Early Birth Versus Expectant Management for Women with Preterm Prelabour Rupture of Membranes Prior to 37 Weeks' Gestation for Improving Pregnancy Outcome», *Cochrane Database of Systematic Reviews* 3 (2010);

M. E. Hannah *et al.*, «Induction of Labor Compared with Expectant Management for Prelabor Rupture of the Membranes at Term», TermPROM Study Group, *New England Journal of Medicine* 334, núm. 16 (1996): 1005-1010.

2. C. Mendelson, «The Aspiration of Stomach Contents into the Lungs During Obstetric Anesthesia», *American Journal of Obstetrics and Gynecology* 52 (1946): 191-205.

3. J. Hawkins *et al.*, «Anesthesia-Related Maternal Mortality in the United States: 1979-2002», *Obstetrics & Gynecology* 117, núm. 1 (2011): 69-74.

4. D. Maharaj, «Review: Eating and Drinking in Labor: Should It Be Allowed?», *European Journal of Obstetrics and Gynecology* 146 (2009): 3-7.

5. Jeffrey D. Sperling, Joshua D. Dahlke y Baha M. Sibai, «Restriction of Oral Intake During Labor: Whither Are We Bound?», *American Journal of Obstetrics and Gynecology* 214, núm. 5 (2016): 592-596.

6. M. Kubli *et al.*, «An Evaluation of Isotonic "Sport Drinks" During Labor», *Anesthesia and Analgesia* 94, núm. 2 (2002): 404.

7. *Ibid.*

8. S. K. McGrath y J. H. Kennell, «A Randomized Controlled Trial of Continuous Labor Support for Middle-Class Couples: Effect on Cesarean Delivery Rates», *Birth: Issues in Perinatal Care* 35, núm. 2 (2008): 92-97.

9. J. Kennell *et al.*, «Continuous Emotional Support During Labor in a U. S. Hospital: A Randomized Controlled Trial», *JAMA* 265, núm. 17 (1991): 2197-2201.

10. Z. Alfirevic, D. Devane y G. M. Gyte, «Continuous Cardiotocography (CTG) as a Form of Electronic Fetal Monitoring (EFM) for Fetal Assessment During Labour», *Cochrane Database of Systematic Reviews* 3 (2006).

11. Z. Nachum *et al.*, «Comparison Between Amniotomy, Oxytocin or Both for Augmentation of Labor in Prolonged Latent Phase: A Randomized Controlled Trial», *Reproductive Biology & Endocrinology* 8 (2010): 136-143; S. Wei *et al.*, «Early Amniotomy and Early Oxytocin for Prevention of, or Therapy for, Delay in First Stage Spontaneous Labour Compared with Routine Care», *Cochrane Database of Systematic Reviews* 2 (2009).

12. G. Carroli y L. Mignini, «Episiotomy for Vaginal Birth», *Cochrane Database of Systematic Reviews* 1 (2009).

13. Los cálculos de la autora son de los archivos de U. S. Natality Detail Files.

14. A. Cotter, A. Ness y J. Tolosa, «Prophylactic Oxytocin for the Third Stage of Labor», *Cochrane Database of Systematic Reviews* 4 (2001); C. M. Begley *et al.*, «Active Versus Expectant Management for Women in the Third Stage of Labor», *Cochrane Database of Systematic Reviews* 11 (2011).

15. Begley *et al.*, «Active Versus Expectant Management for Women in the Third Stage of Labor».

CAPÍTULO 22: DESPUÉS DEL PARTO

1. H. Rabe, G. Reynolds y J. Diaz-Rossello, «Early Versus Delayed Umbilical Cord Clamping in Preterm Infants», *Cochrane Database of Systematic Reviews* 4, artículo núm. CD003248 (2004).

2. S. J. McDonald y P. Middleton, «Effect of Timing of Umbilical Cord Clamping of Term Infants on Maternal and Neonatal Outcomes», *Cochrane Database of Systematic Reviews* 2 (2008).

3. American Academy of Pediatrics Committee on Fetus and Newborn, «Controversies Concerning Vitamin K and the Newborn», *Pediatrics* 112, núm. 1 (2003): 191-192; J. A. Ross y S. M. Davies, «Vitamin K Prophylaxis and Childhood Cancer», *Medical and Pediatric Oncology* 34, núm. 6 (2000): 434-437.

4. J. Golding, M. Paterson y L. J. Kinlen, «Factors Associated with Childhood Cancer in a National Cohort Study», *British Journal of Cancer* 62, núm. 2 (1990): 304-308.

5. J. Golding *et al.*, «Childhood Cancer, Intramuscular Vitamin K, and Pethidine Given During Labour», *BMJ* 305, núm. 6849 (1992): 341-346.

6. G. J. Draper *et al.*, «Intramuscular Vitamin K and Childhood Cancer [with Reply]», *BMJ* 305, núm. 6855 (1992): 709-711.

7. H. Ekelund *et al.*, «Administration of Vitamin K to Newborn Infants and Childhood Cancer», *BMJ* 307, núm. 6896 (1993): 89-91; J. A. Ross y S. M. Davies, «Vitamin K Prophylaxis and Childhood Cancer», *Medical and Pediatric Oncology* 34, núm. 6 (2000): 434-437.

8. *American Academy of Pediatrics Committee on Fetus and Newborn, «Controversies Concerning Vitamin K and the Newborn».*

9. E. K. Darling y H. McDonald, «A Meta-Analysis of the Efficacy of Ocular Prophylactic Agents Used for the Prevention of Gonococcal and Chlamydial Ophthalmia Neonatorum», *Journal of Midwifery & Women's Health* 55, núm. 4 (2010): 319-327.

10. B. A. Armson, «Umbilical Cord Blood Banking: Implications for Perinatal Care Providers», *JOGC* 27, núm. 3 (2005): 263-290; G. J. Annas, «Waste and Longing—The Legal Status of Placental-Blood Banking», *New England Journal of Medicine* 340, núm. 19 (1999): 1521-1524.

11. A. J. French *et al.*, «Development of Human Cloned Blastocysts Following Somatic Cell Nuclear Transfer with Adult Fibroblasts», *Stem Cells* 26, núm. 2 (2008): 485-493.

CAPÍTULO 23: PARTO EN CASA: ¿PROGRESISTA O RETRÓGRADA? ¿Y QUIÉN LIMPIA LA TINA?

1. Los cálculos de la autora se basan en el U. S. Natality Detail Files de 2008.

2. J. R. Wax *et al.*, «Maternal and Newborn Outcomes in Planned Home Birth vs. Planned Hospital Births: A Meta-analysis», *American Journal of Obstetrics and Gynecology* 203, núm. 3 (2010): 243.e1, 243.e8.

3. Birthplace in England Collaborative Group, «Perinatal and Maternal Outcomes by Planned Place of Birth for Healthy Women with Low Risk Pregnancies: The Birthplace in England National Prospective Cohort Study», *BMJ* 343 (2011): d7400.

4. J. R. Wax *et al.*, «Maternal and Newborn Outcomes in Planned Home Birth vs. Planned Hospital Births: A Meta-Analysis», *American Journal of Obstetrics and Gynecology* 203, núm. 3 (2010): 243.e1, 243.e8.

5. E. K. Hutton *et al.*, «Perinatal or Neonatal Mortality Among Women Who Intend at the Onset of Labour to Give Birth at Home Compared to Women of Low Obstetrical

Risk Who Intend to Give Birth in Hospital: A Systematic Review and Meta-Analyses», *EClinicalMedicine* 14 (2019): 59-70.
6. A. de Jonge *et al.*, «Perinatal Mortality and Morbidity in a Nationwide Cohort of 529, 688 Low-Risk Planned Home and Hospital Births», *BJOG* 116, núm. 9 (2009): 1177-1184; A. C. C. Evers *et al.*, «Perinatal Mortality and Severe Morbidity in Low and High Risk Term Pregnancies in the Netherlands: Prospective Cohort Study», *BMJ (Clinical Research Ed.)* 341 (2010): c5639.
7. J. W. Y. Pang *et al.*, «Outcomes of Planned Home Births in Washington State: 1989-1996», *Obstetrics and Gynecology* 100, núm. 2 (2002): 253-259; P. A. Janssen *et al.*, «Outcomes of Planned Home Birth with Registered Midwife Versus Planned Hospital Birth with Midwife or Physician», *Canadian Medical Association Journal* 181, núm. 6 (2009): 377-383.
8. Birthplace in England Collaborative Group, «Perinatal and Maternal Outcomes by Planned Place of Birth for Healthy Women with Low Risk Pregnancies: The Birthplace in England National Prospective Cohort Study», *BMJ (Clinical Research Ed.)* 343 (2011): d7400.

APÉNDICE

1. S. M. Gilboa *et al.*, «Use of Antihistamine Medications During Early Pregnancy and Isolated Major Malformations», *Birth Defects Research Part A* 85, núm. 2 (2009): 137-150.
2. O. Diav-Citrin *et al.*, «Pregnancy Outcome After Gestational Exposure to Loratadine or Antihistamines: A Prospective Controlled Cohort Study», *Journal of Allergy and Clinical Immunology* 111, núm. 6 (2003): 1239-1243.
3. M. Sarkar *et al.*, «Pregnancy Outcome Following Gestational Exposure to Azithromycin», *BMC Pregnancy and Childbirth* 6 (2006): 18; B. Bar-Oz *et al.*, «Pregnancy Outcome After Gestational Exposure to the New Macrolides: A Prospective Multi-Center Observational Study», *European Journal of Obstetrics, Gynecology, and Reproductive Biology* 141, núm. 1 (2008): 31-34.
4. G. G. Nahum, K. Uhl y D. L. Kennedy, «Antibiotic Use in Pregnancy and Lactation: What Is and Is Not Known About Teratogenic and Toxic Risks», *Obstetrics & Gynecology* 107, núm. 5 (2006): 1120-1138.
5. S. Gentile, «Drug Treatment for Mood Disorders in Pregnancy», *Current Opinion in Psychiatry* 24, núm. 1 (2011): 34-40.
6. O. Diav-Citrin *et al.*, «The Safety of Proton Pump Inhibitors in Pregnancy: A Multicentre Prospective Controlled Study», *Alimentary Pharmacology & Therapeutics* 21, núm. 3 (2005): 269-275; A. Ruigómez *et al.*, «Use of Cimetidine, Omeprazole, and Ranitidine in Pregnant Women and Pregnancy Outcomes», *American Journal of Epidemiology* 150, núm. 5 (1999): 476-481; S. K. Gill *et al.*, «The Safety of Proton Pump Inhibitors (PPIs) in Pregnancy: A Meta-Analysis», *American Journal of Gastroenterology* 104, núm. 6 (2009): 1541-1545.
7. H. Garbis *et al.*, «Pregnancy Outcome After Exposure to Ranitidine and Other H-2 Blockers», *Reproductive Toxocology* 19, núm. 4 (2005): 453-458.
8. M. Thomas y S. M. Wiesman, «Calcium Supplementation During Pregnancy and Lac-

tation: Effects on the Mother and the Fetus», *American Journal of Obstetrics and Gynecology* 194, núm. 4 (2006): 937-945.

9. W. O. Cooper *et al.*, «Major Congenital Malformations After First-Trimester Exposure to ACE Inhibitors», *New England Journal of Medicine* 354, núm. 23 (2006): 2443-2451; G. Briggs y B. Pharm, «Drug Effects on the Fetus and Breast-Fed Infant», *Clinical Obstetrics & Gynecology* 45, núm. 1 (2002): 6-21.

10. L. A. Magee *et al.*, «The Safety of Calcium Channel Blockers in Human Pregnancy: A Prospective, Multicenter Cohort Study», *American Journal of Obstetrics and Gynecology* 174, núm. 3 (1996): 823-828; C. Weber-Schoendorfer *et al.*, «The Safety of Calcium Channel Blockers During Pregnancy: A Prospective, Multicenter, Observational Study», *Reproductive Toxicology* 26, núm. 1 (2008): 24-30.

11. P. S. Pollack *et al.*, «Pregnancy Outcomes After Maternal Exposure to Simvastatin and Lovastatin», *Birth Defects Research Part A: Clinical and Molecular Teratology* 73, núm. 11 (2005): 888-896; N. Taguchi *et al.*, «Prenatal Exposure to HMG-Coa Reductase Inhibitors: Effects on Fetal and Neonatal Outcomes», *Reproductive Toxicology* 26, núm. 2 (2008): 175-177.

12. R. K. Hernandez *et al.*, «Nonsteroidal Anti-inflammatory Drug Use Among Women and the Risk of Birth Defects», *American Journal of Obstetrics and Gynecology* 206, núm. 3 (2012): 1-8.

13. R. Padmanabhan y D. J. Pallot, «Aspirin-Alcohol Interaction in the Production of Cleft Palate and Limb Malformations in the TO Mouse», *Teratology* 51, núm. 6 (1995): 404-417; T. Robertson, H. L. Allen y D. L. Bokelman, «Aspirin: Teratogenic Evaluation in the Dog», *Teratology* 20, núm. 2 (1979): 313-320.

14. G. Turner y E. Collins, «Fetal Effects of Regular Salicylate Ingestion in Pregnancy», *Lancet* 2 núm. 7930 (1975): 338-339.

15. D. Slone *et al.*, «Aspirin and Congenital Malformations», *Lancet* 1, núm. 7974 (1976): 1373-1375.